毎日おいしく食べる！
胃を切った人のための食事

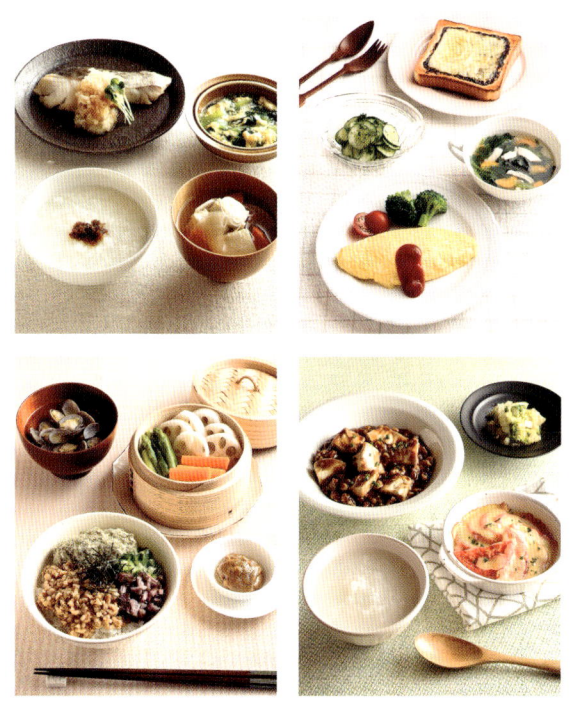

北里大学医学部 主任教授　比企直樹 著

ナツメ社

はじめに

胃の術後、何を食べたらいいのでしょうか? と聞かれて、消化のいい物を食べて、刺激物を避けて下さい。繋いだ吻合部(ふんごうぶ)を守るような庇護食(ひごしょく)を取って下さい。少量で一日に何度も食べる分食にして下さい。というのが、古くからの病院の食事指導による答えでした。

近年、胃がんの検診も発達して、日本では多くの早期胃がんが見つかるようになりました。そして、それに伴いよりQOL(Quality of Life)の高い術後を目指して、機能温存手術が開発されるようになりました。最も胃の機能を失うのは胃全摘ですが、一方、胃の入り口と出口を温存する幽門保存胃切除など、機能温存手術は術後であってもほぼ術前と同様な生活が出来る術式です。従って、胃の術後食と言ってもそれぞれの術式にあって、食べ方のコツや、術式に

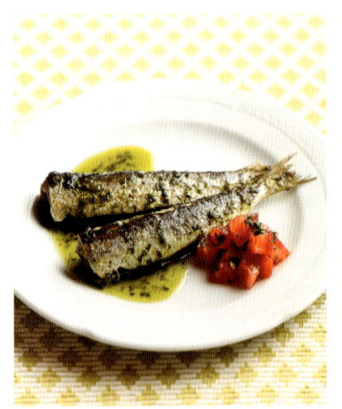

特徴2
退院後に役立つ食材、調理のこと、食事のすすめ方、献立の立て方がわかりやすいから安心

退院して一番迷うのが、食べてもいい食材や調理法のこと。食事のすすめ方や献立の立て方を丁寧に解説。胃がんの食事だからといって、特別な食事ではありません。基本さえおさえれば大丈夫です。

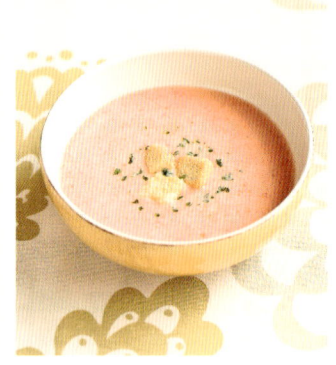

特徴3
術後に起きやすい後遺症の症状別対処法とおすすめレシピ

胃を切除すると必ず起きるのがダンピング症候群や胸やけなどの後遺症。その症状別の対処法とおすすめレシピをわかりやすく紹介。献立の立て方もわかりやすくレクチャー。これで迷うことはもうありません。

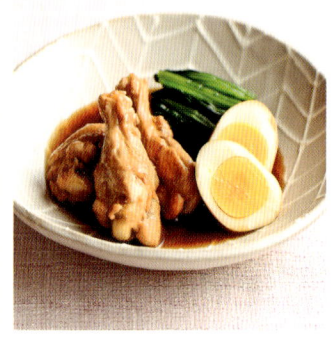

特徴1
胃がんと切除術のことがよくわかる!

胃の役割と胃がんの原因や治療法、部位別の胃切除術をわかりやすく解説しています。胃の切除後に起こりやすい後遺症や栄養のこと、退院してからのQ&Aなども掲載しているから、不安なことも本書で解消できます!

たメニューも異なってくるわけです。

胃がん術後の体重減少は当たり前のものとされ、術後3ヵ月以内に10〜20％の体重減少を生ずるとされています。一方、体重減少は術後の合併症や予後、そして抗がん剤治療の完遂率にも重大な影響を及ぼすことも知られてきて、体重減少の予防が、がん治療において重要な課題となっています。

本書では、この術後の体重減少を防ぎ、がん治療をスムーズに、がん術後を健やかに生きてゆくコツを判りやすく書いてあります。是非、皆様の生活のヒントとして頂きたいと思います。

胃の術後であっても、通常の暮らしができるように、これがわれわれ医療従事者の願いであり、本書にはそういった思いがたくさん詰まっていると思います。

がん研有明病院 消化器外科
上部消化管外科管理部門 副部長
栄養部 部長　比企直樹

特徴5
食事作りがラクになる！
作り置きソース＆
おかずレシピ

退院後の毎日の食事作りは、いろいろと気遣うことも多く、大変なのも現実。だからこそ、胃にやさしい作り置きソースやおかずを使って簡単に毎日の献立作りに役立てましょう。アレンジも多く紹介しています。

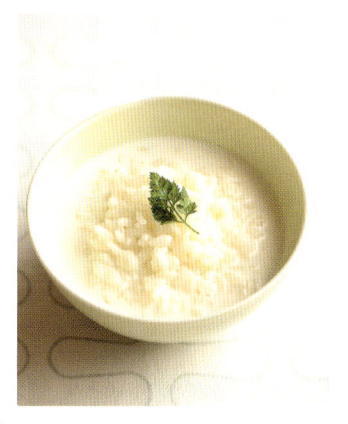

特徴6
家族みんなで食べる
体重減少を防ぐ
おいしいレシピ

胃切除をした患者さんだけの特別な料理ではなく、家族みんなで食べられるおいしいレシピを紹介しています。EPAが豊富なレシピやたんぱく質がとれるレシピなど、体重減少を防ぐためのレシピも多数掲載。

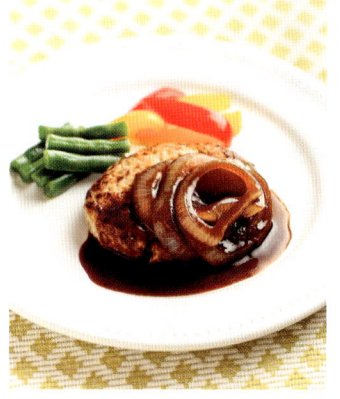

特徴4
全レシピに症状、
栄養素マーク、献立例を
入れて組み合わせ自由自在！

本書では、献立の組み合わせを自由自在にできるように、主食、主菜、副菜、汁物でわけて食材別、和洋中別に紹介しています。また、レシピに症状、栄養素マーク、献立例を入れているので参考に。

毎日おいしく食べる！胃を切った人のための食事

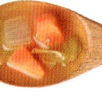
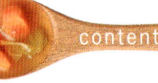

contents

はじめに … 2

PART 1 胃がんの特徴と切除の基本

- 胃の役割と胃がんの特徴 … 8
- 胃がんの治療法 … 10
- 外科手術の特徴 … 11
  * 胃全摘出術 … 12
  * 幽門側胃切除術 … 13
  * 噴門側胃切除術 … 14
  * 胃部分切除術 … 15
- がんによい栄養素 体重を減らさない食事のポイント … 28
- 慢性炎症と注目の栄養素 … 26
- 退院してからのQ&A これって大丈夫？ … 20
- ダンピング症候群って知ってますか？ … 16
- column 化学療法のこと … 32

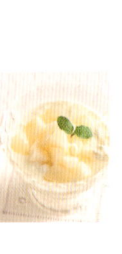

column ミントの葉の効用 … 32

PART 2 胃の切除前後の食生活のポイント

- 手術前の食事のポイント … 34
- 胃切除後の食事のポイント8 … 36
- 胃を切除したあとのおすすめ食材＆気をつけたい食材 … 38
- 通常の食事が食べられないときは栄養を助ける食品を利用しよう … 42
- 胃にやさしい消化をよくするための調理ポイント … 44
- おいしいだしをとるポイント … 45
- 炭水化物の調理ポイント … 46
- 肉・魚介類の調理ポイント … 47
- 野菜の調理ポイント … 48
- 胃を切除した人のバランスのとれた献立の立て方 … 50

* じゃがいものポタージュ … 77
* やさしいおいしさ！ … 77
* やさしいミルククリームシチュー … 77
* うまみ大満足！ 中華がゆ … 76
* ホッと！ しじみのお味噌汁 … 76
* 記念日のための！ 鯛のあら汁 … 76
* 消化がよくてうまみたっぷり！ 退院祝いのワンスプーン … 74

まとめて作ってラクラク 作り置きソースと保存食＆アレンジ … 53
- 和風オニオンソース … 54
- ごま風味の万能ソース … 55
- ヘルシーホワイトソース … 56
- ベジタブルソース … 56
- 薬味和風ソース … 57

PART 3 退院祝いの食事のすすめ方＆おいしいレシピ

- 知っておきたい食事のすすめ方 … 68
- おさえておきたい基本の献立 … 70
- 作り置きでカンタン！ 3日間献立 … 72
- おすすめ症状別献立の立て方 … 74

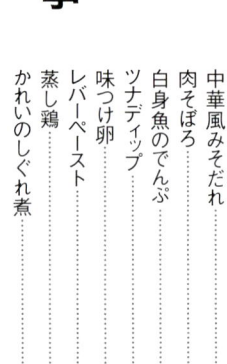

column 栄養手帳をつけて体調管理 … 66

- かれいのしぐれ煮 … 58
- 蒸し鶏 … 59
- レバーペースト … 60
- 味つけ卵 … 61
- ツナディップ … 62
- 白身魚のでんぶ … 63
- 肉そぼろ … 64
- 中華風みそだれ … 65

退院して3カ月までの 汁物 胃にやさしいスープ・汁物

- 01 鶏ひき肉と塩麹のつくね汁 … 84
- 02 やわらかポトフ … 85
- 03 オニオンスープ … 85
- 04 かぼちゃのポタージュ … 86
- 05 ささみの中華スープ … 86
- 06 とん汁 … 86
- 07 トマトとはんぺんのコンソメスープ … 87
- 08 豆乳パンスープ … 87
- 09 豆乳ワンタンスープ … 87
- 10 変わりワンタンスープ … 87

退院して3カ月までの 主菜 たんぱく質のおかず

- 01 豆腐とキャベツのミルクシチュー … 89
- 02 ふんわりスクランブルエッグ … 89
- 03 グリーンポタージュでグラタン … 89

● 卵・乳製品のレシピ

退院して3カ月までの 主食 ごはん・パン・麺

- 01 おかゆ・雑炊のレシピ … 78
- 02 ふんわり梅＆おかかじょうゆ … 79
- 03 おかゆの温泉卵のせ … 79

● そうめん・うどんのレシピ
- 09 そうめんのやわらかうどん … 82
- 10 焼きうどん … 82
- 11 ごま風味のらーめん風 … 83
- 12 そうめんのらーめん風 … 83

● パン・粉のレシピ
- 04 ミニ卵丼 … 79
- 05 とろけるフレンチトースト … 80
- 06 ちぎりパンスープ … 80
- 07 ソースお焼き … 81
- 08 クリームチーズと鮭フレークのサンド … 81

● 和・洋・中のレシピ
- たまご豆腐入りにゅうめん … 83

04 やわらかにんじんの卵とじ	89	
05 半熟卵	89	
06 じゅわっとだし巻き卵	90	
07 モッツァレラチーズとトマトのサラダボウル	90	
08 チーズフォンデュ	90	
09 チーズオムレツ	91	
10 ちくわと卵のふんわり炒り卵	91	

● 白身魚のレシピ
11 白身魚のおろし煮 …… 92
12 白身魚のクリーム煮 …… 92
13 白身魚とほうれん草の洋風オムレツ風 …… 93
14 白身魚と豆腐のとろみ煮 …… 93
15 白身魚と玉ねぎのレモンソース包み蒸し …… 94
16 白身魚のホワイトソース包み蒸し …… 94
17 白身魚と豆腐のすき焼き風 …… 94

● 豆腐・豆乳のレシピ
18 とろとろ辛くない麻婆豆腐 …… 95
19 ダブル豆乳鍋 …… 96
20 薬味おぼろ豆腐 …… 96
21 ささみのタンドリー風 …… 96
22 豆腐のチーズグリル …… 97
23 豆腐の梅衣あえ …… 97
24 豆腐ステーキのベジタブルソース …… 97

● 鶏肉のレシピ
25 鶏ひきと豆腐のハンバーグ …… 98
26 鶏ひきそぼろの二色丼 …… 99
27 ささみのタンドリー風 …… 99
28 鶏茶碗蒸し …… 99

● 豚肉・レバーのレシピ
29 豚ヒレ肉の香味蒸し …… 100
30 豚しゃぶのおろし …… 100
31 レバーペーストであんきも風 …… 101
32 レバーの甘露煮 …… 101

● はんぺん・麩のレシピ
33 はんぺんのチーズピカタ …… 102
34 はんぺんのツナ田楽 …… 103
35 麩とやわらかねぎの親子煮風 …… 103
36 麩でオニオングラタン …… 103

退院して3カ月までの 副菜 野菜の小さなおかず

● かぶ・大根のレシピ
01 かぶのコンソメ煮 …… 104
02 ふろふき大根 …… 105
03 おろしのとろみ汁 …… 105
04 蒸しかぶら …… 105

● 青菜のレシピ
05 ほうれん草のおひたし …… 106
06 小松菜の中華風卵とじ …… 106
07 モロヘイヤの白あえ …… 106

● 白菜・キャベツのレシピ
08 白菜の香味漬け …… 107
09 キャベツと鶏ひき肉の中華炒り煮 …… 107
10 キャベツとにんじんのコールスロー …… 107

● トマトのレシピ
11 ガスパチョ …… 108
12 トマトの煮こごり風 …… 108
13 トマトのチーズ焼き …… 108

● 玉ねぎのレシピ
14 玉ねぎのホイル焼き …… 109
15 玉ねぎと豆腐のうま煮 …… 109
16 玉ねぎと鶏ひき肉の炒り卵 …… 109

● にんじんのレシピ
17 トマトの煮こごり風 …… 110
18 やわらかにんじんのスライスチーズ巻き …… 110
19 にんじんと鶏むね肉の煮もの …… 110

● いものレシピ
20 里いもコロッケ風 …… 111
21 ふわふわお焼き …… 111
22 じゃがいものうま煮 …… 111

● ブロッコリー・カリフラワーのレシピ
23 ブロッコリーとカッテージチーズのあえもの …… 112
24 ブロッコリーココット …… 112
25 カリフラワーディップ …… 112

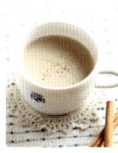

退院して3カ月までの 飲み物 栄養満点ドリンク

01 バナナミルク …… 117
02 オレンジヨーグルト …… 118
03 りんご甘酒 …… 118
04 豆乳チャイ …… 118

column
術後の後遺症もラクになる！
症状別対処法&おすすめレシピ …… 119
胸やけ …… 120
ダンピング症候群 …… 122
味覚の変化 …… 124
貧血 …… 126
下痢 …… 128
げっぷやおなら …… 130
牛乳不耐症 …… 131

退院して3カ月までの 間食 栄養補給に間食・デザート

● 和・洋・中のレシピ
01 2色おにぎり …… 113
02 バナナシナモンのオープンサンド …… 114
03 パンケーキのどら焼き風 …… 114
04 しっとりふんわりパンケーキ …… 114
05 プリンア・ラ・モード …… 115
06 豆腐レアチーズケーキ風 …… 115
07 フルーツゼリー …… 115
08 シャキシャキヨーグルト …… 116
09 プルーンヨーグルト …… 116
10 マスカルポーネの黒糖がけ …… 116
11 水切りヨーグルト …… 116

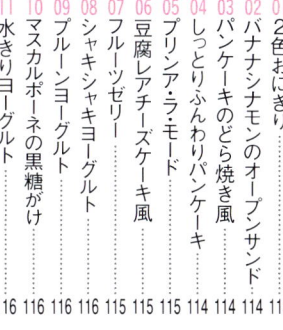

PART 4 退院して3カ月からの食事のすすめ方&おいしいレシピ

知っておきたい食事のすすめ方 …… 134
おさえておきたい基本の献立 …… 136
作り置きでカンタン！3日間献立 …… 138
おすすめ 症状別献立の立て方 …… 140

● EPAたっぷりごはん&おかず
01 青背魚のレシピ
さばのみそ煮／いわしのつみれ汁
あじの混ぜ寿司／さんまのかば焼き …… 142

● 鮭・たらのレシピ
鮭のにんにくしょうゆソテー／
たらのミートソース煮 …… 144

● α-リノレン酸のレシピ
かつお水煮缶と湯葉のあえもの／
まぐろ缶のタルタルステーキ風 …… 145

● 主食 ごはん・パン・麺
ごはんのレシピ
01 特製キーマカレー …… 146
02 五色納豆丼 …… 147
03 魚介ちらし寿司 …… 147
04 本格派の中華チャーハン …… 148
05 ほうれん草のハヤシライス …… 148

column
適度な運動を日課にしよう …… 132

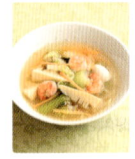

退院して3カ月からの 主菜 たんぱく質のおかず

●和風のレシピ
- 01 ヘルシーとんかつ風 ... 160
- 02 豚しょうが焼き ... 161
- 03 ぶり大根 ... 162
- 04 鶏手羽元のお酢煮 ... 162
- 05 鮭の南蛮炒め ... 163
- 06 れんこんのはさみ焼き ... 163
- 07 ねぎま鍋 ... 164

●洋風のレシピ
- 08 ローストビーフ風 ... 165
- 09 鶏むね肉のスパイスソテー ... 166
- 10 たらとあさりのトマト煮 ... 166
- 11 ポトフ ... 167
- 12 アスパラの肉巻きソテー ... 167
- 13 ジューシーハンバーグ ... 168
- 14 いわしのバジルソテー ... 168

●中華風のレシピ
- 15 豚キムチ ... 169
- 16 チンジャオロースー ... 169
- 17 回鍋肉 ... 170
- 18 レバニラ炒め ... 170
- 19 ヘルシー水餃子 ... 171
- 20 手作り豆腐シューマイ ... 171
- 21 バンバンジー ... 171

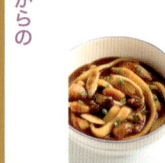

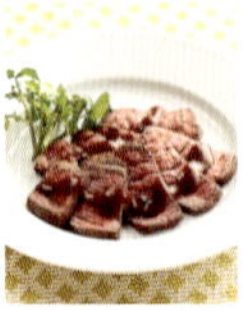

退院して3カ月からの 汁物 胃にやさしいスープ・みそ汁・吸い物

●和風のレシピ
- 01 ほうとう風汁 ... 154
- 02 大根と油揚げのみそ汁 ... 154
- 03 あさりのお吸い物 ... 155
- 04 鮭の塩麹汁 ... 155

●洋風のレシピ
- 05 クリーミートマトスープ ... 156
- 06 パプリカ&チキンのカレースープ ... 156
- 07 ほうれん草とにんじんのコンソメスープ ... 157
- 08 サーモンとチーズのクリームスープ ... 157

●中華風のレシピ
- 09 かき玉スープ ... 158
- 10 豆腐のサンラータン風 ... 158
- 11 五目スープ ... 159
- 12 白菜とかに、春雨の中華スープ ... 159

退院して3カ月からの パン・粉のレシピ
- 06 クロワッサンサンド2種 ... 149
- 07 和風トースト ... 150
- 08 ポテトサラダのせオープンサンド ... 150
- 09 クロックマダム ... 151

●そば・うどん・パスタのレシピ
- 10 ボンゴレパスタ ... 152
- 11 カレーうどん ... 152
- 12 釜玉うどん ... 153
- 13 おろしそば ... 153

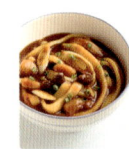

退院して3カ月からの 副菜 野菜の小さなおかず

●和風のレシピ
- 01 じゃがいもとにんじんのさっと炒め ... 172
- 02 小松菜とゆばのおひたし ... 173
- 03 ししとうの串焼き ... 173

●洋風のレシピ
- 04 蒸し温野菜 ... 173
- 05 ラタトゥイユ ... 174
- 06 ブロッコリーと卵のマヨサラダ ... 174
- 07 きゅうりのパセリマリネ ... 174
- 08 カッテージチーズとアボカドのサラダ ... 175

●中華風のレシピ
- 09 いんげんとひき肉のオイスター炒め ... 175
- 10 キャベツの中華サラダ ... 176
- 11 にんじんの酢漬け ... 176
- 12 豆腐のキムチあえ ... 177

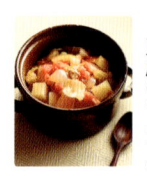

退院して3カ月からの 間食 胃にやさしい間食・デザート
- 01 お好み焼き風高菜飯 ... 178
- 02 パンでカルツォーネ ... 179
- 03 バナナマフィン ... 179
- 04 アボカドカナッペ ... 179
- 05 焼きバナナ ... 180
- 06 フルーツたっぷり杏仁豆腐 ... 180
- 07 パリパリチーズ ... 180
- 08 手作りグミ ... 181

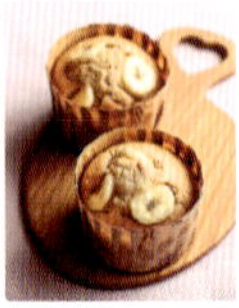

column
- 会社のランチ時、お弁当、外食のポイント ... 182
- 材料別料理さくいん ... 186
- 胃がん&食事用語事典 ... 190

この本の使い方

- 材料、カロリー、塩分は1人分です。
  カロリー、塩分は日本食品標準成分表2015年版（七訂）によります。
- 計量単位は、1カップ=200ml、大さじ1=15ml、小さじ1=5ml、米1合=180mlとしています。
- 電子レンジの加熱時間は600Wを基本としています。500Wの場合は1.2倍に、700Wは0.8倍にしてください。電子レンジの機種によって加熱具合が異なることがありますので、様子を見ながら加熱してください。

● マークについて

↑症状マーク
胃切除後の後遺症の症状におすすめのレシピを表しています。

↑栄養マーク
レシピに含まれる代表的な栄養素を表しています。

←アレンジマーク
レシピに対して食材、調味、調理法でのアレンジアイデアを表しています。

PART 1

胃がんの特徴と切除の基本

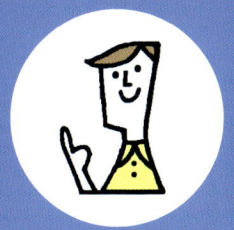

胃がんはどうしてできるのか、胃の役割や切除部分などの基本をおさえておきましょう。退院してからの食事の疑問にもお答えします。

胃の役割と胃がんの特徴

あなたは胃の役割を知っていますか？また、どうしてがんはできるのでしょうか？
胃がんのことを知っておくことは、退院後の食事作りにも役に立ちます。

胃の役割と胃がんの原因を理解しましょう

胃は、私たちが毎日食事をして消化し、体に栄養成分を行き渡らせるために、大きな働きをしています。胃は柔軟な筋肉でできた袋状の臓器。そして、2つの門があり、食べ物の出入りを調整しています。食べ物をためておき、消化を促す臓器なのです。

そんな胃にピロリ菌が感染することにより、胃の粘膜に慢性の炎症が生じ、胃がんのリスクが高くなります。塩分の多い食事や、カップ麺などインスタント食品のとりすぎ、強いお酒、喫煙、肥満などが胃がんの危険因子ということがわかっています。

胃の働きってどんなもの？

1. 食べ物をためておく
2. 蠕動（ぜんどう）運動で食べ物を撹拌（かくはん）して粥上にし、十二指腸に少しずつ送る
3. たんぱく質や脂肪の一部を分解する
4. 小腸でのビタミンB12の吸収を助ける特殊な物質を分泌する
5. 消化管ホルモンを分泌し、胃酸と消化酵素の分泌を促す
6. 胃酸を分泌し、食べ物と一緒に入ってきた細菌などの殺菌を行う

■ がん発生のメカニズム

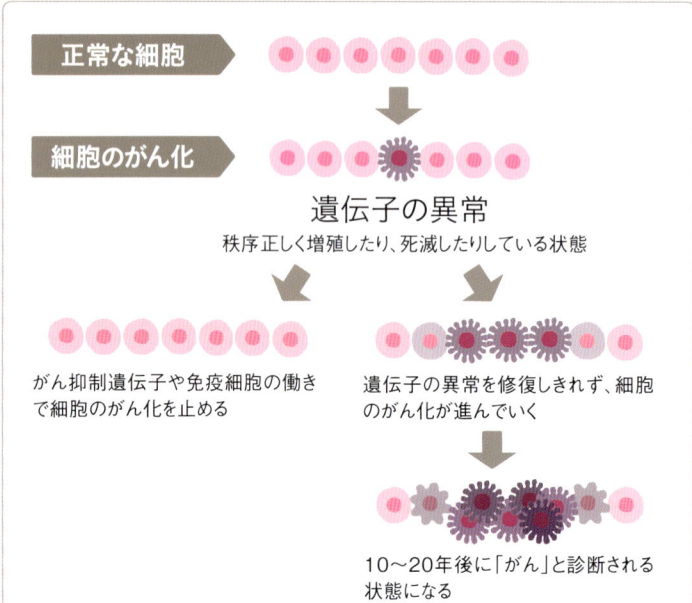

正常な細胞

細胞のがん化

遺伝子の異常
秩序正しく増殖したり、死滅したりしている状態

がん抑制遺伝子や免疫細胞の働きで細胞のがん化を止める

遺伝子の異常を修復しきれず、細胞のがん化が進んでいく

10～20年後に「がん」と診断される状態になる

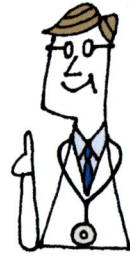

がん細胞は10～20年ほどかかって成長します。

遺伝子の異常により、突然変異した細胞に

そもそもがんはどうしてできるのでしょうか？ヒトは卵子と精子が結びついた受精卵が、分裂を繰り返して約60兆個の細胞に増え、ひとりのヒトとなって誕生します。そして、日々古い細胞が新しい細胞に生まれ変わっていますが、ときには遺伝子の異常により、細胞が突然変異してしまう場合があります。それががん細胞です。ただ、それらはすぐにがん細胞になるわけではありません。安全装置ともいえる機能が働いて遺伝子の異常を修復したり、がん化した細胞を排除したりしていますが、修復、排除できずに生まれてしまったがん細胞は10～20年ほどかかって成長し、「がん」として診断されます。

■ 胃の各部分の名称と胃がんのできやすい場所

●できやすい場所
胃体上部　約17％
胃体中部　約39.6％
胃体下部　約41％

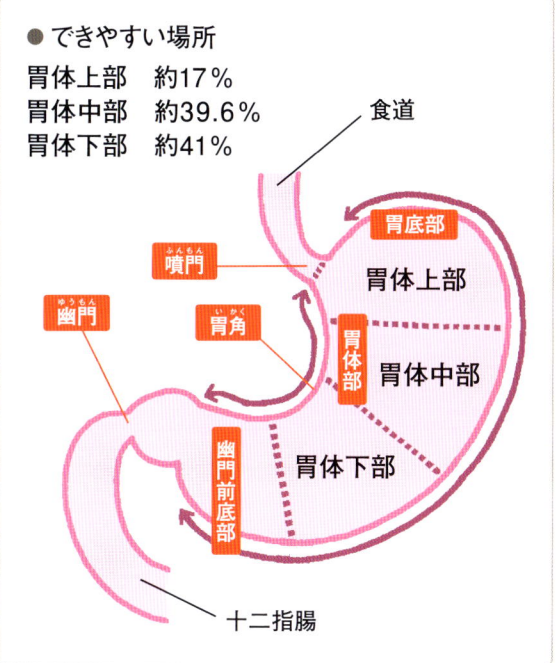

■ 胃がんが発生して進行がんになるまで

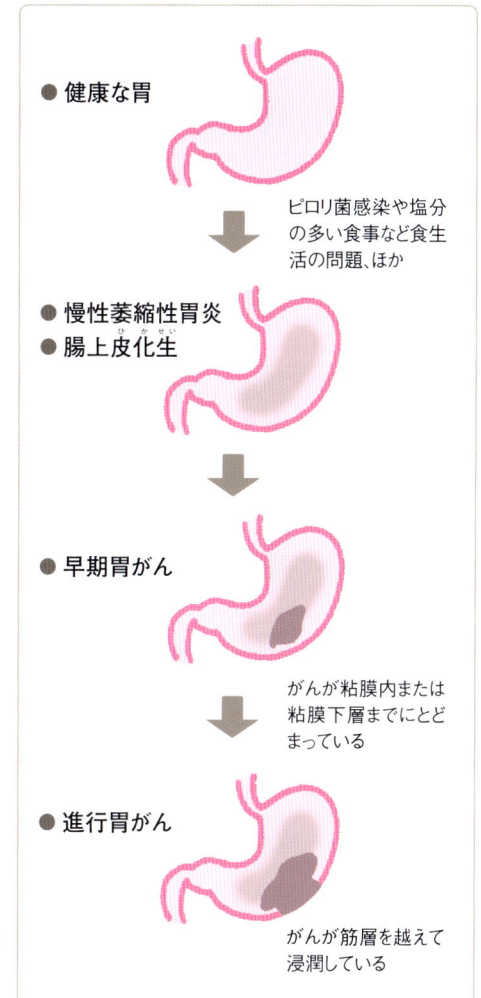

● 健康な胃

↓ ピロリ菌感染や塩分の多い食事など食生活の問題、ほか

● 慢性萎縮性胃炎
● 腸上皮化生

● 早期胃がん

↓ がんが粘膜内または粘膜下層までにとどまっている

● 進行胃がん

がんが筋層を越えて浸潤している

column
がんの主な要因は？

たばこやお酒などの生活習慣に加え、野菜や果物不足、高血糖や糖尿病、ストレスや添加物、大気汚染などの要因が主に取り上げられますが、中でもヘリコバクター・ピロリ（ピロリ菌）に感染すると喫煙によって胃がんリスクが11倍に跳ね上がるといわれています。

胃がんの治療法と外科手術の特徴

胃がんのことがわかったら、治療法のことを理解しましょう。がんができる場所によって変わる切除部分のこと、その部分によって変わる症状などを覚えましょう。

治療法の選択は命、機能、美容の順に

治療法の選択は、まず命、次に機能、そして美容という優先順位で考えられます。胃がんの治療の場合、機能という面で考えれば、胃の切除部分が小さいほど、胃の機能を残すことになり、美容の面で考えれば、内視鏡的切除であれば、おなかに傷が残りません。ただし、QOL（生活の質、生命の質）を過剰に優先させることで、がんの取り残しや再発のリスクも高まることになるでしょう。医師が提示するのは、救命や延命を優先しながら、QOLも最大限に考慮された「最善の治療」ということを理解しておきましょう。

胃がんの3大治療は「内視鏡的切除」「外科手術」「化学療法」

胃がんの3大治療といえば局所だけをとる治療法の「内視鏡的切除」、胃の病変部とともに、リンパ節などに転移したがんも切除する「外科手術（開腹手術、腹腔下手術）」、抗がん剤が血液にのって全身をめぐり、どこにあるかわからない目に見えないがんにも効果的な「化学療法」に分けられます。胃がん治療の基本は「外科手術」の切除ですが、再発予防や手術がむずかしい人は化学療法を用います。

■ 胃がんの3大治療

化学療法	術後補助化学療法といい、がんが胃の筋層に達していて、かつリンパ節転移がある人が対象になる再発予防のための手術後に行われる化学療法と、すでに遠くの臓器への転移がある、またはがんが取りきれずに残ったときなど、手術が行えない場合の化学療法があります。
外科手術	胃がんの外科手術は、大きく4種類に分けられ、胃の切除が行われます。「胃全摘出術」「幽門側胃切除術」「噴門側胃切除術」「胃部分切除術」に分けられ、どれになるかは、がんができた部位、がんの深達度、悪性度、リンパ節などへの転移の有無とその範囲によって決まります。
内視鏡的切除	胃の機能を残せる手術で、治療後もそれまでと同じように生活できるのが特徴。がんの部分だけを切除して、胃を残すことができます。ただし、胃の粘膜をはぎ取るように切除するだけなので、がんが粘膜下層に達している場合などは対象にはなりません。

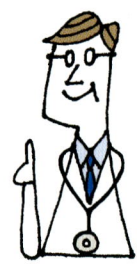

個人個人のケースによってQOLを最大限に考慮します

10

胃がんの特徴と切除の基本　胃がんの治療法と外科手術の特徴

胃全摘出術
（いぜんてきしゅつじゅつ）

噴門や幽門を含め、胃を全部取る手術のこと。胃の機能がすべて失われる。

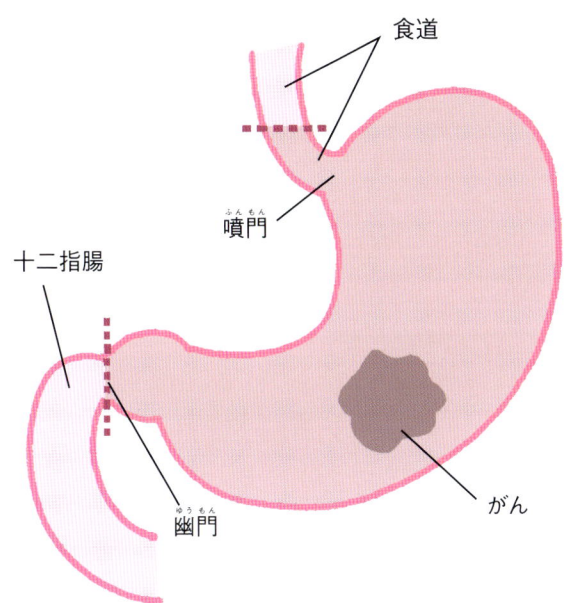

食道
噴門
十二指腸
幽門
がん

どこを切る？

噴門や幽門を含め、胃を全部摘出

胃の上部にできたがんや、がんが胃の上部にまで広がっている場合、基本的に胃をすべて切除します。胃の入り口の噴門や出口の幽門を含めて切除し、食道と十二指腸や小腸などをつないで食べ物の通り道をつくります。

術後はどんな症状？

胃の機能がすべて失われ食べられない

胃を全摘出するということは、胃の機能をすべて失うということ。胃の働きでもある食べ物をためておくこと、たんぱく質や脂肪の一部を分解することなどができないため、いつもの食事を食べることができなくなります。

どんな後遺症？

逆流性胃炎、逆流性食道炎、胸やけが主な症状

胃がすべてなくなるために、噴門部の働きがなくなり、腸に直接食べ物が流れていくため、逆流しやすくなり、逆流性食道炎が起こります。食後の胸やけ、むかつき、みぞおちの痛みなどが現れます。→対処法はP120へ

column

口に胃の代わりをさせよう

唾液にはでんぷんを分解するアミラーゼという消化酵素が含まれています。食べ物を少しずつ口に運び、よくかむことで唾液の出がよくなり、アミラーゼを十分に活用することができます。胃全摘出の場合は特に、口に胃の役割を担ってもらって、小腸の負担を軽くしましょう。

11

幽門側胃切除術

胃の出口の下の部分（幽門側）を切除する手術。
胃がんの手術で最も多く行われます。

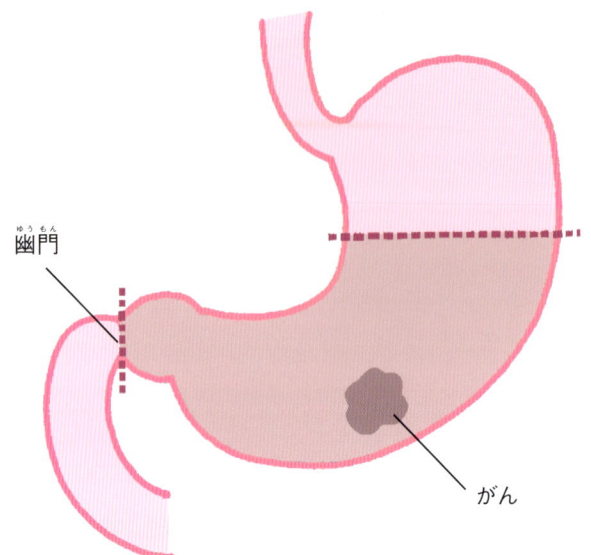

どこを切る？

胃の出口である幽門側の2/3〜4/5を切除

胃の下側、もしくは幽門部付近にできたがんのときに胃の出口の下の部分（幽門側）を2/3〜4/5切除します。胃を切除したあとは、残った胃と十二指腸または空腸と縫いつなぎ合わせて、食べ物の通り道をつくります。

術後はどんな症状？

胃の4/5を切除しても食べることができる

幽門側胃切除は、噴門部を残して胃の下側を切除する手術だから、少しずつ、ゆっくりよく噛んで食べれば、問題なく食べることができます。胃の4/5を切除しても問題ありません。

どんな後遺症？

主にダンピング症候群が起こりやすくなる

胃の出口（幽門）を切除してしまうため、食べたものが十分に消化されないまま、小腸内に急速に流れ込むことで、倦怠感や発汗、めまいや腹痛などのダンピング症状が現れます。食後20〜30分以内に起こるものと、食後2〜3時間で起こるものがあります。→対処法はP122へ

column

告知のときから始まる緩和ケア

生命を脅かす疾患に伴う問題に直面する患者と家族の生活の質（QOL）を改善するための方策で、精神的な苦しみや社会的な不安にも対応する緩和ケアは、治療と同等に大切です。現在、全国の「がん診療連携拠点病院」には「緩和ケアチーム」「相談支援センター」が配置されています。

噴門側胃切除術

胃の入り口の上の部分（噴門側）を切除する手術です。胃の上の方にできるがんは少ないので、まれに行われます。

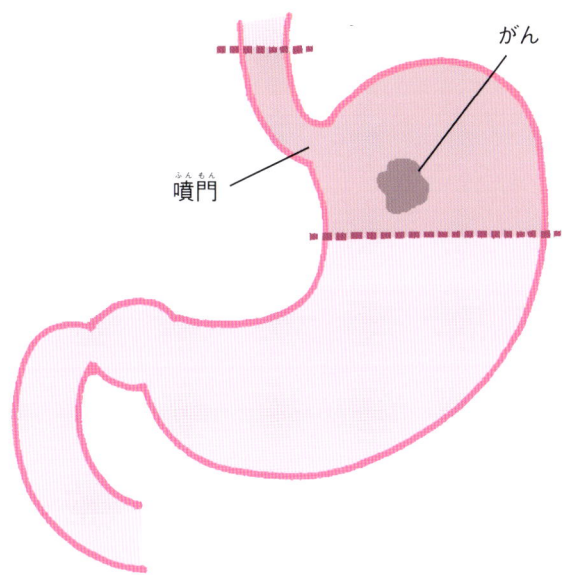

がん
噴門

どこを切る？

胃の入り口である噴門側の上の方を1/3～1/4ほど切除

胃の入り口（噴門）付近や胃の上部にできたがんに対して行われる手術です。噴門側の上の方を1/3～1/4ほど切り取ります。食道と残胃を縫い合わせて再建します。

術後はどんな症状？

全摘出同様に食べられなくなる

胃の上部にできたがんを取り除くために、噴門側の胃を切除しますが、機能としては、胃を全摘出したときと同様になり、逆流性食道炎を伴うため、たくさんは食べられなくなります。

どんな後遺症？

逆流性食道炎、胸やけが起こりやすい

噴門を切除すると、胃に入った食べ物の逆流を防止する機能が失われるため、逆流性食道炎を起こしやすくなり、食後の胸やけ、むかつき、みぞおちの痛みなどの症状が現れやすくなります。→対処法はP120へ

column

切除部位や範囲に応じて行われる「再建術」

胃を切除したあとに、食道と十二指腸や小腸（空腸）などをつないで食べ物の通り道をつくることを再建術といいます。手術法によって、再建の仕方もさまざまで、同じ手術法でも再建法はいくつかあります。どのような再建術を行うかは、手術後の後遺症ができるだけ少なくなるようにを考えて選択されます。

胃部分切除術

胃部分切除には2つの切除術があります。
それぞれの特徴を見ていきましょう。

幽門保存胃切除

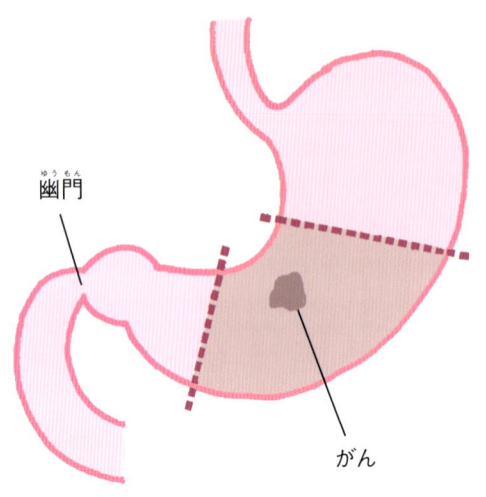

胃分節切除

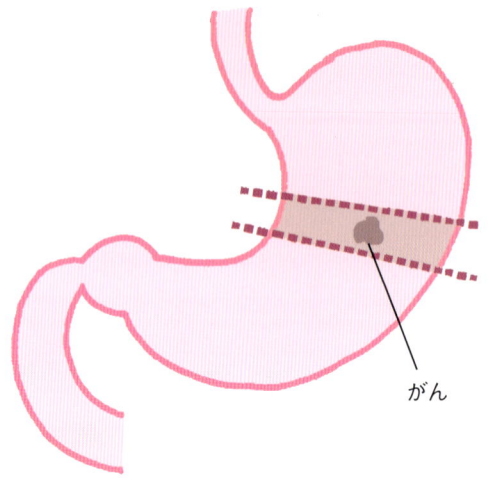

どこを切る？

幽門を残す。胃の中央部分を切り取る

幽門保存胃切除とは、幽門側胃切除術で幽門を残す手術のこと。また、胃分節切除術はがんのある部分から2～3cm余裕をとって、胃の中央部分を切り取る手術。この両術式は噴門と幽門を残せます。

術後はどんな症状？

十二指腸の流れなど、健康な状態に近い

胃の出口（幽門）を十二指腸につけたまま残すことによって、胃から十二指腸への流れは健康の状態に近いのが特徴。また胃分節切除術は噴門と幽門を残せているので胃の機能はあまり衰えないため、後遺症が出にくくなります。

どんな後遺症？

後遺症はあまり起こらないで過ごせる

幽門保存胃切除術や胃分節切除術は、ダンピング症候群などの後遺症が起こりにくいことがメリットです。手術前と同じぐらいに健康な状態に近づくことができ、食べ物もおいしく食べられます。

column

化学療法のこと

胃の化学療法は2種類あり、再発予防の化学療法と、手術が行えない場合の化学療法があります。それぞれの特徴を覚えておきましょう。

再発予防の化学療法と手術が行えない場合の化学療法

胃がんの再発予防や手術が行えない進行がんには、抗がん剤を用いた化学療法が行われます。この化学療法によって、完全にがんをなくすことは難しいものの、がんを小さくしたり、がんの進行を遅らせることで、生存期間を延長させるというメリットがあります。胃がんに効果のある抗がん剤を用いて、QOLを保ちながら、できるだけ長生きできるように導きます。

胃がんに効果のある抗がん剤のこと

胃がんで用いられる抗がん剤は、おもに4種類です。これらを単独または組み合わせて使用します。

再発予防の術後補助化学療法に用いられるのは、飲み薬のTS-1ですが、手術後の再発率を引き下げる効果があるとして用いられます。外来で通院できるぐらいに体が回復している、食事で栄養がとれている、体の重要な臓器の機能に支障がないという条件を満たした上で行われます。

■ 胃がんに用いられるおもな抗がん剤

注射薬	一般名	商品名（例）
代謝拮抗剤	フルオロウラシル	5-FU
トポイソメラーゼI阻害剤	イリノテカン	カンプト、トポテシン
白金製剤	シスプラチン	ランダ、ブリプラチン
タキサン系薬剤	ドセタキセル パクリタキセル	タキソテール タキソール

経口薬	一般名	商品名（例）
フッ化ピリミジン系経口剤	フルオロウラシル	5-FU
	テガフール	フトラフール
	ドキシフルリジン	フルツロン
	テガフール・ウラシル合剤	ユーエフティ
	テガフール・ギメラシル・オテラシルカリウム配合	ティーエスワン(TS-1)

15

ダンピング症候群って知ってますか？

胃の切除術後に起こる後遺症の代表として知られるダンピング症候群。胃の機能がなくなることでさまざまな後遺症が起こりますが、まずはダンピング症候群のメカニズムや対処法を理解して乗り越えましょう。

食事のあとに起こる早期ダンピング症候群と2〜3時間後に起こる晩期ダンピング症候群

胃を切除することによって、食べ物を一時的にためておいたり、たんぱく質や脂肪の一部を分解したりする胃の機能が失われるため、さまざまな後遺症が現れます。これを胃切除後症候群といいますが、胃のどの部分を切除したか、どのぐらいの範囲を切除したかで症状が変わります。中でも、幽門部を切除する幽門側胃切除術をした場合、食べ物をためておく機能が失われ、小腸に食べ物が一度に流れ込むために全身症状が起こるので注意します。これをダンピング症候群といい、食事のあとすぐに起こる「早期ダンピング症候群」と2〜3時間後に起こる「晩期ダンピング症候群」があります。

ダンピング症候群って、こんな症状

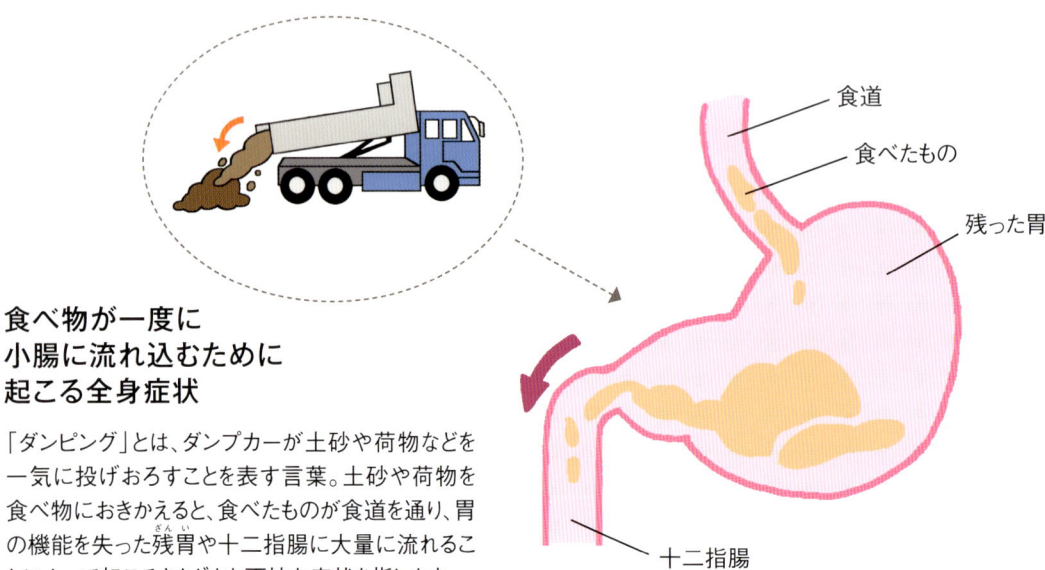

食べ物が一度に小腸に流れ込むために起こる全身症状

「ダンピング」とは、ダンプカーが土砂や荷物などを一気に投げおろすことを表す言葉。土砂や荷物を食べ物におきかえると、食べたものが食道を通り、胃の機能を失った残胃や十二指腸に大量に流れることによって起こるさまざまな不快な症状を指します。

早期ダンピング症候群は冷や汗、動悸などの症状が起こる

　糖質を多く含む甘い食べ物（浸透圧の高い食べ物）を食べると、急激に胃から腸に排出され、さまざまな不快な全身症状を引き起こします。食後5〜30分ぐらいで起こる早期ダンピング症候群は、冷や汗、動悸、めまい、しびれ、だるさなどの全身症状や、腹痛や下痢、吐き気、嘔吐、腹部膨満感などの腹部症状があらわれます。早期ダンピング症候群になったら、無理をせず、しばらく横になって休むことが大切です。食事はゆっくりとよくかんで食べること、腹八分目にすることを心がけましょう。

早期ダンピング症候群が起こるしくみ

浸透圧の高い食べ物が急激に腸に運ばれる

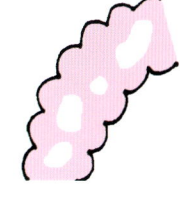

↓

腸の動き（蠕動）が激しくなる

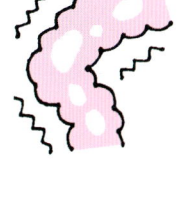

↓

腸から血管に作用する物質が分泌され、全身の血管が広がる

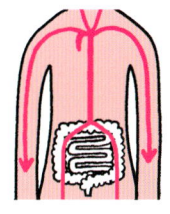

↓

冷や汗やめまいなどの症状が出現する

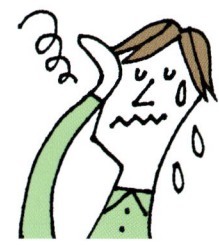

　糖質の多い甘い物などの食べ物を食べることで、胃から腸へ急激に排出され、腸の動きが激しくなります。それによって全身の血管が広がり、めまいや動悸、冷や汗が起こりやすくなります。食事は低糖質にして、たんぱく質や脂質を中心にしてゆっくりよくかんで食べましょう。

晩期ダンピング症候群は頭痛や倦怠感、めまいなどが主な症状

ごはんやパン、麺などの炭水化物が胃から小腸に急速に流れ込み、一時的に高血糖を起こしたあと、インスリンが分泌されることで低血糖になり、食後2〜3時間で、頭痛、倦怠感、発汗、めまいのほか、脈や呼吸が速くなるなどの症状が現れます。この晩期ダンピング症候群は、低血糖状態により引き起こされているので、飴やチョコレートなどの糖分を補給することが大切です。ダンピング症候群の症状が起こりそうと感じたら、すぐに飴をなめることが予防に効果的です。

晩期ダンピング症候群が起こるしくみ

炭水化物が小腸に急速に流れ込む

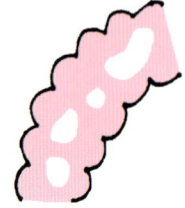

炭水化物に含まれる糖質が、急激に血液の中に吸収されて、一時的に高血糖になる

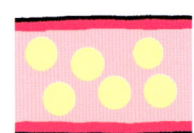

糖を処理するインスリンというホルモンが、糖の吸収が終わっても分泌され、そのため低血糖になる

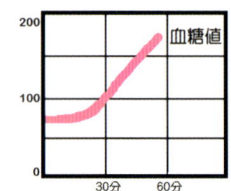

大量の糖質が急激に血液に吸収されることで、一時的に高血糖になり、膵臓から分泌されたインスリンの作用により、低血糖を引き起こします。低血糖は、飴やチョコレートをなめることで予防できるので、常備しておくといいでしょう。

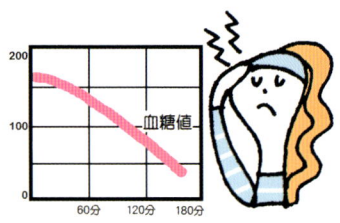

ダンピング症候群の予防は食事はゆっくり、よくかむこと

ダンピング症候群は、幽門側胃切除術の際に起こりやすく、胃の出口がなくなったことによって、食べ物を一時的にためておくこともできないまま、大量に食べ物が腸に流れ込むことで起こります。

早期、晩期ともに予防するためには、食事はゆっくり、よくかんで食べて腹八分目にすることが基本。早期であれば、**糖質を控えて、たんぱく質と脂質を中心とした食事を少しずつ食べる**、晩期であれば、飴をすぐに食べるなどの対処法を身につけましょう。

ダンピング症候群を予防するには

1
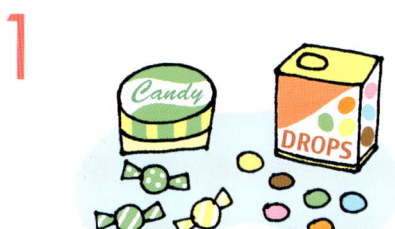

飴をすぐに食べる

晩期ダンピング症候群では、低血糖が原因で様々な全身の不快症状が現れるので、飴などのブドウ糖を補給して、血糖値を上げて症状を落ち着かせましょう。

2
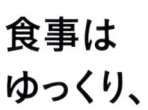

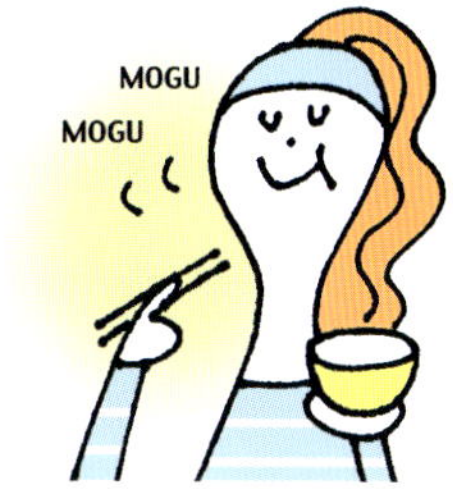

食事はゆっくり、よくかんで食べる

口を胃のかわりにしてゆっくりよくかむことによって、口の中で食べ物と消化酵素とよく混ぜ、粥状にしながら少しずつ飲み込むと、ダンピング症候群の予防になります。

3
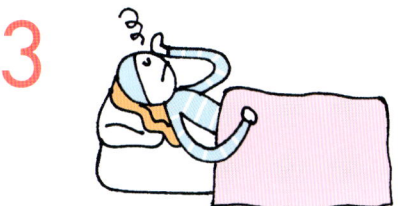

症状が現れたら…横になってしばらく休む

早期ダンピング症候群の症状が現れたら、無理をせず、すぐに横になって症状が落ち着くまで、しばらく休みましょう。

4
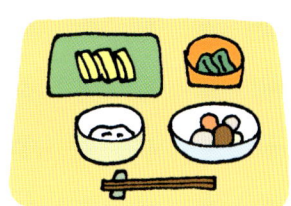

腹八分目にする

食べすぎもダンピング症候群の大きな要因なので、栄養バランスを考え、腹八分目を心がけながら、ゆっくりおいしくいただきます。

これって大丈夫？
退院してからのQ&A

退院してから毎日の生活を送る際に、いつも気になる素朴な疑問。
飲み物や食べるもの、進め方などの疑問を一気に解決しましょう。

: お酒やコーヒーは飲んでも大丈夫ですか？

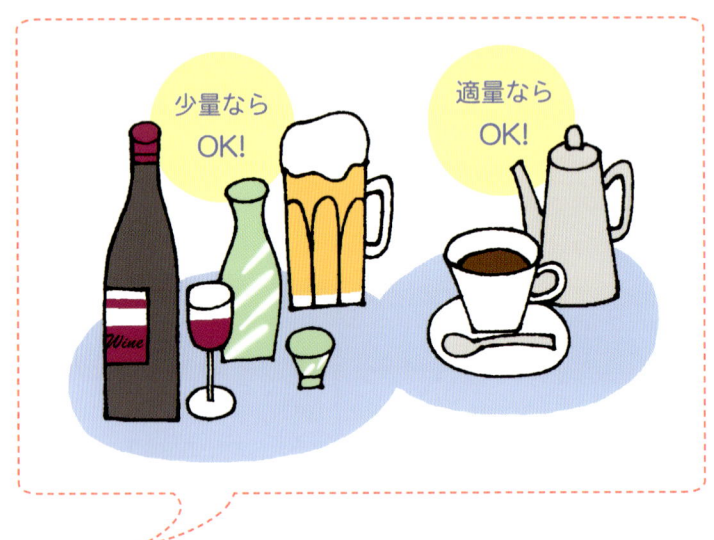

少量なら OK!

適量なら OK!

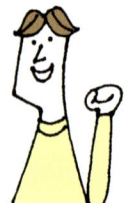

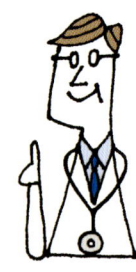: お酒、コーヒーは少量ならOK。
お酒に弱くなっているから注意を！！

退院後はお酒に弱くなっているため、早く酔いやすいので注意して。ほどほどなら いいでしょう。アルコールの吸収速度は、胃に比べて小腸の方が早いので、適量 にしましょう。ビールならグラスで1杯（180㎖）、日本酒なら100㎖、ワインなら小さ いグラスに1杯（100㎖）を目安に。アルコールは食欲を増す効果もあるので、少 量のお酒はいいときもあります。コーヒーも大丈夫です。これも濃いエスプレッソ のようなコーヒーを大量に飲まなければOK。飲むなら薄めのアメリカンで、牛乳を 入れたカフェオレにして1日1～2杯程度にしましょう。退院したからといって、手術 前のように多飲するのは問題がありますが、一般の人とさほど変わりません。

20

point!

便は少しやわらかめでも大丈夫

胃切除後は便の状態が不安定になりがちです。便の硬さはバナナぐらいがよいとされていますが、胃切除後の人はもう少しやわらかめでちょうどよいといわれ、腸閉塞も起こしにくいと言われています。ただ、はっきり下痢とわかるような水様便が続く場合は、病院に相談しましょう。

Q: アイスクリームやキンキンに冷えたドリンクは飲んでもOK？

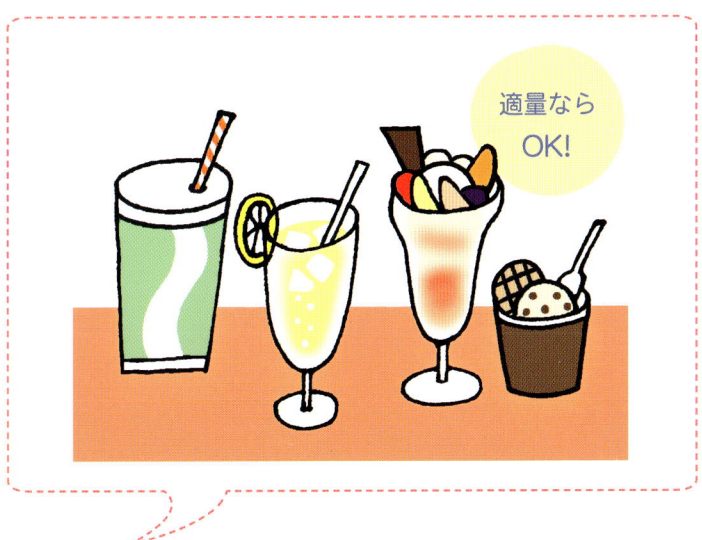

適量ならOK!

A: 少量なら食べたり、飲んだりしてもOK。ただし、下痢の頻度は高まるかもしれません。

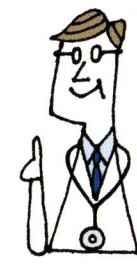

暑い夏は冷たいドリンクを飲んだり、アイスクリームが食べたくなるでしょう。基本的には問題ありませんが、これも過度に摂取しなければ、ということになります。冷たいドリンクやアイスクリームは適量をたしなむ程度ならよいでしょう。アイスクリームなら小さいスティック1本、冷たいドリンクなら、小さいコップに少量ぐらいが目安。やはり、大量に食べたり、飲んだりすると、腸が冷たいものに刺激されるため、下痢の頻度は高まるかもしれません。下痢が多くなるということは、栄養も適切に吸収されないということに。それを覚悟して食べることになりますので、あくまでもほどほどに。

point!

カプサイシンの効用

カプサイシンは、赤唐辛子の辛み成分のこと。発汗作用と強心作用を発揮する効果があります。また、最近では胃の蠕動運動を高める、便通もよくすることがわかっています。その他にも食欲増進効果もあるので、胃切除後に取り入れるのが望ましいと言えるでしょう。

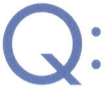

Q: 韓国料理が大好物ですが、退院後食べても大丈夫？

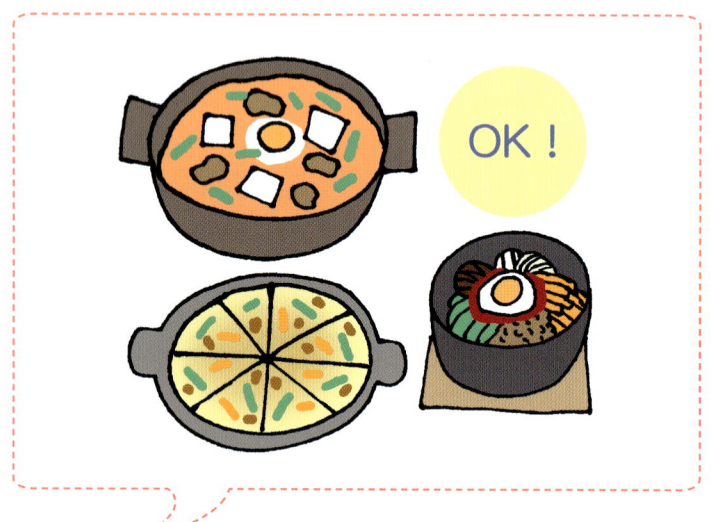

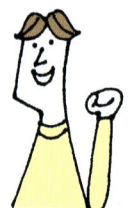

A: カプサイシンの効果を実感できるでしょう 塩辛い料理の過度な摂取は控えて

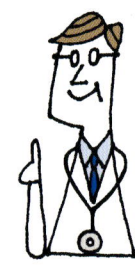

胃の切除術後は、辛い刺激物はNG食材と思われがちですが、基本的に大丈夫です。キムチやチゲ鍋などの韓国料理に使われる赤唐辛子のカプサイシンは、胃の蠕動運動を高めて、排出を高めてくれます。また、便通もよくなるので、便秘解消にも効果的です。ただし、韓国料理は塩辛い料理も多いのも事実。塩分の高い料理の過度な摂取は、あくまでも控えましょう。あとはナムルなどのゼンマイや脂の多い三枚肉などはたくさん食べないように気をつけましょう。

胃がんの特徴と切除の基本　これって大丈夫？ 退院してからのQ&A

point!

胃切除術を受けたら食べられなくなるものは特にない

胃を切除したら、食べていけないものがありそうな気がしますが、基本的には何でも食べられます。しかし、手術後1年目ぐらいまでは、回復度合いと、体調に合わせて食事の内容や量、回数を変えていく必要があります。あとは食中毒に注意すること。特に生ものは新鮮なものだけ少量ずつ食べましょう。

Q: なんでも食べてもいいと言われたけど、ラーメンも食べて大丈夫？

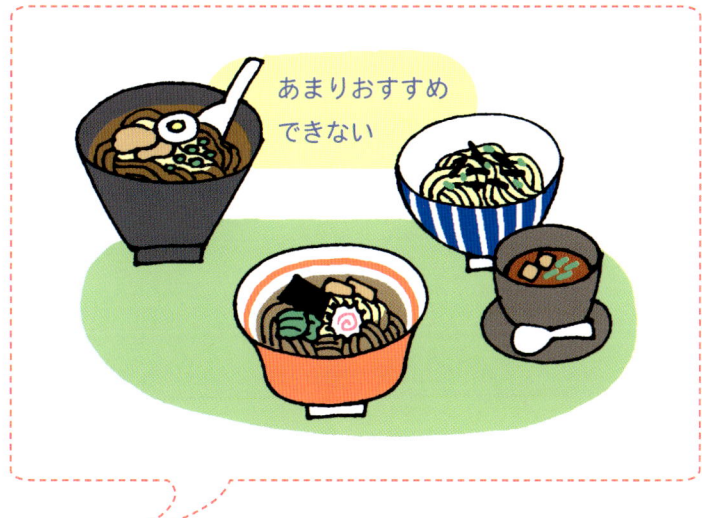

あまりおすすめできない

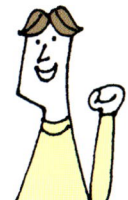

A: かん水が極めて消化が悪いので十分に注意することが大切

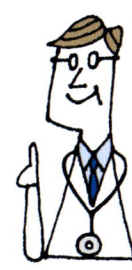

胃を手術する前に大好きだったラーメンを、退院したら食べたいという人も多いはずです。「なんでも食べてもいい」と言うのは、食後のトラブルがなく、体調のよいときに限ります。そして、ラーメンにはかん水というツナギが入っていて、極めて消化が悪いので、十分に注意して下さい。ツルツルと噛まないで食べることも多いので、特に要注意です。できるだけ避けた方が無難でしょう。ファストフードの揚げ物も油を多量に使われていることが多いので、同様に注意します。

point!

不規則な食事時間になるときは

仕事に復帰してから、なかなか決まった時間に食事をとれないことがあります。空腹時間が長いとエネルギー不足になったり、全身の不快な症状を引き起こすこともあるので、サンドイッチやパン、ヨーグルトなど間食をいつでも食べられるように常備しておきましょう。

Q: 退院してから5回食でしたが、どのタイミングで3回食に戻したらいい？

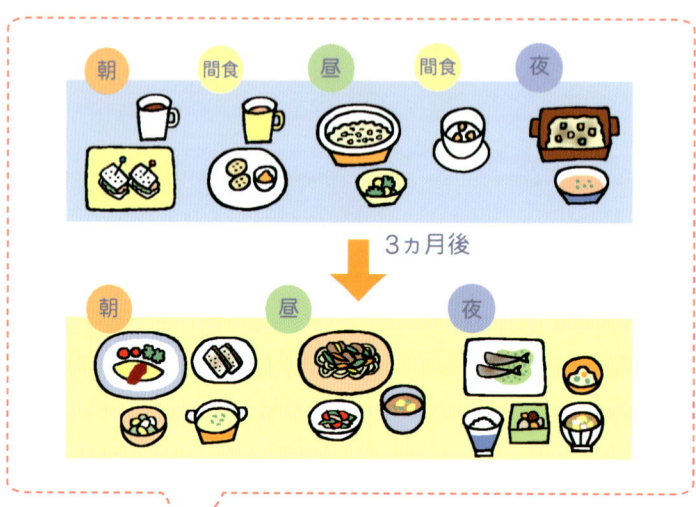

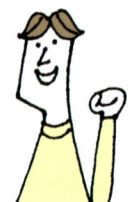

A: 目安は3カ月を過ぎてから。個人差があるので様子を見ながらがポイント

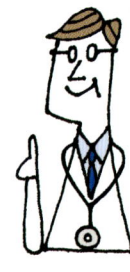

退院してすぐのときは、胃を切除して、胃の機能が失われているので、食事は5〜6回に分けて少量ずつよくかんで食べるのが基本。退院してから3カ月ぐらいになると、食べることにも慣れ、体力もついてくるので、そろそろ1日3食に戻していくのがいいでしょう。あくまでも個人差があるので、早くに食べる量が増えたら、数週間で3食に戻す場合もありますし、1回の食事量が少なければ、1日5〜6回食を続けていきましょう。1回の食事量が手術前と同じぐらいになったら、が一番の目安です。

胃がんの特徴と切除の基本 これって大丈夫？ 退院してからのQ&A

point!

栄養補助食品が苦手なときはどうしたらいい？

栄養補助食品は各メーカーから腸で吸収されやすい栄養補助食品が出ているので、上手に利用しましょう。ただし、匂いや味が苦手、という場合もあるかと思います。現在、いちご味やバニラ味、コーヒー味、バナナ味などフレーバーも様々なので、いろいろと試して、自分にあった補助食品を探しましょう。

Q: 一度体重が減ってから、なかなか増えていきません。どうしたらいいですか？

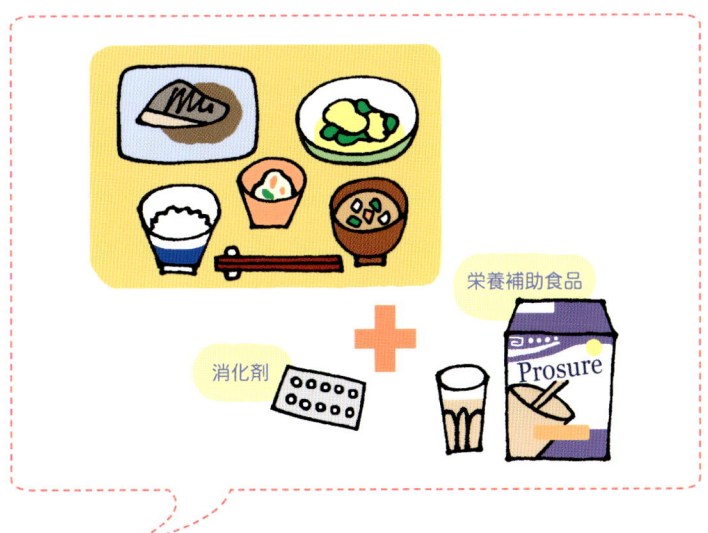
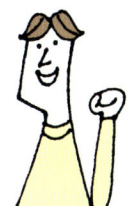

A: 栄養補助食品や消化剤を利用しましょう

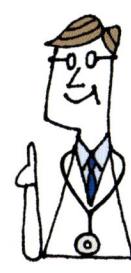

胃の切除後は活動量も減り、食べられる量も限られてるので、体重が減りやすくなります。また、食事の量もすぐには戻せないため、体重もなかなか増えずに焦る気持ちもよくわかります。もしかすると、食事だけでは限界があるかもしれないので、栄養補助食品（→P42）を取り入れましょう。また、消化剤も新しくいいものが出ているので、これらを食事と併用して服用してみましょう。活動量が手術前に戻ったら、エネルギーの必要量も増えるので、適度な運動も取り入れることも重要なポイントです。

慢性炎症と注目の栄養素

がんを引き起こす炎症として「慢性炎症」があります。
慢性炎症と、その炎症を抑える注目の栄養素のことを理解することは、
がんの進行をおさえる手がかりとなります。

慢性炎症とはボヤが体の中で常に起きている状態

体重減少の原因のひとつは、体の中で「慢性炎症」が起きているためといわれています。この慢性炎症は火事で例えると、ボヤが体の中で常に起きている状態のこと。慢性炎症が進むと大量のエネルギーを消耗し、強いだるさや食欲不振、全身の栄養状態が衰えたり、筋肉の萎縮などをもたらします。もうひとつの原因はがん細胞から分泌される「筋肉の分解因子（PIF）」の影響といわれ、筋肉からやせていく傾向にあります。だからこそ、がん患者の方のQOLを維持するた

進行すると「がん悪液質」に

この慢性炎症が進行すると「がん悪液質」と呼ばれるボヤを通り越して、大火事になったような状態に陥ることがあります。この悪液質になる前に、炎症を抑えることがとにかく重要。近年では慢性炎症をコントロールできる物質の研究が進んでおり、現在、マイルドかつ全体的に炎症を抑えられる栄養成分としてEPAやカテキン、ミネラルのセレン、もしくはポリフェノールなどが注目されています。

めには治療の早期から十分なエネルギー補給と、炎症の抑制が重要なのです。

■ 炎症が体に与える影響

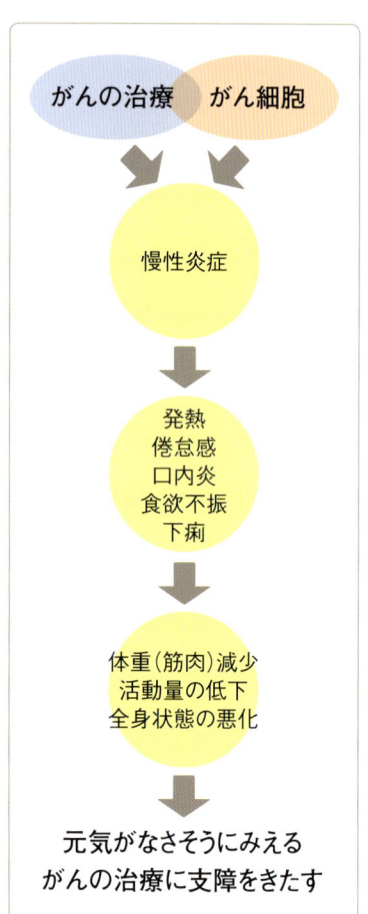

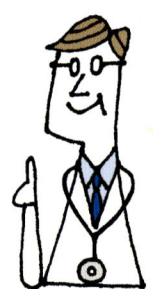

慢性炎症が進行しないように注目の栄養成分を取り入れましょう

マイルドかつ全体的に炎症を抑える栄養成分

1　EPA（エイコサペンタエン酸）

青背魚に多く含まれるEPAは炎症を抑えるとともに、筋肉を壊してしまう物質の働きも抑える効果があるといわれています。EPAを1日2gとることで体重減少を抑えることができるという海外のデータがあり、慢性炎症を抑える効果が期待されています。

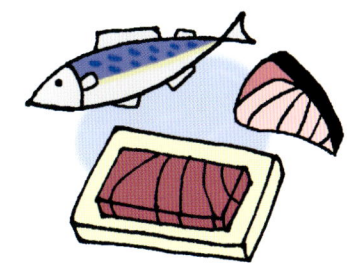

● EPAを多く含む食材

2　カテキン

緑茶に豊富に含まれるカテキンは、強力な抗酸化作用があるため、抗がん作用があり、炎症を抑える効果がある物質として研究され、注目されています。緑茶の他に、煎茶、番茶、ほうじ茶などがありますが、緑茶や抹茶に一番多く含まれます。

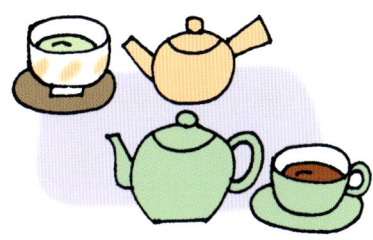

● カテキンを多く含む食材

3　セレン

ミネラルのセレンは強い抗酸化作用を持つため、慢性炎症を抑える効果があるといわれています。セレンを多く含む食材としては、かつお、いわし、ほたて貝、卵、玉ねぎなどがあるので、意識して取り入れていきましょう。

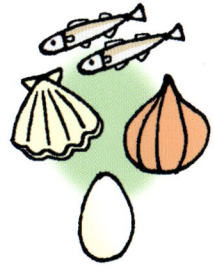

● セレンを多く含む食材

4　ポリフェノール

ポリフェノールには、慢性炎症で大量に発生する炎症性サイトカインやフリーラジカルを抑える効果があります。ポリフェノールを多く含む食材は、ぶどう、いちご、りんご、ブルーベリーなどの果物やそばや大豆などにも含まれます。

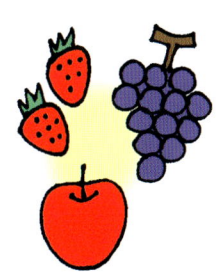

● ポリフェノールを多く含む食材

がんによい栄養
体重を減らさない食事のポイント

体重減少は体力が落ちるとともに、免疫力も低下させるため、
治療を続けることが困難になります。
こうした状態にならないように、栄養療法が重要な役割をもたらします。

Point 1　3カ月、6カ月、1年を目安に食事をすすめる

退院後、食事を進めながら回復していく目安として、だいたい3カ月、6カ月、1年を節目にします。その後、1～2年をかけて体重を戻していきましょう。食事は、退院してから3カ月までは、食べることに慣れていく時期なので、消化のよいものを少量ずつ、5～6回食に分けて食べていきます。3カ月がすぎたら、EPAなどのがんによい栄養を積極的に取り入れていきましょう。また、すぐに体重が戻らないからといって焦らずに、1～2年後に向けてEPAなどの栄養を取り入れていくことが大切です。

また、3カ月、6カ月、1年の節目ごとに体調と体重をふり返りながら、食事を進めていきましょう。

column
食事が思うようにとれないときは栄養補助食品の利用を

退院後、食べられないこと、なかなか思うように体重が増えないことを悩む人も多いもの。十分に栄養をとりたくても、毎日の食事が思うようにとれないときもあります。そんなときは、通常の食事だけにこだわらず、栄養補助食品(P42)も用いるといいでしょう。

Point 2 質の高いたんぱく質をとるようにする

体重減少の大きな原因のひとつとして、筋肉の減少があります。筋肉をつけるためにも、質の高いたんぱく質やω3系の脂肪酸が有効です。ここでいう質の高いたんぱく質は、肉、魚、卵などの動物性たんぱく質のこと。植物性たんぱく質をとるときは、動物性たんぱく質と一緒に調理をして食べるようにするといいでしょう。筋肉の維持に役立ちます。また、EPAに代表されるω3系脂肪酸は筋肉組織における細胞機能の維持に重要です。

アミノ酸スコアがやや低いたんぱく質

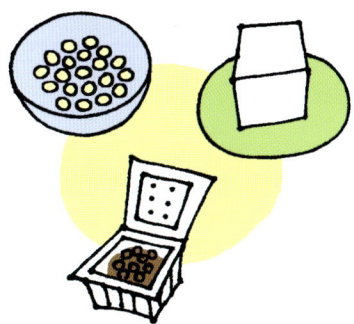

植物性たんぱく質
大豆や豆腐などの
大豆製品、米など

**動物性たんぱく質と
一緒に食べることで
質が高まる**

アミノ酸スコアが高いたんぱく質

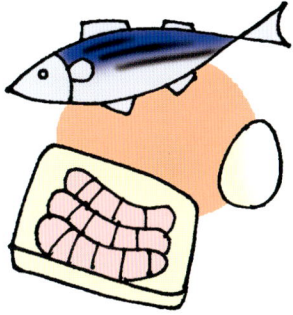

動物性たんぱく質
魚・肉・卵など

筋肉の維持に役立つ

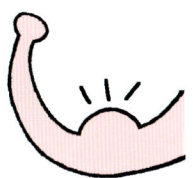

※アミノ酸スコア…食品中のたんぱく質の品質を評価するために点数化したもの。人にとって理想の必須アミノ酸の量に対して、その食品の最も不足している必須アミノ酸の割合で算出される。その値が100に近いものほど、質の高いたんぱく質であるといえる。

Point 3 高カロリー・高栄養の食事を食べる

体重減少を抑えるためには、食事の内容を見直すことが大切です。あまり食べられないなら、高カロリー、高栄養のものを食べるようにしましょう。例えば、生クリームを使った煮込み料理や、EPA豊富なさばなどの青背魚を使った料理など、少量でも栄養豊富で、高エネルギーのものを意識的に取り入れましょう。白身魚よりも脂がのった青背魚、ささみよりも鶏もも肉、炭水化物が多いそら豆、じゃがいも、里いもなどを使う、油やバター、マヨネーズなどを効果的に使うなど工夫しましょう。

一度に食べられる量が少ないときは

同じ量でもエネルギーが高い食品や料理を！

■ どっちが高エネルギー？

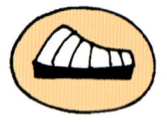 ＜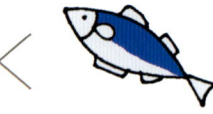

白身魚　　　青背魚

たらや鯛などの白身魚よりも、脂ののったさば、さんま、いわしなどの青背魚の方が高エネルギー。青背魚の脂にはEPAが豊富。慢性炎症をおさえ、体重減少を防ぎます。

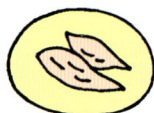 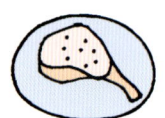

鶏ささみ　　　鶏もも肉

鶏ささみは高たんぱくで低脂肪。カロリーも肉類の中では低カロリー。鶏もも肉は脂が多く食べ応え満点。最初は皮を除くなどして、少しずつ食べましょう。

おすすめ野菜＆いも類

そら豆	じゃがいも	里いも
	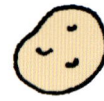	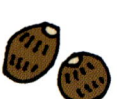
大豆に比べると炭水化物が豊富。大豆より消化がよく高カロリー。	炭水化物が豊富で消化しやすいいも類。ただし、吻合部にはつまりやすいのでよく煮込んで。	里いもにはムチンという食物繊維が豊富。じゃがいも同様、吻合部につまりやすいので注意して。

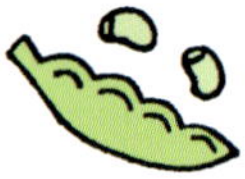

油のこと

油	バター	マヨネーズ
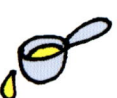	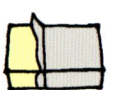	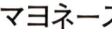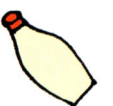
サラダ油、ごま油、オリーブ油など調理する際に使う。あくまでも少量から。	炒め物や焼き物に、バターを少量使うと風味とコクが出るので上手に使いましょう。	サラダに少量のマヨネーズをつけたり、魚にマヨネーズを塗って焼くなどしてもおいしい。

Point 4 炎症・運動・筋肉でがんの進行を抑える

がんの進行を抑える3大要素として「炎症・運動・筋肉」があります。「炎症」とは慢性炎症のことで、これを抑えるための栄養をとること。次に「運動」。これは、適度な運動習慣をつけることは、筋肉を減らさないだけでなく、気分転換やストレス解消の効果もあります。また、少しずつ運動量を増やすことで、体のエネルギー必要量を増加させます。そして「筋肉」。筋肉を維持するための高タンパクの食材を取り入れながら食べましょう。これらのことを実践することが重要です。

がんの進行を抑える3大要素

がんの進行を抑える!

1 炎症
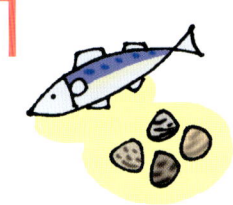
EPAなどの栄養素の摂取で炎症を抑える

さばなどの青背魚やはまぐりなど、EPAを多く含む食材を積極的に食べることで、慢性炎症を抑えましょう。

2 運動
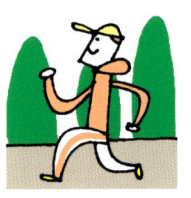
適度な運動の習慣化によって筋肉をつける

ウォーキングや階段の上り下りなど、適度な運動の習慣化により、代謝を上げて筋肉を維持し、食後の急激な上昇などを防ぎます。

3 筋肉
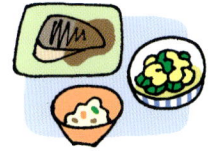
筋肉を維持する栄養素の補給

たんぱく質の「質」を考えて食べるようにしましょう。必須アミノ酸のバランスのよい動物性のたんぱく質やω3系脂肪酸を含む食材を積極的に食べましょう。

ミントの葉の効用 column

胃の切除術後には、胸やけやダンピング症候群など、不快な症状があらわれます。それが食欲減退の原因にもつながっています。ミントの葉の効用を使って、不快症状を軽減しましょう。

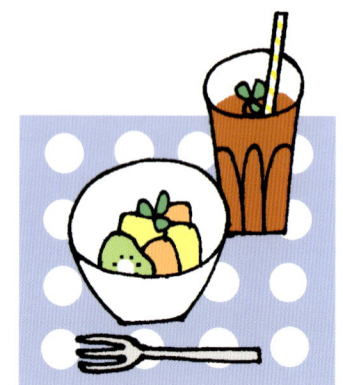

食後にミントの葉をかむことで胸やけやむかつきが軽減する

胃は食べ物を一時的にためておいたり、たんぱく質や脂肪の一部を分解するなどの機能がありますが、切除することでその機能は失われます。それによって悩まされるのが胸やけやダンピング症候群などの後遺症。その対処法として、おすすめなのがミントの葉。食べ過ぎたかな？と思ったら、ミントの葉を2～3枚かんでみましょう。すっきりするだけでなく、消化を助けてくれます。胸やけやダンピング症候群の予防にも有効です。

そのままかむだけでなく、料理やデザートに使いましょう

ペパーミントには食欲増進や胃や腸の消化、働きを高める効果があります。だからこそ、胃切除術後に、ミントの葉を活用しましょう。ミントの葉をそのままかむのももちろん有効ですが、料理やデザートに取り入れるのも効果的です。たとえば、ハーブティーのようにして、ミントのエキスをいただくのもよいでしょう。また、ヨーグルトデザートに添えたり、オレンジなどの柑橘類と合わせてデザートに。水にミントを入れるだけの「ミント水」もおすすめです。

column
ペパーミントオイルによる安全な内視鏡診断のこと

ペパーミントオイルには、抗蠕動作用（胃の動きを止める働き）があり、従来の薬とは違い、副作用もありません。胃の内視鏡診断や治療時に胃の動きを止めることで安全で見落としのない検査を行うことを可能とする薬として注目されています。

32

PART 2

胃の切除前後の食生活のポイント

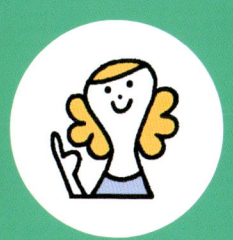

胃切除で胃の役割がなくなるので、後遺症が起こりやすくなります。まずは、切除術前後におすすめの食材や調理法などをしっかりおさえておきましょう。

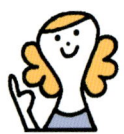

手術前の食事のポイント

胃の切除後の栄養障害を防ぐためには、手術前から栄養状態を良好に保っておくことが効果的。手術前の食事はどんな食事を食べたらよいのかを覚えましょう。

手術前はアルギニン、グルタミン、ω-3脂肪酸の多い食事を

胃切除の手術後には、傷の治りが悪かったり、肺炎などの術後合併症にかかることがあります。その予防のために、栄養摂取が重要になってきます。手術前にアルギニン、グルタミン、ω-3系脂肪酸（α-リノレン酸→EPA→DHA）などの免疫栄養を加えて免疫を高めておくことで、術後感染症や術後合併症が減るというデータを得ています。手術前に質の高い栄養を摂取することが大切です。

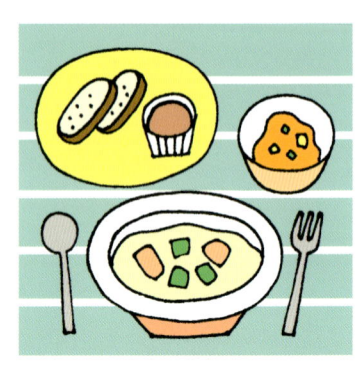

食べられないときは、経腸栄養剤を投与する

食事からアルギニン、グルタミン、ω-3系脂肪酸の栄養素を取り入れるのが理想。口から唾液やいろいろなホルモンが分泌されて消化吸収を助けます。ただし、食べられなければ、経腸栄養剤を飲むか、それも飲めなければ、管を鼻から入れたり、胃や腸に穴を開けて入れるなどして栄養剤を投与する（経管栄養）と、体は治癒に向かう可能性が高くなります。

---

column

手術2時間前までに糖水を飲むと術後が安定する

手術2時間前までに糖水を飲むと術後の安定や治療がはかどることがわかっているので、糖水を飲む治療法が推奨されています。また、術後、早くごはんが食べられるように、栄養剤を早くから投与する治療法もあります。

食生活のポイント　手術前の食事のポイント

手術前には免疫力を高める食事を！

アルギニン、グルタミン、ω-3系脂肪酸の他に、
ビタミンA、C、Eをプラスして、免疫力を高めましょう。

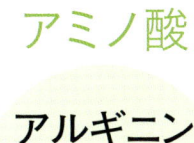

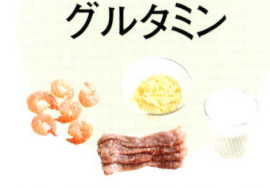

アミノ酸
**アルギニン
グルタミン**

小麦／大豆／昆布／チーズ／えび／牛乳／肉類など

＋

ビタミン
A　C　E

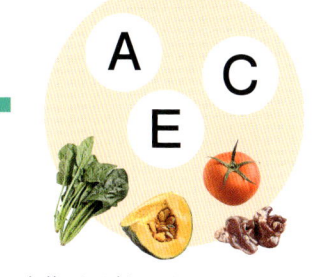

青菜／かぼちゃ／トマト／にんじん／レバー／ピーマン／パプリカなど

＋

ω-3脂肪酸（オメガ）
**EPA
α-リノレン酸**

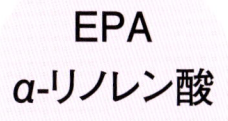

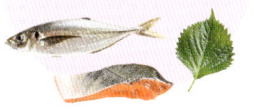

青魚／鮭／まぐろ／えごま／しそ／春菊など

↓

免疫を上げ、肺炎などの術後の合併症予防に！

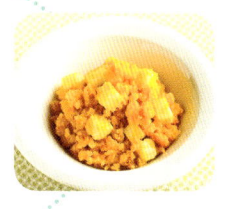

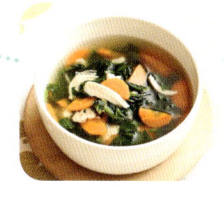

---

column

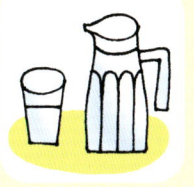

●手術当日の食事のこと

朝は何も飲んだり食べたりしない

胃の手術では、胃をからっぽの状態にしなくてはいけないので、前の晩に下剤を飲んだり、当日の朝に浣腸するなどします。手術当日は、朝から何も飲んだり食べたりすることはできません。

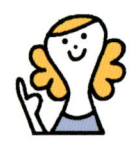

胃切除後の食事のポイント8

胃の切除後は、胃が小さくなるために、思うように食べられなくなります。
少量でも体重を減らさない食事のポイントをおさえましょう。

POINT 1 少しずつよくかんで食べること

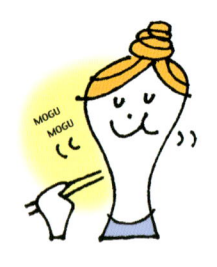

胃を切除したあとは「口で胃のはたらきを補う」と考えましょう。もともとの「食べ物を少しずつ小腸に送る」「食べ物を撹拌して粥状にする」という胃の働きを口で補うことが大切。消化酵素により、胃や腸への負担も少なくてすみます。

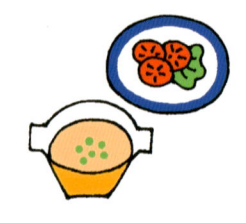

POINT 2 色や適度なスパイスで食欲のわくメニューを

すべてが白っぽく、色のない料理は食欲を減退させ、体重の減少につながります。トマトや赤パプリカ、にんじんなどの赤い色の食材を効果的に取り入れたり、カレー粉や赤唐辛子のスパイスも少し効かせながら、食欲増進につなげましょう。

POINT 3 決して特別食ではない！家族みんなでおいしく食べる

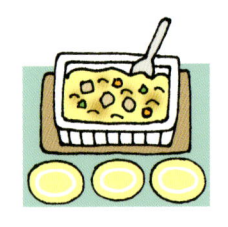

退院してからの食事は、決して特別なものではありません。気をつけたい食材をなるべく避け、かたさ、大きさに気をつければ、家族でおいしく食べられる料理もたくさん。家族で同じものを食べることは、楽しく食べる意欲につながります。

食生活のポイント　胃切除後の食事のポイント8

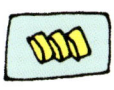

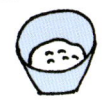

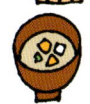

POINT 5
1回の食事量を少なく、回数を多くして食べる

胃を切除すると胃が小さくなり、1回の食事をたくさん食べられなくなります。1日に摂取する食事の量は減らさないように、1回の食事量は少なく、回数を多くして食べましょう。基本は1日3食＋間食で5〜6回食がおすすめです。

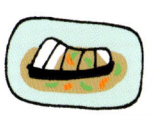

POINT 4
食べることを楽しむ工夫を

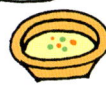

毎日、煮魚と煮物、お浸しといったマンネリの献立は、食欲減退につながりますが、和食の他にも洋食、中華風のおかずなど、味にバリエーションを広げると、食べることが楽しくなり、その時間が楽しみになります。

POINT 7
すぐに食べられるものを作り置きする

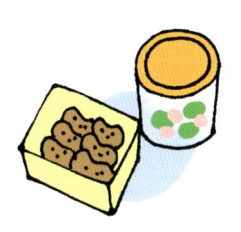

毎日、胃の切除した人の食事を作るのは、本当に大変。だからこそ、作り置きが重宝します。ソースやおかずを作り置きしておくだけで、毎日のレシピの幅が広がり、レパートリーが増えるので食事づくりがラクになります。

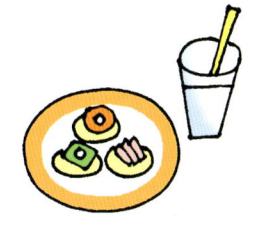

POINT 6
おやつを活用する

1回の量が食べられないときは、高カロリー、高栄養のおやつを食べるようにしましょう。プリンやヨーグルトなど、のどごしもよく、高栄養のおやつは重宝します。ビスケットやサンドイッチ、おにぎりなどもおすすめ。

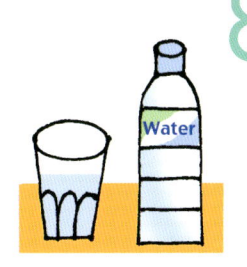

POINT 8
水分を意識してとる

胃を切除した人が一番に気にしてほしいのが「水分」です。食事をしっかりと食べていれば、およそ1000mℓ近く水分を摂取しますが、食事が思うように進まない場合があります。そのときは、なるべく水分を多くとりましょう。

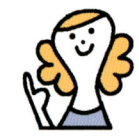

胃を切除したあとの
おすすめ食材&気をつけたい食材

胃を切除したあとは、基本的には食べられないものはありませんが、1年目までは無理をせず、表を参考に食材を選んで食べましょう。

主食　炭水化物のごはん・麺・パン

消化がよく、エネルギー源になる炭水化物の主食。
最初は胃にやさしいおかゆから始めましょう。

術後3カ月まで

おすすめ食材

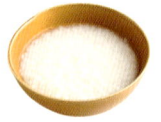

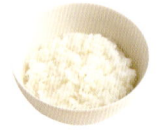

- **おかゆ**：早期は全かゆが安心です。リゾットもおすすめ。
- **やわらかめのごはん**：おかゆに慣れてきたら、やわらかめのごはんに進んで。
- **食パン**：白い部分なら、消化もよく食べやすい。スープに入れても。
- **そうめん**：消化のよいそうめんは、あたたかいスープで胃にやさしい。
- **うどん**：やわらかくなるまでゆでたり、煮込んで。

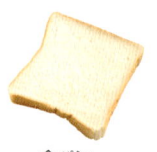

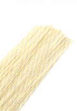

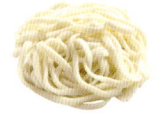

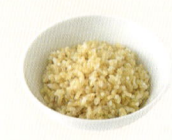

術後3カ月から

- **ごはん**：やわらかいごはんにも慣れてきたら、普通のごはんに進んで。
- **パスタ**：パスタも少しやわらかめにゆでれば、おいしく食べられます。
- **そば**：量を控えれば、そばもおいしく食べられます。最初は煮込んでも。
- **うどん**：普通のかたさよりは少しやわらかめにゆでるのがコツ。
- **クロワッサン**：クロワッサンはクリームチーズとジャム、サラダをはさんで。
- **フランスパン**：皮の部分が固ければ、取り外して。よく噛んで食べればOK。

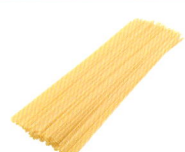

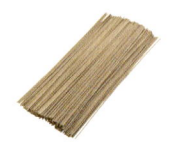

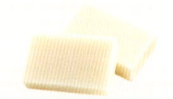

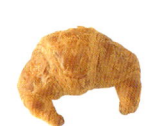

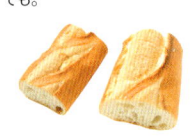

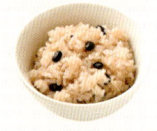

気をつけたい食材

- **玄米**：消化の悪い玄米は、腸管をつまりやすくするから避けた方が無難。
- **中華麺**：中華麺はかん水を含み消化が悪くから、特に気をつけて。
- **もち**：もちは便を固くするため、早期の腸閉塞を招きやすいので気をつけて。
- **赤飯**：赤飯ももち米からできているので、もち同様、気をつけること。

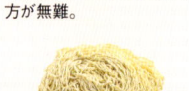

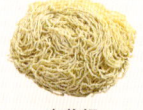

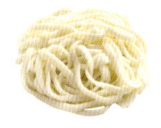

38

食生活のポイント　おすすめ食材＆気をつけたい食材

主菜　たんぱく質の肉・魚

胃を切除したあとは、質のいいたんぱく質をとるのがポイント。植物性よりも動物性をとるようにしましょう。

おすすめ食材

術後3カ月まで

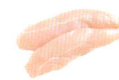

- **鶏ささみ**：肉類の中で一番消化吸収がいいから、積極的に食べたい食材。
- **鶏むね肉**：高たんぱく、低脂肪の鶏むね肉は、最初は皮を取り除いて使って。
- **鶏ひき肉**：鶏ささみやむね肉を包丁で叩いた方が、脂肪分が少なくて安心。
- **レバー**：鉄分とビタミンB12を豊富に含む、貧血予防には欠かせない食材。
- **白身魚**：魚の中で一番低脂肪で高たんぱくな理想的な食材。たらや鯛など。

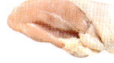

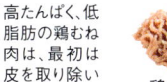

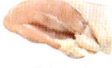

術後3カ月から

- **鶏もも肉・手羽元**：少し脂肪分の多い鶏もも肉も少量から食べられるように。
- **豚もも肉・牛もも肉**：豚肉や牛肉も消化に少し時間がかかるので脂身が少ない部位で。
- **鮭**：EPAを含む鮭はおすすめの食材。塩辛いものは避けて。
- **青背魚**：EPAを豊富に含む食材といえばさば、さんまなどの青背魚。
- **えび、かに、かき**：消化に時間のかかるえび、かに、かきは食べることに慣れてきたら。
- **刺身**：生ものは新鮮なものを少しずつとるようにしましょう。

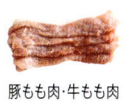

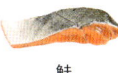

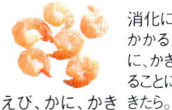

気をつけたい食材

- **いか**：消化が悪いので早期は気をつけること。慣れてきたら細かく刻んで少しずつ。
- **たこ**：いかと同様、消化が悪いので早期は避けましょう。
- **脂身の多い肉・豚バラ肉**：脂身の多い肉は、消化が悪いだけでなく、胃にも負担をかけます。
- **ベーコン**：ベーコンの原料は豚バラ肉を塩蔵したもの。少量を3カ月以降から。

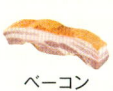

主菜　たんぱく質の卵・乳製品・豆・豆腐

卵や乳製品などの質の高いたんぱく質と、豆、豆腐などの植物性たんぱく質を組み合わせるとバランスがよくなります。

おすすめ食材

術後3カ月まで

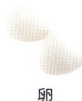

- **卵**：良質たんぱく質で消化がよく、高栄養なので積極的に取り入れたい。
- **豆乳**：豆の絞り汁。牛乳の代わりに使うのも◎。
- **絹ごし豆腐**：豆腐の中でも、一番消化がいいから早期からおすすめ。
- **牛乳**：牛乳はあたためること。一気に飲むと下痢を起こすので注意。
- **ヨーグルト**：腸内環境をととのえ、カルシウムも豊富な食材。
- **生クリーム**：高たんぱく、高脂肪。上手に調理に取り入れて。
- **チーズ**：高たんぱく、カルシウムもたっぷり。早期からOK。

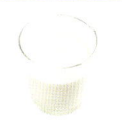

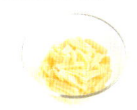

術後3カ月から

- **納豆**：消化に少し時間がかかるので、3カ月から。
- **木綿豆腐**：絹ごし豆腐より、消化に時間がかかる。
- **焼き豆腐**：木綿豆腐より消化に時間がかかる豆腐。

気をつけたい食材

- **油揚げ**：消化に時間がかかるので、早期は避けて。3カ月後から様子を見て食べましょう。
- **厚揚げ**：油で揚げているため、胃に負担をかけるので、油抜きをするのが基本。

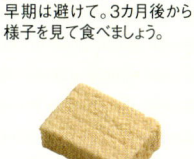

副菜　ビタミン・ミネラルの野菜

葉野菜や大根などが早期はおすすめ。
最初はなるべく加熱をしてやわらかくしてから食べましょう。

おすすめ食材

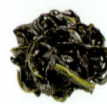

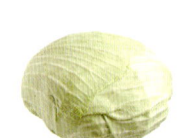

術後数ヶ月

キャベツ
繊維が少ない上に、ゆでることで消化しやすい葉野菜。ビタミンUが豊富。

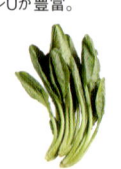

白菜
クタクタに煮ることで、みずみずしいおいしさを味わえる。

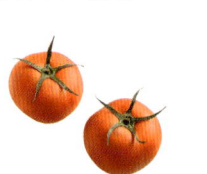

ほうれん草
最初は葉先を使って。茎もやわらかくゆでてから使用して。

小松菜
ほうれん草よりもかたいので、小さめに切ってよく加熱する。

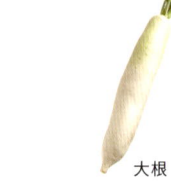

大根
おろしたり、煮物にピッタリ。やわらかくコトコト煮て。

にんじん
βカロテンが豊富で、やわらかくゆでて消化によい野菜。

かぶ
大根と同様におろしたり、煮て使う。すぐやわらかくなる。

トマト
トマトは必ず湯むきをして皮を取り除いてから使う。

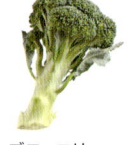

ブロッコリー
小房だけでなく、皮をむいて茎部分も使って。サラダや煮込みに。

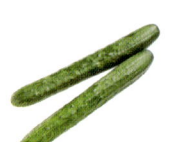

ピーマン・パプリカ
ビタミンCの含有量が多く、早期はゆでてサラダやトッピングに。

きゅうり
生で食べるときは、様子をみながら少しずつ。炒めてもおいしい。

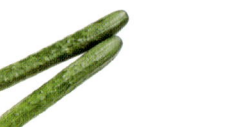

玉ねぎ
料理に甘みと旨味をプラスする玉ねぎもおすすめ食材。

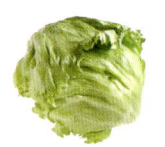

レタス
早期はスープなどに加えて加熱してから。生は少しずつ食べて。

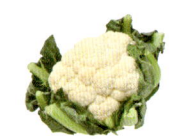

カリフラワー
ブロッコリー同様、やわらかくゆでてサラダ、ポタージュに。

気をつけたい食材

術後3カ月までは、なるべく気をつけてほしい食材。術後3カ月以降から、少しずつ無理なく取り入れてみましょう。

海藻
食物繊維が特に多い海藻は、なるべく避けるほうがよい食材。

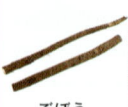

ごぼう
食物繊維が多い野菜の代表。早期は避ける。

たけのこ
取り入れるときは穂先の部分を刻んで少しずつ。

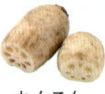

れんこん
やわらかくゆでて薄く切って、少しずつ食べて。

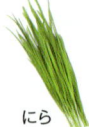

にら
繊維が多いので細かく刻んで、少しずつ取り入れて。

かぼちゃ
のどを詰まらせることが多いからよく煮込んで。

きのこ
食物繊維が多く、消化が悪いから小さく刻んで。

ぜんまい
ぜんまいなどの山菜は繊維が多いので、なるべく避ける。

食生活のポイント　おすすめ食材＆気をつけたい食材

副菜　炭水化物のいも類

消化もよく、エネルギー源になるいも類も使いやすいおすすめ食材。常温でも保存できるから便利。

術後数ヶ月

おすすめ食材

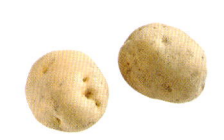

- **じゃがいも**
  消化のよいでんぷん質だから、やわらかく煮込んだり、ゆでてサラダに。

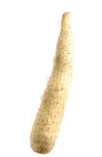

- **大和いも**
  すりおろして、汁物などに入れて火を通して。少しずつ生にも挑戦を。

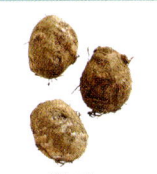

- **里いも**
  消化するのに少し時間はかかるけど、腸内環境も整える優秀食材。

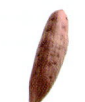

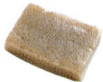

気をつけたい食材

- **さつまいも**
  パサパサしているため、のどに詰まることも。

- **こんにゃく**
  消化が悪いので、特に気をつけて。早期は避ける方が無難。

間食　ビタミン・ミネラルの果物

少量を回数を分けて食べるから、間食の内容が重要。パンケーキなどの消化のよい間食の他に、果物も取り入れて。

術後数ヶ月

おすすめ食材

- **りんご・桃・洋梨・バナナ・パパイア・メロンなど**
  繊維の少ない果物なら、基本的にどんなものでもOK。特にりんご、バナナは早期からおすすめの食材。

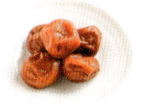

- **梅干し**
  クエン酸が豊富で、料理にも取り入れて。胃を休ませたいときに。

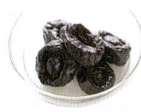

気をつけたい食材

- **パイナップル・柿・ドライフルーツなど**
  繊維の多い果物は特に気をつけたい食材。特にドライフルーツ、パイナップル、柿はできるだけ避けること。

その他

術後3カ月まで → 術後3カ月から

おすすめ食材

- **麩**
  植物性のたんぱく質としては、一番消化もよくおすすめ。

- **はんぺん**
  練り製品のはんぺんも消化のよいたんぱく源の代表。

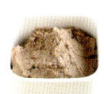

- **レバーペースト**
  早期から、貧血予防に取り入れたいメニュー。

- **青じそ**
  鉄分やカルシウム、βカロテンが豊富な香味野菜。

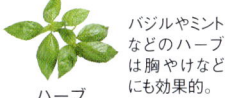

- **ハーブ**
  バジルやミントなどのハーブは胸やけなどにも効果的。

- **のり・とろろ昆布**
  のりやとろろ昆布は消化に時間がかかるので、術後3カ月から。

- **油脂類**
  食べることに慣れたら、サラダ油、ごま油、オリーブ油、ドレッシングなどを少量使っても。

気をつけたい食材

- **コーヒー**
  カフェインが多く、刺激が強いので、牛乳を加えて少量ならOK。

- **炭酸飲料**
  炭酸のジュースはおなかがふくれるので、術後の早期には不向き。

- **ビール**
  ビールも炭酸飲料と同様におなかがふくれるので、気をつける。

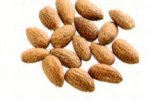

- **ナッツ類**
  繊維も多く、消化も悪いナッツ類も気をつけた方がよい食材。

41

通常の食事が食べられないときは
栄養を助ける食品を利用しよう！

退院してからの食事作りは、何かと特別に作ることも多く大変なことも多いもの。だからこそ、胃にやさしいソースやおかずを作り置きして、食事作りを簡単にすませましょう。家族の料理にも活用してみましょう。

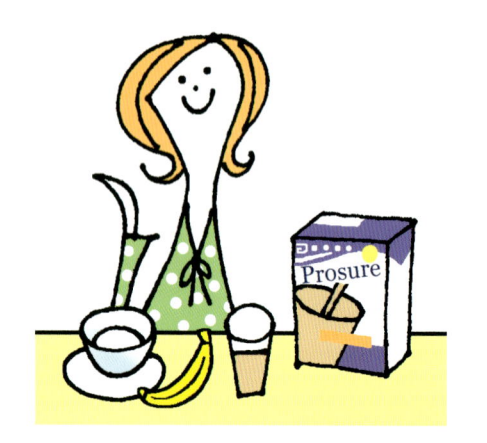

不足しがちな栄養は栄養機能食品や栄養補助食品で補う

がん治療の栄養では、慢性炎症を抑える効果のあるEPA（エイコサペンタエン酸）や、筋肉の原料になる良質なたんぱく質を十分にとることが重要です。胃を切除してからは、なかなか食事の量も増えにくく、栄養を十分に補給することが難しいこともに事実です。体重が思うように増えないなどの悩みがあったら、栄養機能食品や栄養補助食品などを利用してみましょう。

医師や栄養士のアドバイスを受けながらかしこく利用する

栄養のことばかり気にして、おいしく食べられないのでは意味がありません。腹八分目ぐらいをおいしく食べて、足りない栄養素を栄養機能食品や栄養補助食品で補う、という方法を選ぶこともできるので、医師や管理栄養士に相談しながら取り入れてみましょう。病院内にある栄養相談室には栄養機能食品のサンプルがおいてあるので、気軽に試して、自分に合うものを探しましょう。

---

column

経腸栄養もひとつの選択肢

口から食べることがどうしても難しい場合は、腸に専用のチューブを入れて栄養剤を流し込む「経腸栄養」も選択肢として注目されています。腸を活動させることで、栄養状態を改善し、免疫機能の向上やがんの治療を支える手段としても有効です。

栄養を助ける食品・医薬品いろいろ

目的別にいろいろなタイプの補助食品が出ているのでチェックしてみましょう。
味も好みがあるのでサンプルで試して、自分好みのものを探すのもいいでしょう。

食生活のポイント　栄養を助ける食品を利用しよう！

栄養補助食品

アバンド（アボットジャパン）

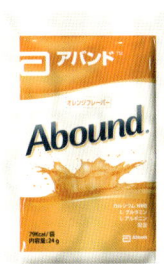

必須アミノ酸ロイシンの代謝物質のHMBを1,200mg配合。たんぱく質の機能を効果的にバックアップ。L-グルタミン7,000mg、L-アルギニン7,000mgを配合しています。飲みやすいオレンジ味なので取り入れやすい。手術前にもおすすめ。

プロシュア（アボットジャパン）

慢性炎症を抑える効果のあるEPA（エイコサペンタエン酸）を1パック（240mℓ）あたり、EPA1,056mg、DHA480mgを配合。人の体を構成する成分であるたんぱく質、亜鉛、ビタミンC、ビタミンEを効率的摂取できます。

ブリックゼリー（明治メイバランス）

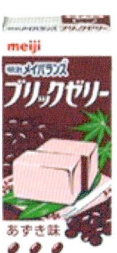

エネルギー、たんぱく質、亜鉛が補給できるエネルギー摂取ゼリーです。食事量が少ないときの間食としておすすめです。溶かしたあと型に入れて再度冷やし固めることで、ソースや果物と合わせてデザートの一品としてアレンジできます。

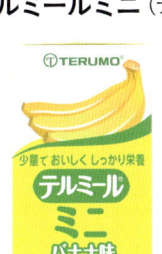

テルミールミニ（テルモ）

高カロリー栄養食。少量でおいしくバランスよく栄養がとれます。フレーバーは、コーヒー、バナナ、麦茶、コーンスープの4種類。食物繊維、オリゴ糖を配合したテルミールミニα（いちご味、抹茶味）もあります。

医療用医薬品

エレンタール配合内用剤（味の素製薬）

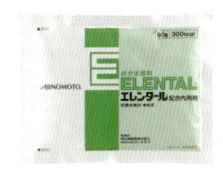

消化をほとんど必要としない成分で構成された経腸成分栄養剤。食事が十分にとれないときの栄養補給に。フレーバーは10種類。青りんご、オレンジ、コーヒー、さっぱり梅、ヨーグルト、グレープフルーツなどがあります。

ラコールNF配合経腸用液（大塚製薬）

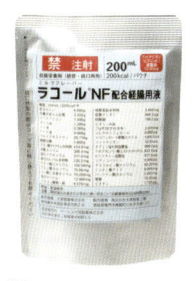

栄養成分をバランスよく含む半消化態の経腸栄養剤です。通常、手術後、特に長期にわたり食事ができない、または不十分な場合の栄養補給に。ミルク、コーヒー、バナナ、コーンの4種類のフレーバーとバッグ型製剤（RTH）のある液体栄養剤です。

＊本剤は医療用医薬品ですので、医師、薬剤師等の指導のもとご使用ください。

胃にやさしい
消化をよくするための調理のポイント

胃を切除したあとにおすすめの食材がわかったら、続いて調理法をマスターしましょう。消化をよくするための調理テクニックやおいしいだしのとり方などを解説します。

胃にやさしい料理を作るために便利な、
やわらかく、消化しやすくするための基本の調理器具を紹介します。

用意しておきたい道具

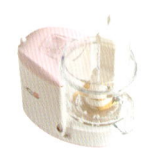

フードプロセッサー
玉ねぎをみじん切りにしたり、肉や魚をミンチ状にできる優れもの。つみれを作るときに便利。

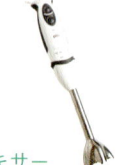

ハンドミキサー
ミキサーとフードプロセッサーの両方の機能を持ち、洗い物も少なく済むのが特徴。代わりにミキサーでもOK。

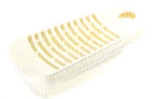

おろし金
大根やかぶ、りんごなどをすりおろすときに。下に受け皿があるタイプで、裏にストッパーがついているタイプが便利。

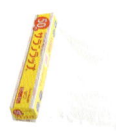

ラップ
電子レンジ加熱調理の際に、蓋としてラップをかけたり、保存をする際にラップで包む。

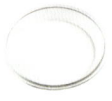

耐熱皿・ボウル
電子レンジ加熱調理のときに、耐熱製の皿やボウルがあると便利。耐熱ボウルに卵液を流し、茶碗蒸しの器代わりにも。

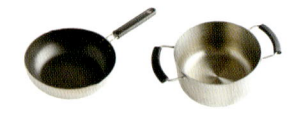

フライパン・鍋
食材を加熱するときに使う調理器具。フライパンは油を使わないフッ素樹脂加工のものがおすすめ。

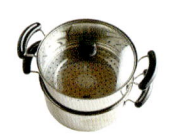

蒸し器
ふっくらとした白身魚や鶏肉を蒸したり、野菜を蒸す、茶碗蒸しを作るときに必要な蒸し器。蒸籠タイプもある。

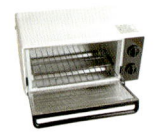

トースター
食パンをトーストするだけでなく、グラタンやチーズ焼き、ホイル焼きなどに便利。

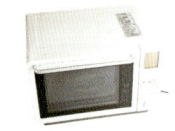

電子レンジ
電子レンジ調理は、火を使わなくてすむから、とても簡単。しかも、洗い物も少なくてすみ、時短調理も可能です。

おいしいだしをとるポイント

胃を切除したあとの食事は、最初は薄味が基本。
だからこそ、おいしいだしをとっておいしくいただきましょう。

1. 昆布かつおだし

みそ汁や吸い物、和風の煮物の味のベースになる基本のだし汁。
丁寧にとるコツを覚えましょう。

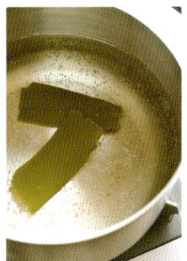

1 水に5カップに昆布10gをつけて、30分ほどおいてから中火にかける。

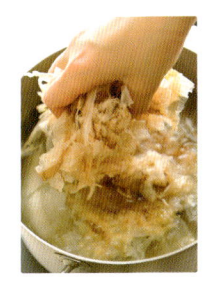

2 沸騰直前に昆布を引き上げ、削り節20gを加えてひと煮立ちさせる。

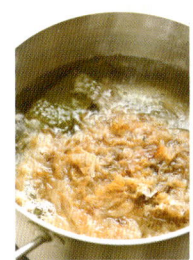

3 ひと煮立ちしたら、火を止めてそのまま3分ほどおく。

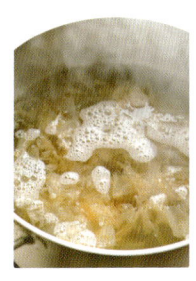

4 底に削り節が完全に沈むまで、そのままおいておく。

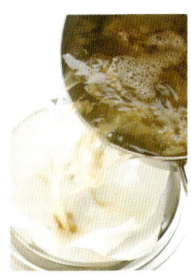

5 ペーパータオルを敷いた万能こし器をボウルに受け、だしをこす。

2. 煮干しだし

煮干しからは旨味の濃いだしがとれます。
みそ汁やめんつゆ、煮物に。

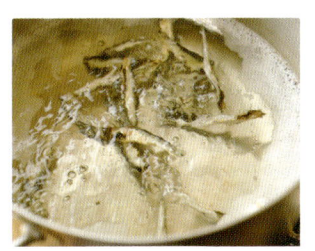

鍋に水5カップを入れ、ワタを取った煮干しを30gを30分以上浸し、そのまま強火にかけ、沸騰する直前に弱火にして10分ほど煮立ててこす。みそ汁に。

3. 昆布だし

昆布の旨味を十分に引き出すだしのとり方。
うどんや鍋もの、湯豆腐などに。

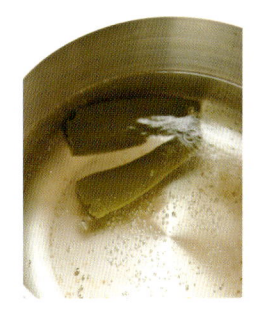

昆布30gの表面をかたく絞ったぬれぶきんでふいて、鍋に水5カップと一緒に入れて30分ほどつける。中火にかけてアクをとりながら沸騰直前に昆布を取り出す。

食生活のポイント　消化をよくするための調理のポイント

炭水化物の調理ポイント

主食になるおかゆの作り方やパン、麺のゆで方など、
胃にやさしい調理のポイントをおさえておきましょう。

1. 全がゆを作る

胃を切除したあとの食事で基本となるのが全がゆ。
米から作る方法とごはんから作る方法を覚えておくと便利です。

米から作る

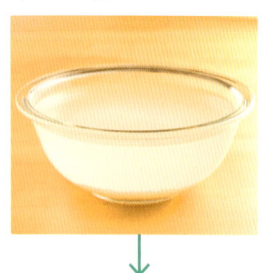

洗った米½カップと米の5倍の水を約30分つける

全がゆを作るときは、米½カップと米の5倍の水と覚えておきましょう。これでだいたい一人分になります。

ごはんからつくる

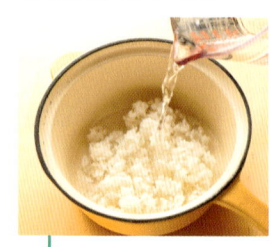

鍋に冷たいごはんと3倍の水を入れ、火にかける

冷たいごはん100gを鍋に入れ、300mlの水を入れ、ごはんをほぐしておく。

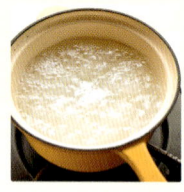

鍋を強火にかけ、煮立ったら弱火で30分煮る

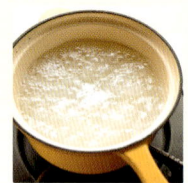

米から炊く場合は、鍋を強火にかけて、煮立ったら弱火で1時間ほど炊く。ごはんから炊く場合は、同様に強火にかけ、煮立ったら弱火で30分ほど炊く。

米と水の割合

	米	水
全がゆ	1カップ	5カップ
7分がゆ	1カップ	7カップ
5分がゆ	1カップ	10カップ
3分がゆ	1カップ	20カップ

2. パンをやわらかく

退院直後などは、パンをスープに浸して食べると
消化もよく、トロトロおいしいパン粥に。

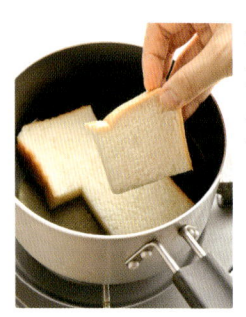

沸騰させたスープに、食パンを適当な大きさに切って加え、さっと煮るだけ。すぐにできるから簡単でおすすめ。

3. 麺をゆでる

そうめんやうどんなど、消化にいい麺も胃にやさしい料理。
おいしいゆで方をマスターして。

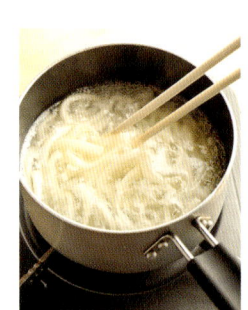

たっぷりの沸騰した湯に、ほぐしたそうめんやうどんを入れ、表示の分数より少し長めにゆでてやわらかく仕上げましょう。

食生活のポイント　消化をよくするための調理のポイント

肉・魚介類の調理ポイント

質の高いたんぱく質をおいしく食べるために、
肉や魚のうまみを引き出す調理のポイントをマスターしましょう。

1. 白身魚の調理

高たんぱく、低脂肪の白身魚は消化がよく胃にやさしい食材。
身をふっくら仕上げるコツを覚えましょう。

白身魚をレンジで蒸す

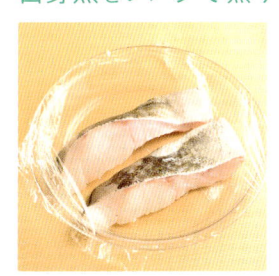

耐熱皿に白身魚を並べ、酒をふりかけてラップをして、電子レンジで加熱するだけ！ふっくら蒸し魚のできあがり。

白身魚を蒸し器で蒸す

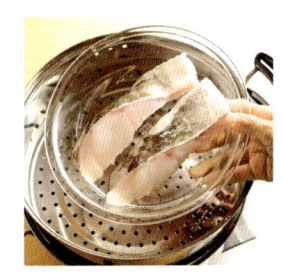

蒸気の上がった蒸し器に、耐熱皿に並べて酒をふった白身魚を入れて蒸すのも簡単。水蒸気でふっくら蒸し上げます。

2. 肉の調理

消化しにくいイメージの肉も、選び方と調理の仕方で食べやすく仕上げます。
基本の調理テクをご紹介します。

肉は薄いそぎ切り

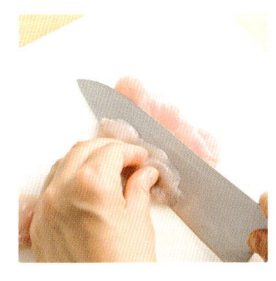

肉は厚く切るとかみにくいので、薄いそぎ切りにしましょう。包丁の背で叩くとさらにやわらかくなります。

肉に片栗粉をまぶしてゆでる

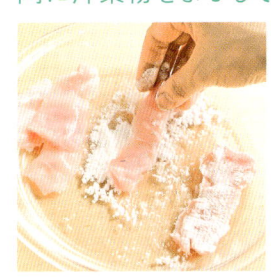

喉のつかえを解消するために、肉に片栗粉をまぶしてからゆでると、つるんと口あたりもよく、食べやすい食感に。

片栗粉をまぶして煮る

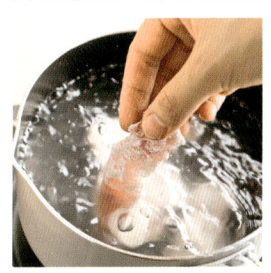

煮物も同様に、片栗粉をまぶしてから煮汁で煮ると、のどごしのいい食べやすい煮物ができます。

フードプロセッサーでひき肉を作る

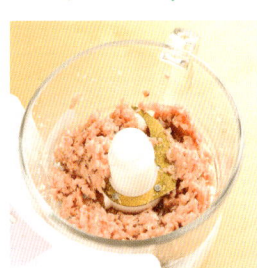

鶏ささみや胸肉、赤身肉をフードプロセッサーでミンチにすれば、安心でおいしいひき肉ができます。

野菜の調理ポイント

繊維の多い野菜を避けて、やわらかく煮込む野菜のおかず。
消化のよい調理のポイントを紹介します。

1. 切り方

繊維に対する切り方によって、消化しやすくなります。
基本の切り方を覚えましょう。

繊維を断ち切るようにせん切り

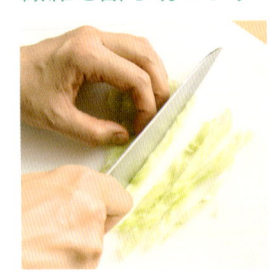

キャベツや玉ねぎなどの繊維を断ち切るようにせん切りにすると、やわらかく食べやすい食感に。

細かいみじん切りにする

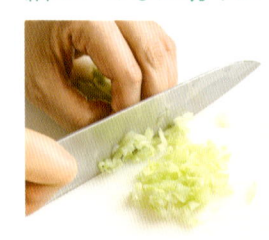

少し繊維を感じる野菜は特に、細かいみじん切りにするのが基本。炒めたり、ゆでることによってさらにやわらかくなります。

2. 下処理・下ゆで

消化がよく、胃にやさしい食事作りには、下処理が大きなポイント。
下ゆでも大切な工程なので、丁寧に行いましょう。

トマトは皮を除く

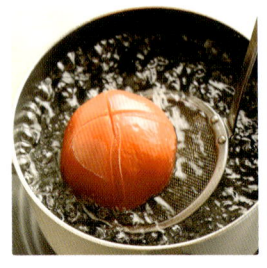

トマトを調理するときは、湯むきをして皮をきれいに取り除くこと。早期は種も取り除くとより食べやすくなります。

青菜は葉先と茎に分ける

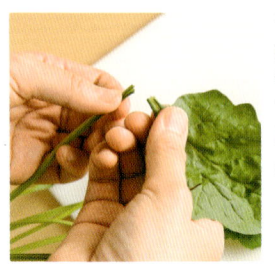

青菜の茎はかたく繊維が多いので、早期は葉だけを摘んで使います。茎を使うときはよくゆでて細かく刻むことがポイント。

すりおろす

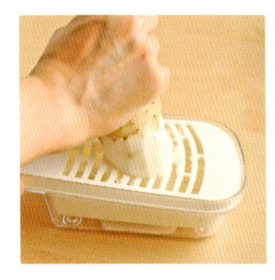

おろすことによって繊維が壊れるので、食べやすく消化もよくなります。早期はおろし煮など火を通して食べましょう。

やわらかく下ゆでする

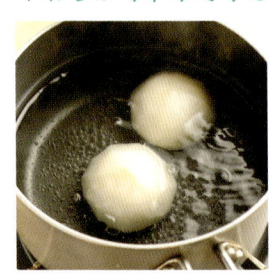

サラダやあえ物を作るときは、野菜をあらかじめ、やわらかく下ゆでしましょう。丸ごとの野菜は水からゆでるのがコツ。

48

3. ハンドミキサーでジュースやポタージュも!

ハンドミキサーは、ひとつあるととても便利。なければ、ミキサーでももちろん大丈夫です。

バナナミルクも簡単!

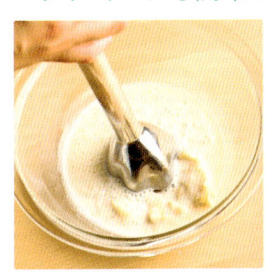

深さのあるボウルに材料を入れて、ハンドミキサーで撹拌すれば、あっという間にバナナミルクのできあがり。間食作りにもおすすめ。

繊維の多い青菜はゆでてポタージュに

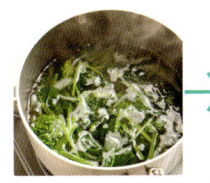

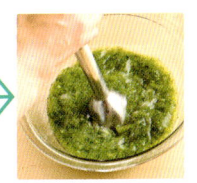

ほうれん草や小松菜などの青菜をやわらかくゆでて、ハンドミキサーで撹拌して、牛乳または豆乳を加えればポタージュスープのできあがりです。

4. 電子レンジで下ごしらえもラクラク!

電子レンジにかければ、下ゆでもあっという間! 電子レンジをかしこく使って食事作りをラクにしましょう。

玉ねぎのみじん切りは一度レンジにかける

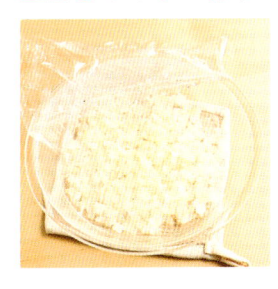

つみれやハンバーグに練り込む玉ねぎのみじん切りは、耐熱皿に広げてラップをかけ、電子レンジ加熱が便利。

ニラはレンジにかけてから細かく刻む

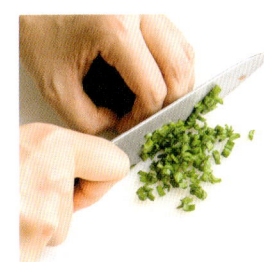

繊維が特に多いニラはレンジにかけて下ゆでしてから細かく刻むと食べやすくなります。退院してから3カ月以降におすすめのテク。

5. その他

喉につかえるだけで、食欲もなくなるもの。調理法で食べやすく加工してあげましょう。

食べにくいものはあんをかける

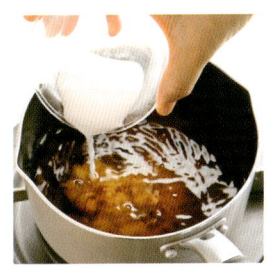

おかずがパサパサしているときは、あんをかけると食べやすくなります。お好みのスープに水とき片栗粉を流し入れてとろみをつけて。

溶き卵でとじる

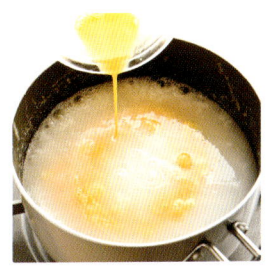

溶き卵でとじることで、風味も口あたりもよくなり、食欲アップ。卵は質の高いたんぱく質だから積極的に取り入れましょう。

食生活のポイント　消化をよくするための調理のポイント

胃を切除した人の
バランスのとれた献立の立て方

退院してから一番悩むのが、献立作り。何をどれだけ食べさせていいのか、わからない人も多いはず。しっかりとした基礎をおさえてバランスのいい献立づくりを実践してみましょう。

何をどのぐらい食べたらいい？

まず、1番目に必要なのは「水」、そして「塩分」。食事が摂れなくて、水分が飲める場合は、経口補水液（病者用食品）を飲むのがおすすめ。そして、退院してから注意が必要なのが「体重を減らさないこと」。まずは、自分の身長から標準体重を割り出し、1日の必要なエネルギーを割り出すことからはじめましょう。

標準体重＝身長(m)×身長(m)×22

体重を保つために必要なカロリーをとること

体重を保つためには、必要なエネルギーをとることが重要です。また、体の筋肉や臓器のためにはたんぱく質が重要なので、魚、肉、卵、大豆、乳類をとりましょう。また、脂質も適量取り入れましょう。1日の具体的な食品の量の目安をみて、主食、主菜、副菜、汁物の一汁二菜を基本のケースとして1日の中でバランスよく献立を組み立ててみましょう。

30kcal×体重(kg)

> 例えば、50kgの女性の場合…
>
> 水分の必要量：30ml×50kg＝1500ml以上
> カロリーの必要量：30kcal×50kg＝1500kcal

具体的な食品の量の目安（1日 1500kcal）

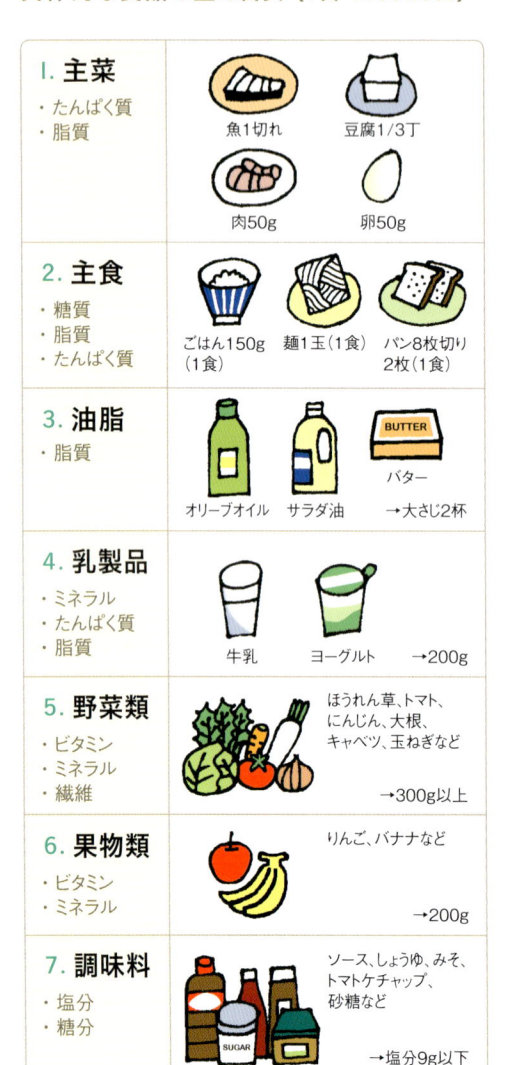

1. 主菜 ・たんぱく質 ・脂質	魚1切れ　豆腐1/3丁 肉50g　卵50g	
2. 主食 ・糖質 ・脂質 ・たんぱく質	ごはん150g（1食）　麺1玉（1食）　パン8枚切り2枚（1食）	
3. 油脂 ・脂質	オリーブオイル　サラダ油　バター →大さじ2杯	
4. 乳製品 ・ミネラル ・たんぱく質 ・脂質	牛乳　ヨーグルト →200g	
5. 野菜類 ・ビタミン ・ミネラル ・繊維	ほうれん草、トマト、にんじん、大根、キャベツ、玉ねぎなど →300g以上	
6. 果物類 ・ビタミン ・ミネラル	りんご、バナナなど →200g	
7. 調味料 ・塩分 ・糖分	ソース、しょうゆ、みそ、トマトケチャップ、砂糖など →塩分9g以下	

50

食生活のポイント　バランスのとれた献立の立て方

1食の献立の立て方

毎日の1食の献立の立て方の基本を学びましょう。
一汁二菜を覚えておけば、バランスよい献立も簡単に立てられるようになります。

主菜
主にたんぱく質のおかず。早期は白身魚の煮物や卵料理、豆腐料理など、胃にやさしい食材を使って。

副菜
主にビタミン、ミネラルのおかず。野菜をメインにしたあえ物、炒め物、煮物など。

主食
主に炭水化物のごはん、パン、麺料理。早期は胃にやさしい全がゆを基本に。パンや麺料理もやわらかいものを。

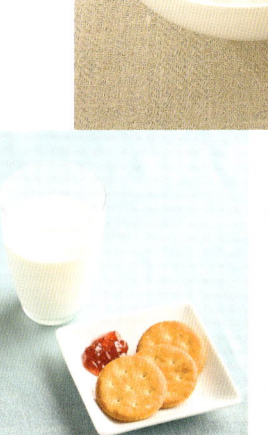

汁物
主に野菜とタンパク質をバランスよく組み合わせた汁物。食欲がないときも食べやすく、栄養もとりやすい。

間食のこと
果物、ヨーグルト、ゼリーなど口あたりのいいもの。また、しっとりとしたパンケーキやおにぎりなどエネルギーがとれるものを。

まとめて作ってラクラク
作り置きソースと保存食&アレンジ

退院してからの食事作りは、何かと特別に作ることも多く大変なことも多いもの。だからこそ、胃にやさしいソースやおかずを作り置きして、食事作りを簡単にすませましょう。家族の料理にも活用してみましょう。

オススメ＊1
毎日の食事作りをラクにする！胃にやさしい作り置きソース&おかず

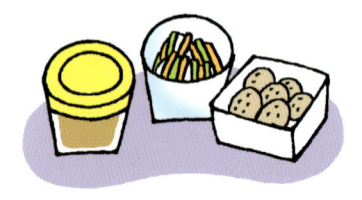

食事は毎日のことだからこそ、簡単に作りたいもの。週末にまとめてソースやおかずを作り置きましょう。ポイントは胃にやさしい食材や調味料を使って、活用度の高いソースやおかずを作ること。やわらかさ、大きさなども配慮するのがコツ。

オススメ＊2
作り置きソース&おかずで料理のバリエーションが広がる！

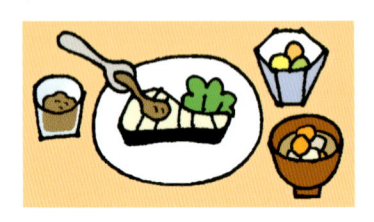

作り置きのおかずがあれば、混ぜるだけ、かけるだけ、かけて焼くだけ！の簡単調理も可能。毎日のメニューバリエーションも広がります。メイン料理を作ったら、それ以外の副菜などに作り置きソースやおかずを使ってみましょう。

オススメ＊3
冷凍保存も可能だから、無駄なく使える！

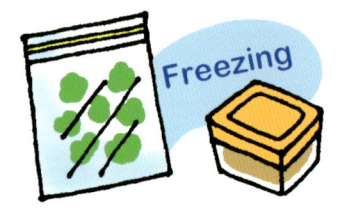

ここで紹介している作り置きソースとおかずは、どれも冷凍保存が可能。だから、たっぷり作って小分けにし、冷凍用保存袋などに入れてしっかりと密封して冷凍しましょう。冷凍するときは、粗熱をとってからがポイント。1カ月を目安に使い切りましょう。

オススメ＊4
アレンジは3ステップでカンタン、おいしい！

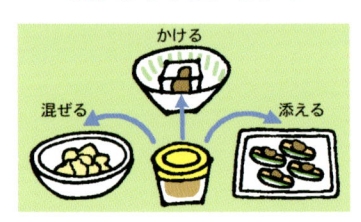

作り置きソースとおかずで、いろいろな料理にアレンジを。たとえば、P53の和風オニオンソースなら、豆腐にそのままかける、ゆでじゃがいもに混ぜるなど、簡単に1品作れます。作り置きおかずもごはんにのせるなどレパートリーも豊富に。

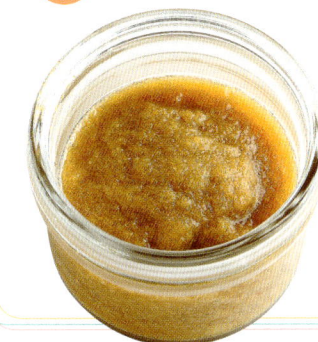

作り置きソース 1

大さじ1（18g） 11 kcal　塩分 0.5g

和風オニオンソース

すりおろしの玉ねぎは、しょうゆとはちみつと酢にひと晩つけることで、まろやかな旨味の強いソースに。ハンバーグのソースにもピッタリ。

材料：作りやすい分量

玉ねぎ…1個
酢…大さじ3
しょうゆ…大さじ3
はちみつ…大さじ1
顆粒和風だしの素…小さじ1

作り方

1 玉ねぎは皮をむいてすりおろす、またはミキサーにかけてなめらかにする。
2 ボウルに1、酢、しょうゆ、はちみつ、顆粒和風だしの素を加えてひと晩味をなじませる。

保存方法：冷蔵
保存期間：4～5日

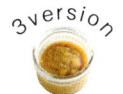

3version

胃にやさしいソースでアレンジレシピ

かけて
1人分 54 kcal　塩分 0.5g

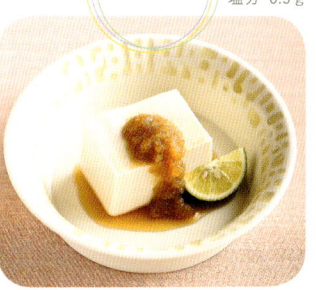

香味温豆腐

材料と作り方：1人分

❶ 絹ごし豆腐¼丁は、湯で温めてから器に盛る。❷ ❶に和風オニオンソース大さじ1をかけ、お好みでかぼす・すだち・ゆずなど各適宜を搾っていただく。

混ぜて
1人分 114 kcal　塩分 0.8g

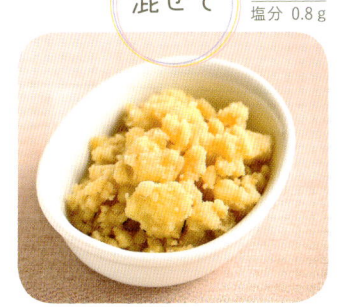

さっぱりマッシュポテト

材料と作り方：1人分

❶ じゃがいも中1個は皮をむいてひと口大に切って耐熱皿にのせ、ラップをかける。電子レンジ（600W）で5分ほど加熱し、熱いうちにつぶす。❷ ❶に和風オニオンソース大さじ1を加えて混ぜ合わせ、塩けが足りないようであれば塩少々で調味する。

添えて
1人分 67 kcal　塩分 3.1g

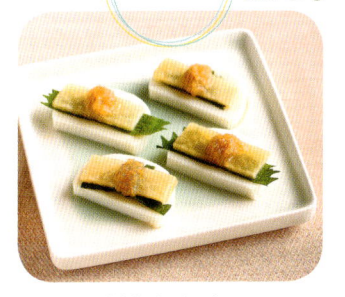

刺身かまぼこ

材料と作り方：1人分

❶ 大根の短冊切りはめんつゆ（ストレート）½カップでやわらかくゆでて冷ましておく。❷ かまぼこ薄切り4切れに切った青じそ適量、❶4切れをのせる。❸ ❷を器に盛り、和風オニオンソース適量をかける。

作り置きソース **2**

大さじ1 (18g) 48 kcal
塩分 1.6 g

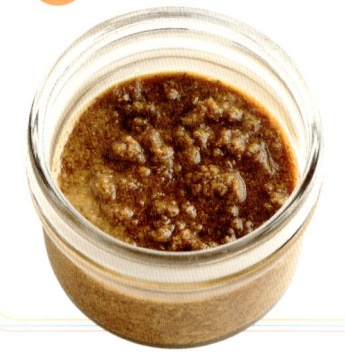

ごま風味の万能ソース

濃厚なごま風味の中華風ソース。ごまは皮むき炒りごまをから炒りしてすり鉢でするから、香りも抜群。あえ物やうどんのつけ汁に。

材料：作りやすい分量
皮むき炒り白ごま…大さじ5
A [
にんにく（すりおろし）…1片分
しょうゆ…大さじ3
酢…大さじ2
はちみつ…大さじ½
顆粒鶏ガラスープの素…小さじ1
]

作り方
1 皮むき炒り白ごまはフライパンでから炒りしてからすり鉢でする。
2 1にAを加えてよく混ぜ合わせる。

保存方法：冷蔵
保存期間：4〜5日

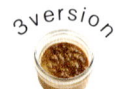

3 version

胃にやさしいソースでアレンジレシピ

かけて
1人分 193 kcal 塩分 2.2 g

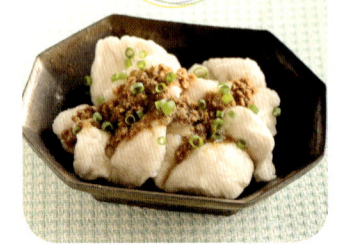

くず鶏の万能ソースがけ

材料と作り方：1人分
❶ 鶏ささみ肉2本は筋を取り、薄いそぎ切りにしてから酒、塩各少々をふって混ぜ合わせる。 ❷ ❶に片栗粉小さじ2をまぶしてから、たっぷりの熱湯でゆで、ザルにあげ、器に盛る。ごま風味の万能ソース大さじ1をかける。

混ぜて
1人分 292 kcal 塩分 2.3 g

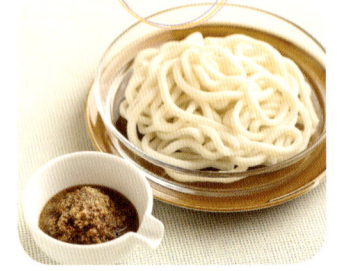

ごま風味のやわらかうどん
→P83へ

あえて
1人分 41 kcal 塩分 1.0 g

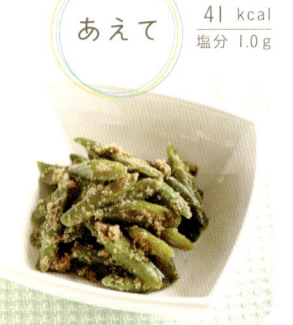

やわらかいんげんのごまあえ

材料と作り方：1人分
❶ さやいんげん5本は塩適量を加えたたっぷりの湯でやわらかくゆでる。
❷ ❶の湯をきり、斜め薄切りにする。
❸ ボウルに❷を入れ、ごま風味の万能ソース小さじ2であえ、器に盛る。

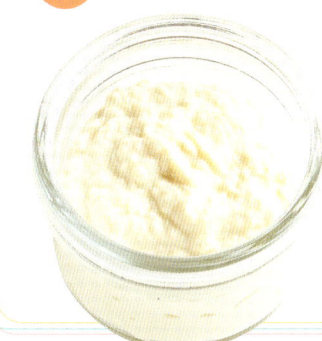

作り置きソース 3

大さじ1 (16g) 12 kcal
塩分 0.3 g

ヘルシーホワイトソース

牛乳の量を控えめに、玉ねぎと絹ごし豆腐をメインに使ったヘルシーホワイトソース。グラタンや包み焼きなども楽しめます。

材料：作りやすい分量／約400g

玉ねぎ…1個
絹ごし豆腐…1丁
サラダ油…小さじ½
A [牛乳…大さじ2
　　顆粒コンソメスープの素…小さじ1
　　練乳…小さじ1]
塩…小さじ½

作り方

1 玉ねぎはみじん切りにし、絹ごし豆腐はしっかり水きりをする。
2 フライパンにサラダ油を熱し、1の玉ねぎがしんなりするまで炒める。
3 2に手で崩した1の豆腐、Aを加えてよく炒め合わせる。
4 3を裏ごしてなめらかにし、塩で味をととのえる。

保存方法：小分けにして冷凍
保存期間：一週間

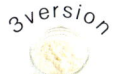

3 version

胃にやさしいソースでアレンジレシピ

かけて フライパンで
1人分 108 kcal 塩分 1.1 g

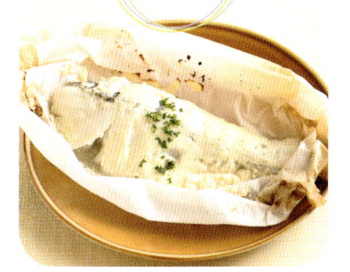

白身魚のホワイトソース包み焼き
→P94へ

かけて トースターで
1人分 374 kcal 塩分 2.5 g

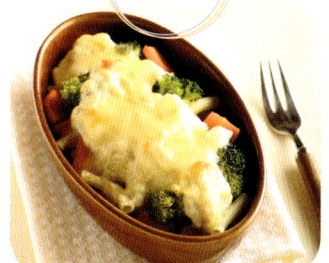

マカロニグラタン

材料と作り方：1人分

❶ 鍋にたっぷりの湯を沸かし、塩（分量外）適量を加えてマカロニ50g、ブロッコリー3房、いちょう切りにしたにんじん¼本分をゆで、ザルにあげる。
❷ 耐熱皿に湯をきった❶、あたためたヘルシーホワイトソース½カップをかける。ミックスチーズ20gをかけてトースターでこんがり焼きあげる。

かけて トースターで
1人分 161 kcal 塩分 3.0 g

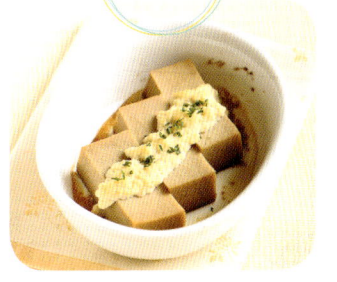

ホワイトソース洋風田楽

材料と作り方：1人分

❶ 高野豆腐（乾）1切れは水で戻す必要がある場合は水で戻してからめんつゆ（ストレート）・水各¼カップで煮含める。 ❷ ❶を3等分にしてヘルシーホワイトソース大さじ2をかけ、トースターでこんがり焼きあげる。 ❸ パセリのみじん切り適量を添える。

作り置きソースと保存食＆アレンジ

ごま風味の万能ソース／ヘルシーホワイトソース

55

作り置きソース **4**

大さじ1（17g） 8 kcal　塩分 0.1 g

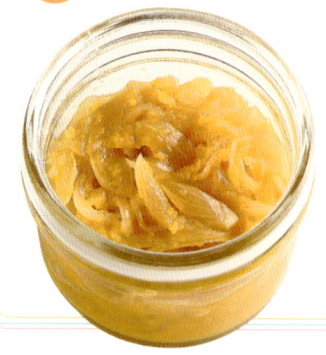

ベジタブルソース

じっくり炒めることで、玉ねぎの甘みを引き出し、にんじんとりんごジュースで煮込む甘めのソース。お好みでしょうゆや塩をプラスして。

材料：作りやすい分量
玉ねぎ…2個
サラダ油…小さじ1
塩…少々
A ┌ りんごジュース…1カップ
　├ すりおろしにんじん…½本分
　├ 顆粒コンソメスープの素…小さじ2
　├ はちみつ…小さじ1
　└ ローリエ…1枚

作り方
1. 玉ねぎは薄切りにする。
2. 鍋にサラダ油を熱し、1をじっくり炒め、飴色（キツネ色）にする。
3. 2にAを加えてよく混ぜ、弱火でコトコトとろみが出るまで煮込む。
4. 塩で味をととのえる。

保存方法：冷蔵
保存期間：4〜5日

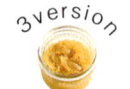

3 version
胃にやさしいソースでアレンジレシピ

かけて　1人分 219 kcal　塩分 1.3 g

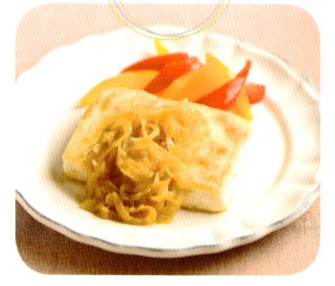

豆腐ステーキのベジタブルソース
→P97へ

加えて炒めて　1人分 448 kcal　塩分 1.2 g

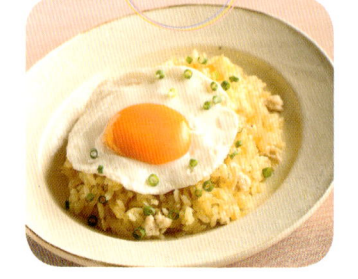

鉄板焼き飯風

材料と作り方：1人分

❶ フライパンにサラダ油小さじ½を熱し、鶏ひき肉40g、塩少々を炒めてからごはん茶碗1杯分を加えてよく炒め合わせる。❷ ❶にベジタブルソース大さじ2を加えてよく炒め合わせ、塩少々で味をととのえて器に盛る。フライパンにサラダ油少々を足し、卵1個を割り落として目玉焼きを作り、❷に添える。お好みで万能ねぎの小口切り適量を散らす。

加えて炒めて　1人分 466 kcal　塩分 1.3 g

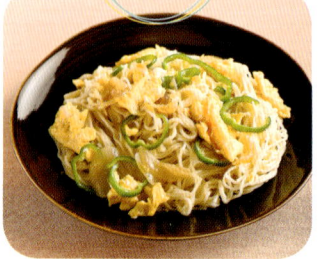

ベジタブルそーみんちゃんぷるー

材料と作り方：1人分

❶ そうめん1束はやわらかくゆでて冷水にとり、ザルにあげておく。❷ ピーマン1個はヘタと種を取り、繊維を断ち切るようにせん切りにする。❸ フライパンにごま油小さじ½を熱し❷を炒めてから❶を加え、フライパンの端に溶きほぐした卵1個を流し入れ、炒り卵を作る。❹ ❸を炒め合わせてベジタブルソース大さじ1を加え、しょうゆ、塩各少々で味をととのえる。

作り置きソース／薬味和風ソース

作り置きソース 5

大さじ1 (17g) 22 kcal　塩分 0.7g

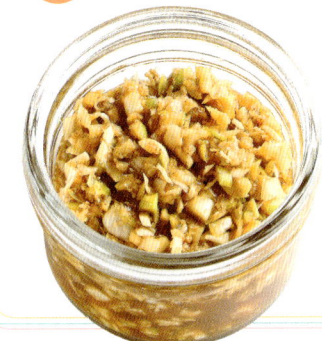

薬味和風ソース

たっぷりの長ねぎを細かく刻み、皮なし白炒りごまをよくすって混ぜ合わせるだけ。湯豆腐をはじめ、蒸し魚などのソースとしてもおいしい。

材料：作りやすい分量

長ねぎ…1本
皮むき白炒りごま…大さじ2
A［酢・しょうゆ…各大さじ2
　　はちみつ・顆粒和風だしの素…各小さじ1］

作り方

1 長ねぎはみじん切りにする。
2 皮むき白炒りごまはする。
3 ボウルに1、2、Aを混ぜ合わせ、ひと晩味をなじませる。

保存方法：冷蔵
保存期間：4〜5日

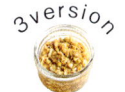

3 version

胃にやさしいソースでアレンジレシピ

漬け込んで
1人分 165 kcal　塩分 1.9g

かけて
1人分 241 kcal　塩分 1.8g

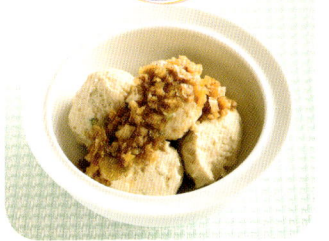

かけて
1人分 150 kcal　塩分 2.3g

かじきまぐろのマリネ焼き

材料と作り方：1人分

❶ かじきまぐろ1切れには白ワイン大さじ1、塩少々をかけて少し置いてから水けをふく。薬味和風ソース大さじ2をかけて15分ほどつけこむ。❷ フライパンにオリーブ油小さじ½を熱し、❶を汁ごと入れて両面中までしっかり焼きあげる。❸ お好みのサラダなどを添えた器に❷を添える。

つくね団子の薬味和風ソースがけ

材料と作り方：1人分

❶ ボウルに鶏ひき肉100g、溶き卵½個分、長ねぎ（みじん切り）大さじ1、塩少々、顆粒和風だしの素・しょうゆ各小さじ½、片栗粉小さじ1をよく混ぜ合わせてひと口大に丸める。❷ たっぷりの湯で❶をゆで、湯をきって器に盛る。❸ 薬味和風ソース大さじ1をかけていただく。

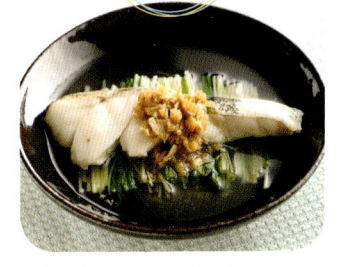

白身魚の薬味和風ソースかけ

材料と作り方：1人分

❶ 鍋に昆布だし2カップを用意し、生たらなどの白身魚1切れ、ざく切りにした水菜¼束分を煮る。❷ 煮えた❶を小鉢に取り、薬味和風ソース大さじ1〜2をかけていただく。

※お好みで青じそやみょうがを刻んだ薬味を用意しても。

作り置きソース

6

大さじ1 (17g) 27 kcal
塩分 0.6 g

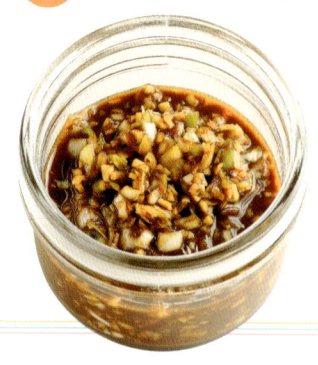

中華風みそだれ

長ねぎとにんにく、しょうがに甜麺醤のコクとうまみたっぷりの中華風みそだれ。野菜スティックのディップとして、トーストに塗るのもおすすめ。

材料：作りやすい分量

長ねぎ…½本
ごま油…小さじ1
にんにく・しょうが（みじん切り）
　…各小さじ1
A [甜麺醤・酒各大さじ1
　　はちみつ・顆粒鶏ガラスープの素・
　　しょうゆ…各小さじ1]

作り方

1 長ねぎはみじん切りにする。
2 フライパンにごま油を熱し、にんにくとしょうが、1を炒め合わせる。
3 2にAを加えて弱火でじっくり炒める。

保存方法：冷蔵
保存期間：4〜5日

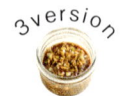

3 version

胃にやさしいソースでアレンジレシピ

塗って焼いて
1人分 281 kcal 塩分 2.8 g

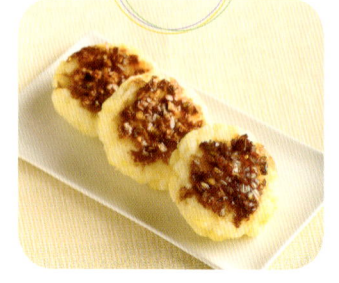

じゃがいももち

材料と作り方：1人分

❶ じゃがいも中1個は皮をむいてひと口大に切り、耐熱皿にのせ、ラップをかけて電子レンジ（600W）で4分加熱する。
❷ ボウルに❶、あたたかいごはん茶碗½杯分、塩小さじ⅓を加えてよく練り合わせ、3等分にする。平らに丸くのばし、オーブンペーパーなどにのせる。
❸ ❷に中華みそだれ適量を塗ってトースターでこんがり焼きあげる。

混ぜて
1人分 235 kcal 塩分 1.0 g

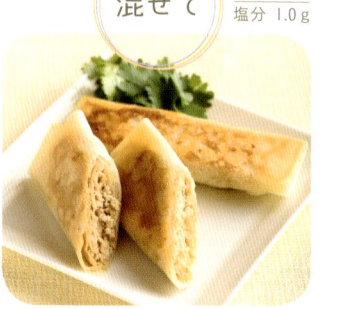

簡単春巻き

材料と作り方：1人分

❶ ボウルに鶏ひき肉50g、塩少々、中華風みそだれ大さじ1を混ぜ合わせる。
❷ 市販の春巻きの皮2枚に❶をのせ、包む。
❸ フライパンにごま油小さじ1を熱し、❷をならべて弱火でしっかり全体を焼きあげる。

塗って
1人分 193 kcal 塩分 1.6 g

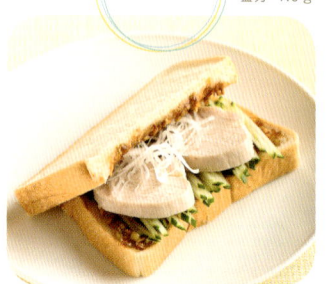

北京ダック風トースト

材料と作り方：1人分

❶ 食パン（8枚切り）1枚に中華風みそだれ大さじ1を塗ってトースターで焼く。
❷ ❶に鶏ハム（P99参照）2切れ、せん切りにした長ねぎ⅛本分ときゅうり¼本分をのせていただく。鶏ハムは食べやすい薄さに切ってパンにはさんで。

作り置き保存食 1

大さじ1（17g） 20 kcal 塩分 0.4g

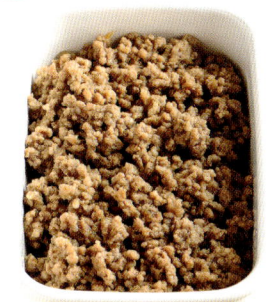

肉そぼろ

脂肪の少ない豚赤身ひき肉か鶏ひき肉を使うのがベスト。赤身ひき肉がないときは、ヒレ肉やもも肉をフードプロセッサーにかけてもOK。

材料：作りやすい分量

豚赤身肉（ヒレなど）…300g
水…1カップ
塩…少々
A ┌ しょうゆ…大さじ2
　├ 酒・みりん…各大さじ1
　├ おろししょうが…小さじ2
　└ はちみつ…小さじ2

作り方

1 豚赤身肉は包丁で細かく叩く。または精肉店でひき肉にしてもらう。
2 鍋に水、Aを加えて、アクを取り除きながら水分を飛ばすように炒り煮にする。
3 塩で味をととのえる。

保存方法：冷蔵
保存期間：3日

3 version

胃にやさしい保存食でアレンジレシピ

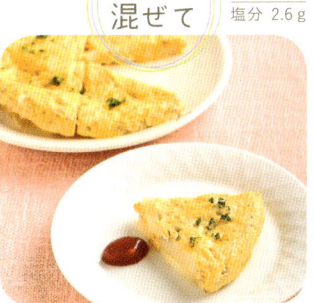

卵液に混ぜて
1人分 373 kcal 塩分 2.6g

スペイン風オムレツ

材料と作り方：1人分

❶ じゃがいも中1個は皮をむいて棒状に切り、ゆでてザルにあげておく。 ❷ ボウルに卵2個、牛乳大さじ1、顆粒コンソメスープの素・ナツメグ各小さじ½、塩少々、肉そぼろ大さじ2を加えてよく混ぜ合わせる。 ❸ フライパンにサラダ油小さじ1を熱し、❷を流し入れて両面こんがり、中心までよく焼きあげる。放射線状に切り分け、器に盛り、パセリ、トマトケチャップ各適量を添える。

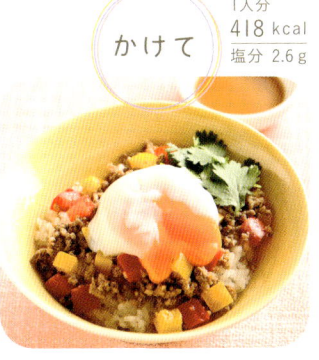

かけて
1人分 418 kcal 塩分 2.6g

ガパオ風丼

材料と作り方：1人分

❶ 丼にやわらかいごはん茶碗1杯分を盛る。 ❷ フライパンにサラダ油小さじ½を熱し、さいの目に切ったパプリカ（赤・黄）各⅛個、肉そぼろ50gを炒め合わせ、塩少々をふって❶に盛る。 ❸ ❷に温泉卵1個、香菜やミント、ナンプラー各適量をかけていただく。

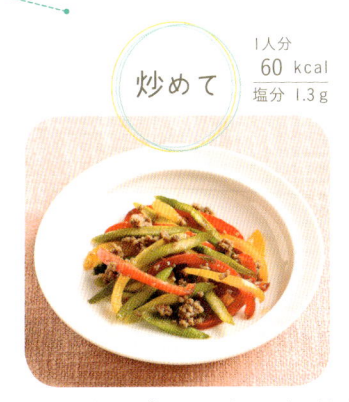

炒めて
1人分 60 kcal 塩分 1.3g

アスパラとパプリカの肉そぼろ炒め

材料と作り方：1人分

❶ グリーンアスパラガス2本は皮をむいてゆで、斜め薄切りにする。 ❷ パプリカ（赤・黄）各⅛個分は薄切りにする。 ❸ フライパンにサラダ油小さじ½を熱し、❶、❷、顆粒コンソメスープの素小さじ½を炒め合わせ、塩少々で味をととのえる。 ❹ 仕上げに肉そぼろ大さじ1を加えて炒め合わせ、器に盛る。

作り置き保存食 2

大さじ1(17g) 15 kcal 塩分 0.4g

白身魚のでんぶ

おろししょうがとしょうゆ、みりんがほんのりおいしい白身魚のでんぶ。ごはんに混ぜたり、クリームチーズとあえてディップにするのもおいしい。

材料：作りやすい分量

白身魚…3切れ
酒…大さじ1
塩…少々
A ［顆粒和風だしの素・おろししょうが…各小さじ1
しょうゆ・みりん…各大さじ1］

作り方

1 耐熱皿に白身魚を入れて酒、塩をふり、ラップをして電子レンジ(600W)で3分加熱し、骨と皮を取り除いておく。
2 鍋に1、Aを入れ、ほぐすようにポロポロに炒り煮にする。

保存方法：冷蔵
保存期間：3日

3 version

胃にやさしい保存食でアレンジレシピ

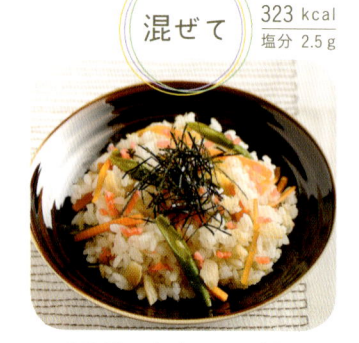

混ぜて
1人分 323 kcal 塩分 2.5g

手作りでんぶの混ぜ寿司

材料と作り方：1人分

❶ にんじん¼本はせん切り、さやいんげん2本は斜め薄切りにして鍋に入れ、めんつゆ(ストレート)・水各大さじ2で煮ておく。 ❷ 炊きたてのごはん茶碗1杯分にすし酢大さじ1を加えよく混ぜ合わせてすし飯を作る。 ❸ ❷に煮汁をきった❶、手作りでんぶ大さじ1を加えてよく混ぜ合わせ、器に盛る。 ❹ 体調を診て、刻みのりや刻んだ紅しょうが各適量をトッピングする。

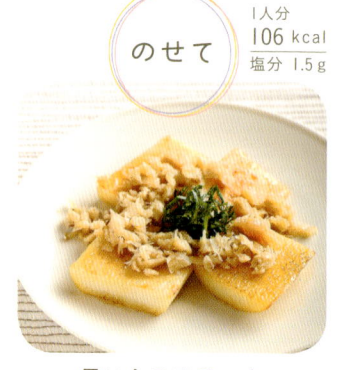

のせて
1人分 106 kcal 塩分 1.5g

長いものステーキ

材料と作り方：1人分

❶ 長いも100gは皮をむいて1cm厚さ×5cm長さに切る。 ❷ フライパンにごま油少々を熱し、❶を両面こんがり焼きあげ、めんつゆ(ストレート)大さじ2を絡める。 ❸ 器に❷を盛り、手づくりでんぶ・刻み青じそ各適量をトッピングする。

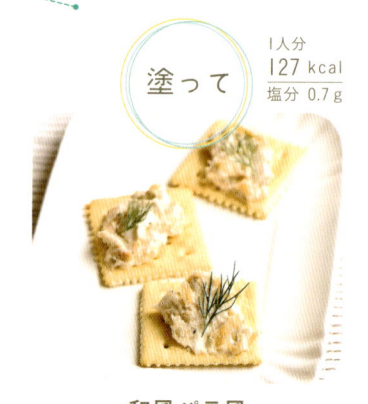

塗って
1人分 127 kcal 塩分 0.7g

和風パテ風

材料と作り方：1人分

❶ 室温に戻したクリームチーズ20gと手作りでんぶ大さじ1、こしょう少々をよく混ぜ合わせる。 ❷ クラッカーやパン各適量に塗っていただく。

作り置きソースと保存食&アレンジ

白身魚のでんぶ／ツナディップ

作り置き保存食 3

大さじ1 (18g) 18 kcal　塩分 0.3g

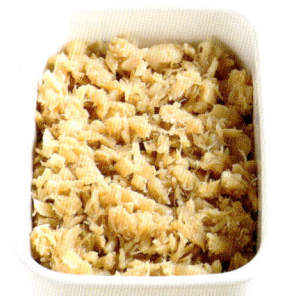

ツナディップ

ツナ缶と玉ねぎ、絹ごし豆腐で作るふんわりディップ。パンやサラダにピッタリの洋風おかずに。ごはんと一緒に炒めてピラフ風もおすすめ。

材料：作りやすい分量

- ツナ水煮缶（80g缶）…1缶
- 玉ねぎ（みじん切り）…1/2個分
- 絹ごし豆腐…1/4丁
- A ┌ きゅうりのピクルス（みじん切り）…1本分
    │ マヨネーズ…大さじ1
    └ 顆粒コンソメスープの素…小さじ1
- B ┌ しょうゆ・はちみつ…各小さじ1/2
    └ 塩…少々

作り方

1. ツナ缶の汁けをきって鍋に入れる。
2. 1の鍋に玉ねぎ、手で細かく崩した絹ごし豆腐を入れ、水分を飛ばすようにかき混ぜながら炒める。
3. 2にAを加えてさっと炒め、Bを加え、塩で味をととのえる。

保存方法：冷蔵
保存期間：3日

3version

胃にやさしい保存食でアレンジレシピ

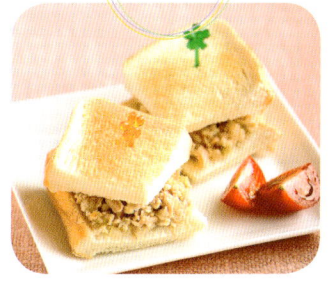

のせて
1人分 176 kcal　塩分 1.1g

ツナトースト

材料と作り方：1人分

❶ 食パン（6枚切り）1枚はトーストにして4等分に切り、2枚1組でツナディップ大さじ1をはさむ。 ❷ お好みでトマトのくし形切り適宜を添える。

かけて
1人分 202 kcal　塩分 2.5g

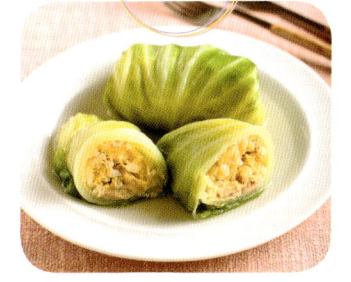

ツナロールキャベツ

材料と作り方：1人分

❶ キャベツ（やわらかい部分）中2枚は、やわらかくゆでてザルにあげておく。 ❷ ボウルにツナディップ・ごはん各大さじ2、溶き卵1個分、ナツメグ小さじ1/3、塩少々をよく混ぜ合わせ、❶のキャベツで包む。 ❸ 鍋に水2カップ、顆粒コンソメスープの素小さじ1を合わせてひと煮たちさせ、❷を並べる。水分が半分くらいになるまでよく煮込み、塩少々で味をととのえる。

混ぜて
1人分 257 kcal　塩分 1.2g

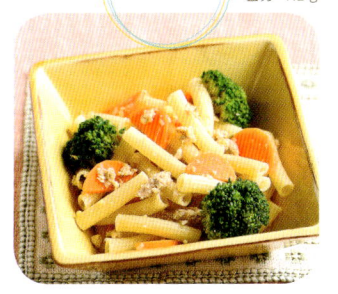

ツナマカロニ

材料と作り方：1人分

❶ 鍋にたっぷりの湯を用意して塩を加え、マカロニ50gをゆでる。にんじん（半月切り）1/4本分、ブロッコリー（小房）3個を加えてやわらかくゆでる。
❷ ❶をザルにあげてボウルに入れ、ツナディップ大さじ2とあえる。塩少々で味をととのえる。

61

作り置き保存食 4

味つけ卵

1個(50g) 60 kcal 塩分 0.7g

かたゆで卵をしょうゆと八角のたれにつけておくだけ！ 半熟卵をつけてもおいしい。そのままはもちろん、ごはんやパスタにあえても。

材料：卵4個分
- ゆで卵(かたゆで)…4個
- A
  - しょうゆ…大さじ2
  - みりん…大さじ2
  - はちみつ…小さじ1
  - 顆粒鶏がらスープの素…小さじ1
  - お好みで八角(スターアニス)…1片

作り方
1. 鍋にAを煮立たせ、粗熱をとっておく。
2. 厚手のジッパーつきポリ袋に1、ゆで卵を入れて一晩おく。

保存方法：冷蔵
保存期間：3日

---

3 version　胃にやさしい保存食でアレンジレシピ

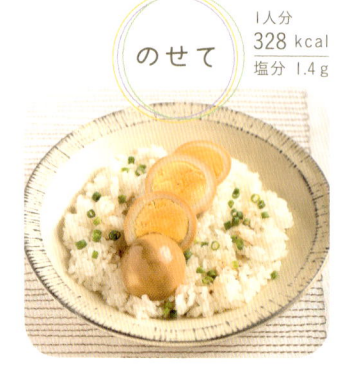

のせて ── 味玉丼
1人分 328 kcal 塩分 1.4g

材料と作り方：1人分
① 器にごはん茶碗1杯分を盛る。
② 味つけ卵1個を①にのせ、お好みで卵のつけだれを少々回しかける。
③ 小口切りにした万能ねぎ適量をトッピングする。

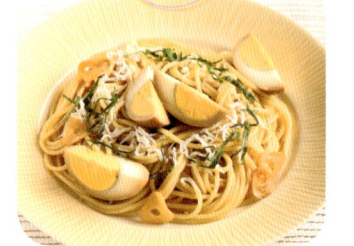

トッピングで ── 味玉の和風パスタ
1人分 479 kcal 塩分 2.2g

材料と作り方：1人分
① スパゲッティ100gは塩(分量外)適量を加えたたっぷりの湯でゆでておく。
② フライパンにオリーブ油小さじ½、スライスしたにんにく½片分を温め、①のゆで汁大さじ2を加えて炒め合わせ、めんつゆ(ストレート)大さじ2〜適量を加えて味をからませ、器に盛る。
③ ②にしらす干し小さじ2、くし形切りにした味つけ卵1個分をトッピングする。体調を診て刻みのり、せん切りにした青じそ各適量を添える。

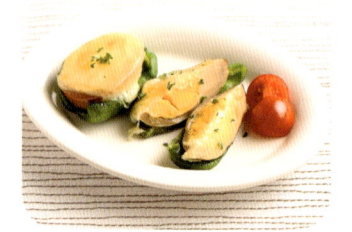

焼いて ── ピーマンの味玉グリル
1人分 135 kcal 塩分 1.3g

材料と作り方：1人分
① ピーマン1個はヘタと種を取り、半分に切る。
② ①に半分に切った味つけ卵1個を入れて、半分に切ったスライスチーズ1枚をのせる。
③ トースターでこんがり焼きあげて器に盛り、パセリのみじん切り適量を散らし、トマト適宜を添える。

62

作り置きソースと保存食&アレンジ

味つけ卵 ／ レバーペースト

作り置き保存食 5

大さじ1 **21 kcal**
(18g) 塩分 0.2 g

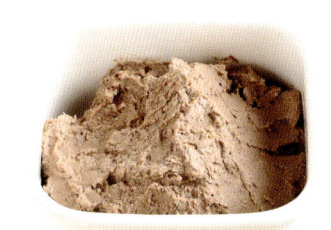

レバーペースト

鉄分はなるべく意識して摂ることが大事。レバーペーストを作り置きしておけば、パンに塗ったり、ごはんと炒めて焼き飯としてもおいしい。

材料：作りやすい分量

鶏レバー…200g
玉ねぎ（みじん切り）…¼個分
A ┌ 白ワイン…大さじ2
　├ ローリエ…1枚
　├ 顆粒コンソメスープの素…小さじ½
　└ 塩…小さじ½
粒マスタード（マイルド）…大さじ1
生クリーム…大さじ1

作り方

1 鶏レバーは半分に切り、流水で数回水を替えてさらし、水けをふく。
2 鍋に水2カップ（分量外）、1、玉ねぎ、Aを入れて水分がなくなるまでコトコト煮る。
3 2のローリエを取り除いて、裏ごしするか、ミキサーにかけてなめらかにする。ボウルに入れ、粒マスタード、生クリームを加えて混ぜ合わせる。

保存方法：冷蔵
保存期間：3日

3 version

胃にやさしい保存食でアレンジレシピ

塗って
1人分 **180 kcal**
塩分 1.0 g

塗って巻いて
1人分 **163 kcal**
塩分 0.8 g

炒めて
1人分 **290 kcal**
塩分 1.4 g

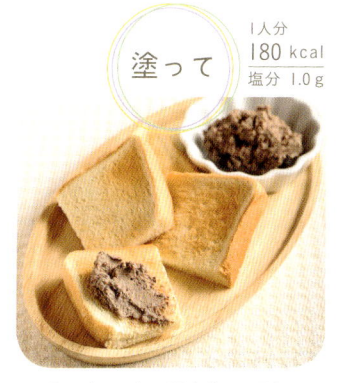

レバーペーストトースト

材料と作り方：1人分

食パン（6枚切り）1枚はトーストして食べやすい大きさに切り、レバーペースト大さじ1を塗る。

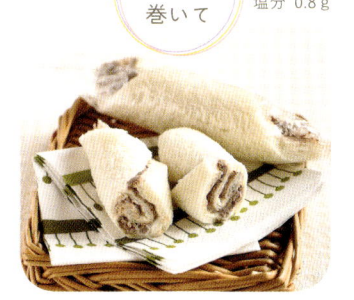

クリームチーズとレバーペーストのラップサンド

材料と作り方：1人分

❶ 食パン（8枚切り）1枚にクリームチーズ小さじ2、レバーペースト大さじ1を塗る。 ❷ ラップを敷いて❶をのせ、クロワッサン状になるように対角線に巻きあげ、ラップで包む。 ❸ しばらくおいてからラップごと半分に切る。

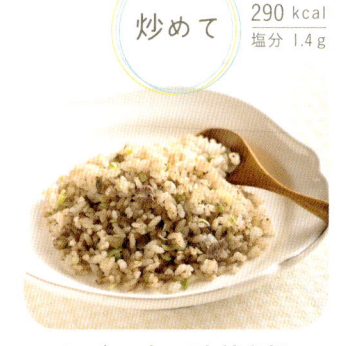

レバーペースト焼き飯

材料と作り方：1人分

❶ フライパンをしっかり熱し、サラダ油適量をなじませてからペーパータオルなどでふき取る。 ❷ ❶にやわらかいごはん茶碗1杯分、みじん切りにした長ねぎ⅙本、顆粒鶏ガラスープの素小さじ½、レバーペースト大さじ1を加えてよく炒め合わせる。 ❸ 塩、しょうゆ各少々で味をととのえ、器に盛る。

作り置き保存食 6

1枚分 198 kcal　塩分 2.7 g

蒸し鶏

蒸し鶏は電子レンジで簡単！ 蒸気の上がった蒸し器に入れて蒸すのもおすすめ。蒸し鶏は細かくほぐしたり、薄切りにしておかずの一品に。

材料：作りやすい分量

- 鶏むね肉…1枚
- 酒…大さじ1
- 塩…小さじ1/2
- しょうが…薄切り2枚
- 長ねぎの青い部分…2本

作り方

1. 鶏むね肉は皮と余分な脂を取り除いて観音開きにする。
2. 耐熱皿に1をのせ、酒、塩をまんべんなくふり、鶏肉の上にしょうが、長ねぎをのせる。
3. ラップをして電子レンジ（600W）で5分加熱する。しょうが、長ねぎは取り除いて。

保存方法：冷蔵
保存期間：3日

3 version

胃にやさしい保存食でアレンジレシピ

酢の物で
1人分 77 kcal　塩分 1.3 g

蒸し鶏とトマト酢がけ

材料と作り方：1人分

① 蒸し鶏1/4枚はそぎ切りにして器に盛る。 ② トマト中1/2個は湯むきをして皮を取り除いてからすりおろし、顆粒和風だしの素小さじ1/3、塩少々、酢小さじ1、はちみつ小さじ1/2と混ぜ合わせる。 ③ ①に②をかけ、体調をみて刻んだ青じそ適量を添える。

サンドイッチに
1人分 337 kcal　塩分 2.5 g

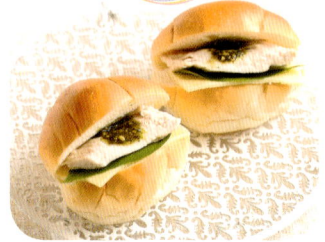

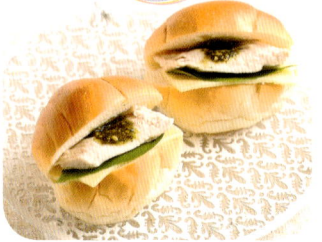

チキンサンド

材料と作り方：1人分

① ロールパン2個は切り込みを入れる。 ② 蒸し鶏2切れ、半分に切ったサラダ菜1枚分と半分に切ったスライスチーズ1枚分をはさむ。 ③ バジルソース適量をかけていただく。
※バジルソースはトマト系パスタソースにするなどお好みのものでどうぞ！

サラダに
1人分 51 kcal　塩分 0.8 g

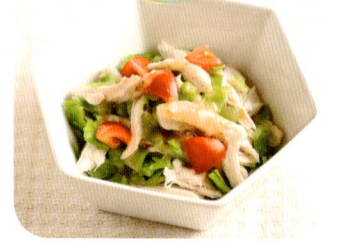

バンバンジー風サラダ

材料と作り方：1人分

① 蒸し鶏2切れは手で裂く。キャベツ中1枚はやわらかくゆでて、細かく刻む。 ② ①をさっくり混ぜ合わせ、器に盛る。 ③ ノンオイルごまドレッシング適量をかけていただく。

64

作り置きソースと保存食&アレンジ

蒸し鶏／かれいのしぐれ煮

作り置き保存食 7

1尾分 132 kcal
塩分 3.9 g

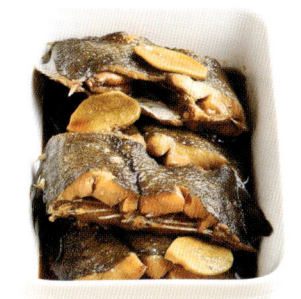

かれいのしぐれ煮

かれいの切り身をしっかりめのしょうゆ味で煮たしぐれ煮は、そのまま食べるほかに、ごはんにのせたり、混ぜておむすびにするのもおいしい。

材料：作りやすい分量
かれい（切り身）…4切れ
A ┌ 酒・しょうゆ…各大さじ4
　├ しょうが（薄切り）…3枚
　└ はちみつ…大さじ1

作り方
1. かれいはザルに並べて湯をさっと回しかける。
2. 鍋に1、Aを入れて落とし蓋をし、コトコト煮込む。

※かれいはその時期に出回っているものでOKです。冷凍ものでも！
※卵はいただく時に取り除いてください。

保存方法：冷蔵
保存期間：3日

3 version

胃にやさしい保存食でアレンジレシピ

ごはんにのせて
1人分 309 kcal
塩分 1.7 g

かれいのしぐれ煮丼

材料と作り方：1人分
❶ 器にごはん茶碗1杯分を盛り、煮汁適量をかける。 ❷ 骨や皮を取り除いたかれいのしぐれ煮½尾分をのせる。 ❸ 体調をみて、万能ねぎの小口切り適量を散らす。

のせて
1人分 87 kcal
塩分 1.7 g

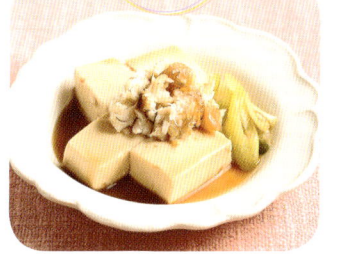

かれいのうま煮豆腐

材料と作り方：1人分
❶ 鍋に煮汁、水各大さじ1をひと煮たちさせる。 ❷ ❶に水けをきって4等分にした絹ごし豆腐¼丁分、斜め薄切りにした長ねぎ⅛本分を加えて煮含める。 ❸ ❷を器に盛り、骨や皮を取り除いてほぐしたかれいのしぐれ煮¼切れ分をのせる。

おにぎりに
1人分 276 kcal
塩分 0.6 g

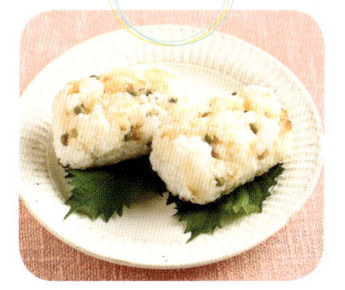

かれいの俵むすび

材料と作り方：1人分
❶ ボウルにやわらかいごはん茶碗1杯分、身をほぐしたかれいのしぐれ煮¼切れ分、市販のしその実漬け小さじ1を混ぜ合わせる。 ❷ ❶を2等分にして俵型に握る。お好みで青じそ適宜を添える。

栄養手帳をつけて体調管理 column

退院してから、食事を進めていくにあたって、便利なのが栄養手帳。食事量や体重を記録しておくと、体調管理に役立ちます。

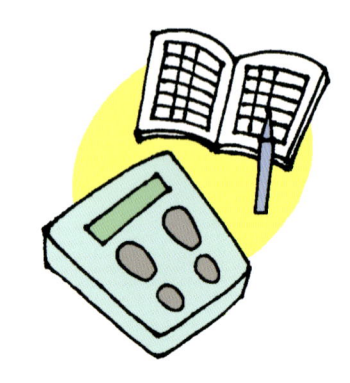

何をどのぐらい食べたかと体重を専用の手帳に記録して

胃切除後の毎日の食生活を送る中で、毎日何をどのぐらい食べたのかを手帳に記録しておくことが大切です。食事内容を記録するとともに体重や体温、体調も書き記すことを忘れずに。記録することで、食事と体調の関係やこれからの献立の立て方や、栄養機能食品を取り入れるかどうかを検討するためにも有効です。後遺症のことなど不安なことも書き留めておけば、主治医に相談するときに役立ちます。

栄養に関する検査値を一緒に記録して上手に体調管理を

定期的な検査結果の数値の中で、栄養に関する検査値があります。その数値も一緒に記録しておくことも忘れずに。検査値の中で、栄養管理で大切な指標は「CRP」と「Alb（血清アルブミン）」です。「CRP」は炎症の指標で、体の中で炎症が起こっているかどうかをチェックするために役立ちます。また、「Alb（血清アルブミン）」は栄養状態がいいかどうかの判断をする指標。栄養が足りない状態は値が下がるので、それを目安に栄養の補給をします。

column
あまり気にしすぎないでゆったりとした気持ちで取り組みましょう

食事量と検査値を記録していくと、その数値などに一喜一憂してしまいがちですが、あくまでも体調管理が目的なので、ゆったりとした気持ちで取り組むことが大切です。

PART 3

退院して3カ月までの

食事のすすめ方 & おいしいレシピ

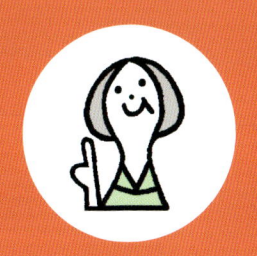

退院直後から退院3カ月までの食事は、消化のよい食品を選び、油を控えめによく加熱してやわらかめに調理することがポイント。

退院して3カ月までの

知っておきたい
食事のすすめ方

退院直後は、何をどうやって食べたらいいのかわからず、不安になりやすいもの。進め方の基本をおさえましょう。

退院直後は不安になりがち。自分の体調を相談しながら進めましょう。

退院直後は、体力的にも精神的にも不安になりがちです。最初はおいしいスープやだしを食べるところからはじめて、徐々におかゆやリゾットなどを取り入れていきましょう。退院直後におすすめのワンスプーンメニュー（P76）を作って食べさせてあげると、食べることに意欲が湧くきっかけになるでしょう。この頃は食べる量は気にせず、徐々に食べる

《 退院

胃を切除したことで食欲が落ちていることも
退院しても、何を食べたらいいのかがわからず不安になります。また、胃を切除したことで、食欲がわかず、食が進まないことも。

食べられなければ、食べなくてもOK
胃を切除しているので、食欲自体が欠如していることがあります。この時期は食べられなくても焦る必要はありません。おかゆやスープなど消化のよいものを中心に。

何をどのぐらい食べたらよいかを抑えましょう
退院して一番に不安に思うのが、食事のこと。まずは、3カ月までの間に何をどのぐらい食べたらいいのかをおさえましょう。P70のおすすめ献立などを参照に。

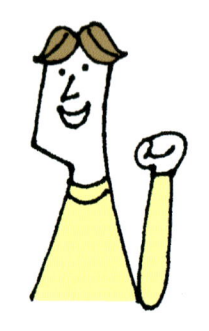

《 退院から14日後

傷の痛みも少し癒えるころ
胃を切除した縫い口の痛みも少しずつ癒え、普段の生活にも慣れてくる時期。食べることにも少しずつ慣れてくるころ。食後の後遺症も出てきます。

5〜6回の分食が基本 消化のいいものを中心に
少しずつ、主食、主菜、副菜、汁ものを揃えて食べてみましょう。ただし、通常3食のところを、消化のよいものを少量ずつ、5〜6回に分けて食べましょう。

ダンピング症候群や食後の不快感に注意して
食べる種類が増えてくると、食後にダンピング症候群や下痢、げっぷやおなら、貧血などの症状があらわれることがあるので、適切な対処をして乗り切りましょう。

体の様子

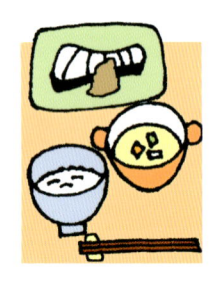

食事内容

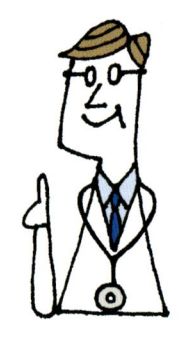

ポイント

68

退院して3カ月までの知っておきたい食事のすすめ方

ことに慣らしていく時期。胃切除後3カ月までは、なるべく消化のよいものを選び、油は控えめに、よく加熱してやわらかめに調理したものを食べるようにしましょう。

胃を口の代わりと考えてよく噛んで食べること

胃を切除した後は「口で胃のはたらきを補う」と考えます。胃を切除するということは、「食べ物を少しずつ小腸に送る」「食べ物を撹拌して粥上にする」という胃の機能がなくなるということ。口の中でよく噛むことで、唾液の出がよくなり、消化酵素のアミラーゼ（ジアスターゼ）を十分に活用できるようになるため、口に胃の役割をしてもらうということを理解して、少しずつよくかんで食べましょう。

退院から 30日後

食べることに慣れ、食べる量も増えてくるころ

退院1カ月もすぎるころには、食べることにもすっかり慣れ、食べられる量も増えていきます。体力も少しずつ戻ってきます。

消化をよくする繊維を含む野菜料理も食べるようにする

食事の量が増えることによって、腸閉塞や下痢を起こしやすいので、消化をよくする繊維を含む野菜料理をなるべく取り入れるのがコツ。

生活のリズムを整えて、排便を心がけて

規則正しい生活が腸内のリズムをととのえます。なるべく野菜のおかずを食べるように心がけ、体調不良を起こさないように気をつけましょう。

退院から 45日後

少し体力もつき、食べる量も増え始める

退院後1カ月半が過ぎたころは、食べることにすっかりと慣れ、自分の食事のペースもつかめてくる頃。体力もだいぶついてきて、普通の生活もできるように。

必要な栄養素を意識して食事をとりましょう

食べられるものも増えてくるので、消化のよい食材にプラスして、栄養の面でがん治療に効果のある食材を取り入れていきましょう。

亜鉛、ビタミンB12、カルシウム、鉄などを多く含む食材を積極的に取り入れて

胃を切除することによって、栄養素の吸収が悪くなりがちなので、積極的に食事から取り入れることが大切です。特に鉄、ビタミンB12、亜鉛、カルシウムなどを重点的に。

退院から 60日後

体力も食欲もほぼ回復し、食べる習慣にも慣れる時期

回復の目安として3カ月は大きな節目です。体力、食欲ともにほぼ回復するころ。食べる習慣がしっかりついてきて、外食も楽しめる時期です。

体重が減らないようにエネルギーとたんぱく質をしっかり補給

しっかり食べられるようになったら、体重減少を防ぐためのEPAが豊富な青背の魚や肉や納豆など消化に時間がかかるものも少しずつ慣らしていきましょう。

体重減少に注意するとともに運動も取り入れましょう

EPAとたんぱく質を多く取り入れる食事を心がけて、しっかり体に栄養を吸収させましょう。また、ウォーキングなどの運動も日課にしていきましょう。

退院して3カ月までの

おさえておきたい
基本の献立

少しずつ食べられるようになってきたら、献立のことも考えましょう。栄養バランスのいい献立の立て方をマスター。

退院して3カ月までは消化のよいものを少量ずつ

胃切除をして退院直後の人は、胃から分泌される食欲刺激ホルモンがなくなったり、精神的に食べる意欲がわかないことがあります。一度に食べる量を少なくするとともに、消化のよいものを取り入れる献立を立てましょう。おかゆ、やわらかいパン、麺などの主食と消化のよい卵、牛乳・乳製品、豆腐、白身魚、鶏ささみ肉などをメインにした主菜、根菜以外の野菜の副菜、汁物を

1日 1500kcal 献立

5回食の献立ポイント

基本は朝、昼、晩の3食+間食2回の5回食。ある程度食べられる人向け。間食は朝食と昼食の間に間食をとり、昼と夕食の間に間食をとるというように、食事をとりましょう。

6回食の献立ポイント

朝、昼、夜の3食+間食3回の6回食。5回食より、1回の食事量が少なくなります。午前中に1回間食をし、午後の昼食と夕食の間に間食を2回はさんで。間食は小さめのおにぎりをプラスしてもOK。

7回食の献立ポイント

1度に多く食べられない人は、7回食にしましょう。朝、昼、夜の3食+間食4回の7回食。食べ方は午前中に1回の間食と昼食と夜食の間に2回、夕食のあとに1回の食事をします。

《 **AM 7:00** 朝

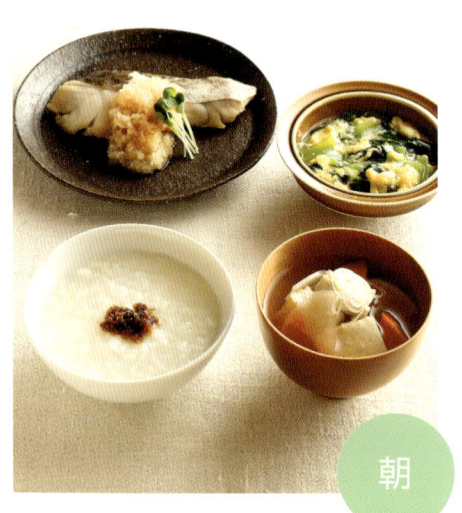

**消化のよいおかゆを中心に
おろし煮、おひたしなど和風の献立に**

朝はおかゆに合う和風の献立で。最初は食べる量はこだわらず、バランスよく炭水化物、たんぱく質、ビタミン、ミネラルを取り入れましょう。なるべく胃に負担のかからない消化のよいおかずをセレクトするのもポイント。

主食	おかゆ梅＆おかかじょうゆ→P78
汁物	けんちん汁風→P85
主菜	白身魚のおろし煮→P92
副菜	小松菜の中華風卵とじ→P106

《 **AM 10:00** 間食

**1杯の牛乳と
消化のよいビスケットを用意**

ビスケットやクラッカーは、エネルギー補給にピッタリ。しかも消化がいいので胃に負担をかけません。クリームチーズやジャムをつけて食べましょう。牛乳は少しあたためておくといいでしょう。

| 飲み物 | 牛乳200ml |
| 間食 | ビスケット3枚・いちごジャム添え |

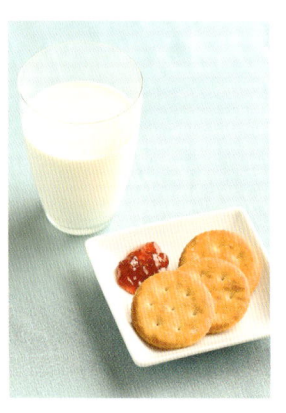

退院して3カ月までのおさえておきたいおすすめ献立

徐々に食品や調理法のバリエーションを広げて

組み合わせてバランスのよい献立を立てましょう。胃切除後は少量ずつ食べることが鉄則。1日の食事の回数も朝昼晩3食と間食2〜3回で、合計5〜6回にするのが基本です。

消化のよい食べ物に胃が慣れてきたら、脂身の少ないひき肉やえび、かに、納豆、のりなどを少しずつ加えていきましょう。これらは消化するのに少し時間がかかる食品なので様子をみながら食べはじめるとよいでしょう。食べることが楽しくなるように彩りのよいメニューや、ほどよいスパイスを効かせて食欲アップさせる工夫も積極的に取り入れるのがコツ。メニューバリエーションを広げましょう。

PM 7:00 ≪ PM 3:00 ≪ PM 12:00

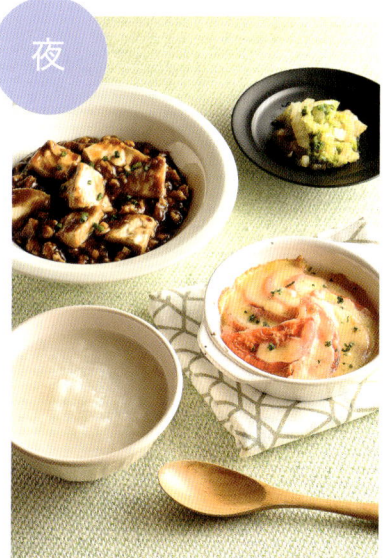

夜

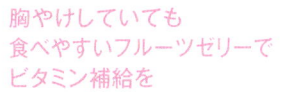

胸やけしていても
食べやすいフルーツゼリーで
ビタミン補給を

胸やけなどで食欲がないときは、フルーツゼリーやヨーグルトなど、のどごしのよいデザートを食べましょう。あまりに冷たいものは避け、少し常温においてからいただきましょう。

| 飲み物 | 牛乳200ml |
| 間食 | フルーツゼリー→P115 |

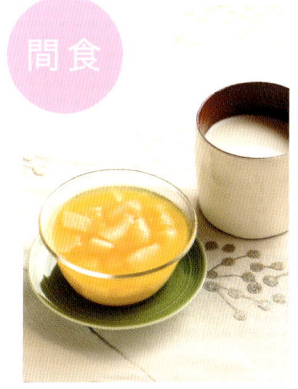

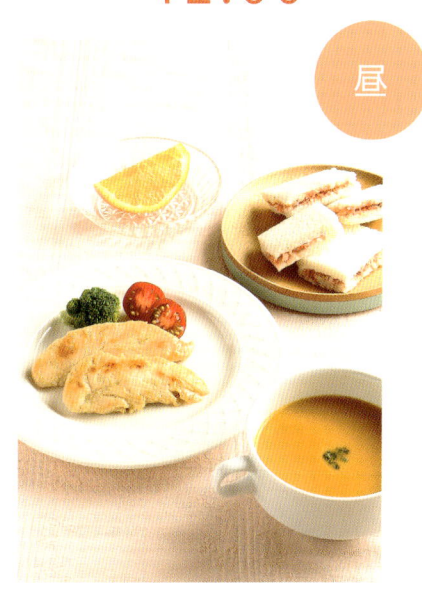

昼

辛くない麻婆豆腐を中心に
トマトのチーズ焼きなど彩りよく

食事の彩りをきれいに整えてみましょう。辛くない麻婆豆腐も喜ばれるメニュー。体調によって豆板醤を加えてもOK。トマトのチーズ焼きのように赤い料理は食欲を刺激します。全がゆも少しずつやわらかいごはんに移行していきましょう。

主食	全がゆ
主菜	とろとろ辛くない麻婆豆腐→P95
副菜1	トマトのチーズ焼き→P108
副菜2	白菜の香味漬け→P107

間食

やわらかいクリームチーズの
サンドイッチに合う洋風の献立

昼はカルシウム豊富なクリームチーズを挟んだやわらかいサンドイッチに合う洋風献立。パンがぱさついて食べにくいときは、ポタージュがあるとおいしく食べられます。たんぱく質や野菜もバランスよく組み合わせて。

主食	クリームチーズと鮭のフレークサンド→P81
汁物	かぼちゃのポタージュ→P86
主菜	ささみのタンドリー風→P99
副菜	ゆでブロッコリー、プチトマト
デザート	オレンジ

退院して3カ月までの

作り置きでカンタン！
3日間献立

食事は毎日のことだから、考えるのも作るのも大変。作り置きおかずを活用しましょう！

食事作りは毎日のことだから作り置きソースとおかずを徹底利用！

退院してからの食事作り、そして献立づくりは本当に大変。毎日のことだから、なるべく手間を省いて効率よく作りましょう。そんなときに便利なのが作り置きソースとおかず。週末に3種類ぐらいまとめて作っておき、毎日の食事作りにアレンジしながら登場させて。作り置きソースならあえる、かけて焼くだけ、作り置きおかずなら、ごはんに混

1日目

朝

レバーペーストを塗るだけ！

主食 レバーペーストトースト →P63
主菜 チーズinオムレツ →P91
副菜 キャベツとにんじんのコールスロー →P107

昼

ごま風味の万能ソースを添えて！

主食 ごま風味のやわらかうどん →P83
主菜 豆腐の梅衣あえ →P97
副菜 ほうれん草のおひたし →P106

夜

ホワイトソースをかけてトースターで焼くだけ！

主食 全がゆ
主菜 白身魚のホワイトソース包み焼き →P94
副菜 ガスパチョ →P108

作るのはこれだけ！

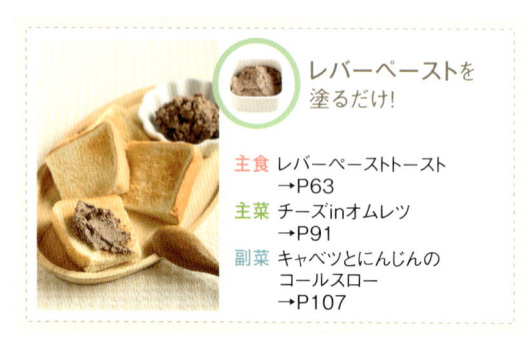

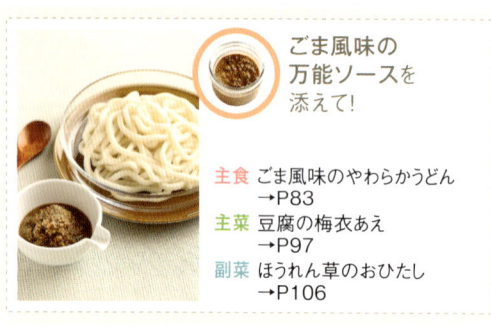

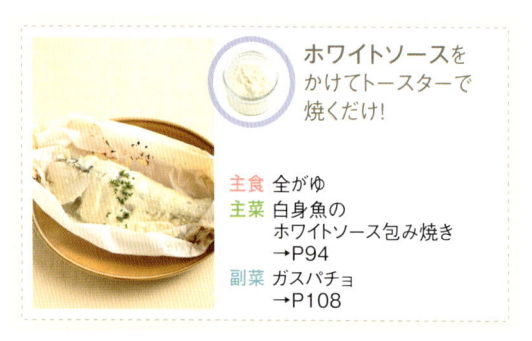

レバーペースト

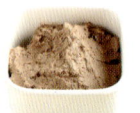

作り方 →P63

1

レバーペーストは作り置きしておけば、手軽に鉄分補給に役立ちます。パンにぬったり、スティック野菜のディップとして、焼き飯の味つけにも。

ごま風味の万能ソース

作り方 →P54

2

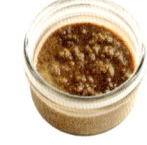

すりごまの香りがおいしいコクのあるソースはカルシウム補給に。うどんのたれやあえ物の衣として、肉や魚のソースとしてかけていただいて。

ヘルシーホワイトソース

作り方 →P55

3

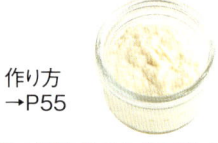

胃の切除後は牛乳不耐症になることも多いもの。ヘルシーホワイトソースは豆乳を使ったものなのでヘルシー。かけてオーブンやトースターで焼くとおいしい。

72

献立の中の1品を作り置きでアレンジするだけでらくらく献立作り！

作り置きソースとおかずは、献立作りもラクにしてくれます。3品のうち、1〜2品を作り置きソースとおかずをアレンジしたものにすれば、本当にラク。献立を考える手間もなくなり、その日に作る料理も1〜2品でOK。こうすれば、献立もマンネリすることもなく、味にもバリエーションが出るので、食べることの楽しみが出てきます。

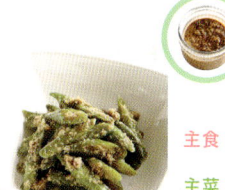

ぜたり、野菜とあえたりなどだけであっという間に1品仕上がります。P53から紹介しているメニューとアレンジを参考に、自分なりのおいしい使い方を見つけてみましょう。

退院して3カ月までの作り置きでカンタン！3日間献立

2日目

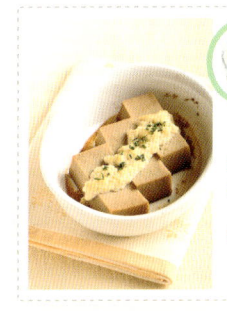

ホワイトソースをかけてトースターで！
- 主食　全がゆ
- 主菜　ホワイトソース洋風田楽 →P55
- 副菜　ブロッコリーとカッテージチーズのあえもの →P112

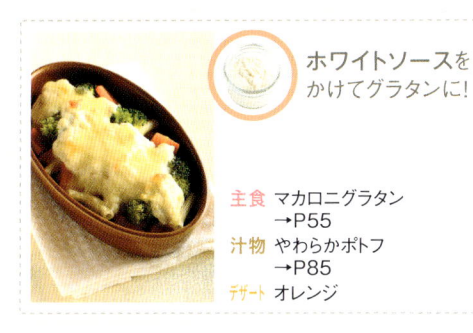

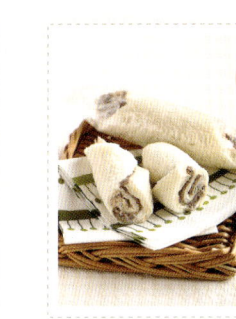

レバーペーストを塗ってクルクル！
- 主食　クリームチーズとレバーペーストのラップサンド →P63
- 主菜　白身魚とほうれん草の洋風オムレツ風 →P93
- 副菜　トマトとはんぺんのコンソメスープ →P87

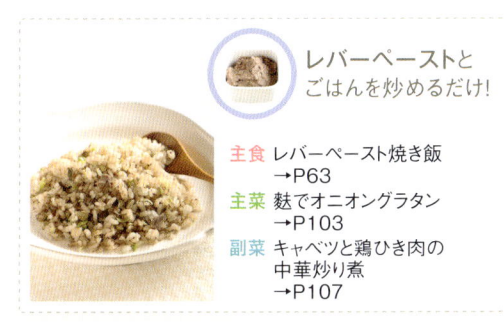

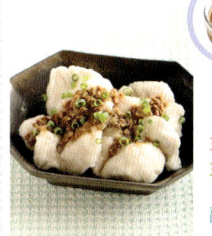

くず鶏にごま風味の万能ソースをかけて！
- 主食　やわらかめのごはん
- 主菜　くず鶏の万能ソースがけ →P54
- 副菜　にんじんのコク味あえ →P110

3日目

ごま風味の万能ソースであえるだけ！
- 主食　おかゆ梅＆おかかじょうゆ →P78
- 主菜　じゅわっとだし巻き卵 →P90
- 副菜　やわらかいんげんのごまあえ →P54

ホワイトソースをかけてグラタンに！
- 主食　マカロニグラタン →P55
- 汁物　やわらかポトフ →P85
- デザート　オレンジ

レバーペーストとごはんを炒めるだけ！
- 主食　レバーペースト焼き飯 →P63
- 主菜　麩でオニオングラタン →P103
- 副菜　キャベツと鶏ひき肉の中華炒り煮 →P107

退院して3カ月までの

おすすめ
症状別献立の立て方

胃切除後の後遺症は食欲をなくしますが、症状別においしく食べられる献立を紹介します。

胃を切除してから起こりやすい症状に合わせた献立を

いろいろなものが食べられるようになり、量も増えてくると、胸やけやダンピング症候群に代表される後遺症が出ることが多くなります。この原因は一度にたくさん食べてしまうことと、食後すぐに横になることなので、気をつけましょう。

また、このような後遺症を味わってしまうと、同じ症状が繰り返されるのではと、食べること自体がおっくうになり、体

味覚の変化
⌄

亜鉛の吸収が悪くなるので、味覚が変わることがあります。また、味がわからなくなり、食欲が減退することも。

主食 やわらかいごはん

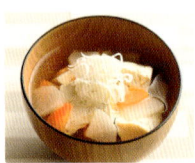

汁物 けんちん汁風→P85

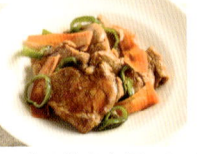

主菜 豚ヒレ肉の焼き肉風→P125

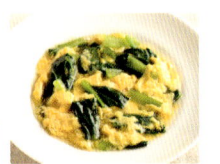

副菜 小松菜の卵とじ→P106

献立のpoint
なるべく味のはっきりしたメニューを取り入れて

味のメリハリのあるメニューや、亜鉛の多い食材をなるべく食べるようにしましょう。豚肉やレバー、かき、納豆などを取り入れて。味もしっかり味がおすすめです。

ダンピング症候群
⌄

冷や汗やめまい、しびれ、頭痛、腹痛などの症状。食後すぐに出る場合と2～3時間経ってからのものがある。

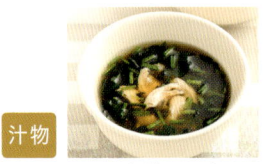

汁物 ささみの中華スープ→P86

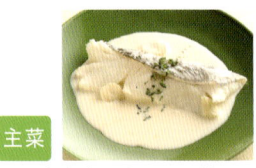

主菜 白身魚のクリーム煮→P93

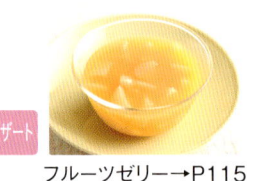

デザート フルーツゼリー→P115

献立のpoint
高たんぱく、高脂肪、低糖質の食事を少しずつ

ダンピング症候群のときは、糖質をさけて、高たんぱく、高脂肪のものから少量ずつ食べましょう。高たんぱくな白身魚と高脂肪の生クリームはベストな組み合わせ。ゼリーものどごしがいいのでおすすめ。

胸やけ
⌄

逆流性食道炎や胃炎は原因。食べると気持ち悪くなるので、なるべくのどごしのよいものを選ぶのがコツ。

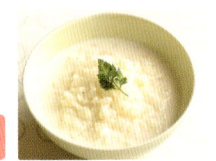

主食 ミルクがゆ→P121

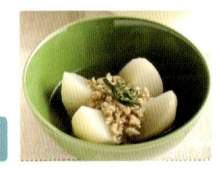

副菜 蒸しかぶら→P105

献立のpoint
胃の不快感があるときは無理せず、栄養価の高いものを少量ずつ

胸やけするときは、油物や卵、チョコレートなど脂肪の多いものは避けるようにしましょう。ミルクがゆやリゾットのように栄養価の高いものを少しずつ食べましょう。蒸しかぶらもやわらかくて食べやすいのでおすすめです。

退院して3カ月までのおすすめ症状別献立の立て方

重減少につながってしまう危険性があります。適切な対処法を身につけ、後遺症が出たあとでもおいしく食べられる献立を覚えましょう。P120の症状別対処法&おすすめレシピを参考にして乗り越えていきましょう。

品数にこだわらず、食べやすいメニューを食べられるだけ

献立として、主食、主菜、副菜、汁物を揃えなくてはいけないという考えは捨てて、自分の症状に合わせて食べられるものを食べられる分だけを基本に考えましょう。食事をすることが苦痛にならないように、残された消化管をいたわる食べ方を心がけ、好きなものを食べて過ごしましょう。

牛乳不耐症（ふたい）⇩

胃を切除すると、牛乳を飲むとおなかがゴロゴロする、腹痛や下痢などを起こす場合の安心メニューを紹介。

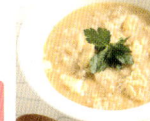

主食 ふんわり卵雑炊→P79

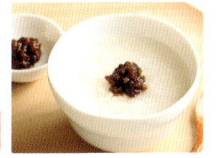

主菜 ダブル豆乳鍋→P96

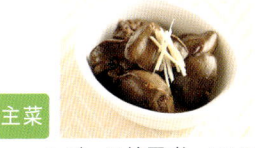

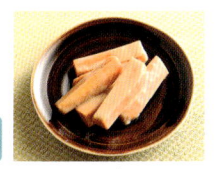

副菜 にんじんのコク味あえ→P110

献立のpoint
牛乳、ヨーグルト、チーズの代わりにカルシウムの多い食品をとる

なるべく乳製品をさけて、牛乳の代わりにカルシウムの多い食品をとります。小魚や豆乳、小松菜、ごまなどを取り入れましょう。

貧血 ⇩

胃を切除したことによって、鉄とビタミンB₁₂の吸収が悪くなることで、動悸や息切れ、めまいなどの症状があらわれる。

主食 おかゆ梅&おかかじょうゆ→P78

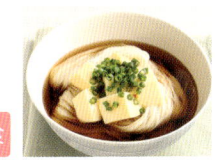

主菜 レバーの甘露煮→P101

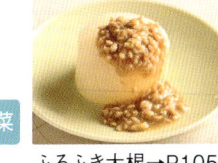

副菜 ほうれん草のおひたし→P106

献立のpoint
鉄やビタミンB₁₂の多い食材を使った料理を組み合わせて

ほうれん草や小松菜、ブロッコリーなどの緑の野菜や、レバー、あさりなどの貝、青背魚などを取り入れて食べましょう。レバー、ほうれん草の組み合わせは、貧血を改善します。

下痢 ⇩

胃の切除後、1～2カ月後ぐらいから。食べ物が一気に小腸に流れ込むために起こる。腹痛や食欲減退など。

主食 たまご豆腐入りにゅうめん→P83

副菜 ふろふき大根→P105

献立のpoint
消化しやすく、繊維の少ないものを少しずつ

下痢になったときの食事は、なるべく消化しやすく、あたたかいものを選んで食べましょう。卵豆腐をのせたにゅうめんややわらかく煮込んだふろふき大根を少しずつ。

POINT
ほたて貝柱缶と鶏むね肉のだしが効いた中華がゆ。うまみを感じるおかゆはおすすめです。

POINT
鯛のあらから出たうまみたっぷりのだし汁をひと口。身はほぐしてからいただきましょう。

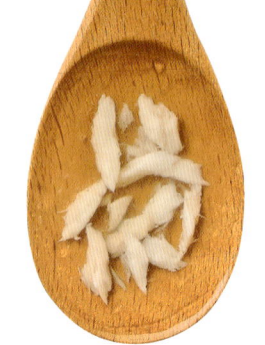

消化がよくて、うまみたっぷり！
退院祝いの
ワンスプーン！

胃を切除して退院したら、一番最初に作ってあげたい、うまみたっぷりおかゆとスープ。最初のひとさじにたっぷりの愛情を注ぎましょう。

うまみ大満足！
中華がゆ

材料と作り方：4人分

❶ 鍋に鶏がらスープ4カップ、ほたて貝柱詰小1缶、鶏むね肉1枚、酒大さじ1を入れて煮立たせ、ザルでこし、スープだけ鍋に戻し入れる。 ❷ ❶ににごはん茶碗1杯分、塩適量を加えてやわらかく煮込む。

1人分　89 kcal　塩分 1.8 g

記念日のための！
鯛のあら汁

材料と作り方：4人分

❶ 鯛のアラ300ｇはザルに並べ、塩（分量外）適量をふってから5分ほどおき、熱湯をかけてから冷水でよく洗っておく。 ❷ 鍋に昆布だし汁3カップ、❶を加えて煮たて酒大さじ1を加えて10分ほど煮込む。 ❸ 塩小さじ1/3で調味する。塩の分量は目安なので、お好みの風味になるよう加減する。

1人分　41 kcal　塩分 0.7 g

column

だしのたっぷりとれた
スープをひとさじ

素材のうまみがたっぷりのおかゆやスープ、汁物は、食べる意欲を掻き立ててくれるものです。退院して最初のひと口は、食べることが楽しみになるようなメニューを用意しましょう。

ホッと！
しじみのお味噌汁

材料と作り方：4人分

❶ しじみ（殻つき）300ｇは水に浸して砂抜きをし、殻をこすり合わせて洗い、水けをきる。 ❷ 鍋に昆布だし汁3カップ、❶を入れて中火にかけ、しじみの口があいてきたらアクを取り、赤だしみそ大さじ2〜3を溶き入れる。 ❸ しじみの身を取り出し、すり鉢やミキサーでなめらかにしてから吸い地と合わせる。

1人分　31 kcal　塩分 1.4 g

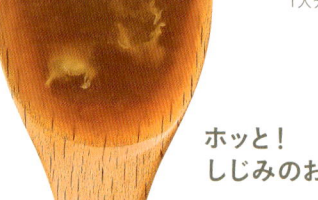

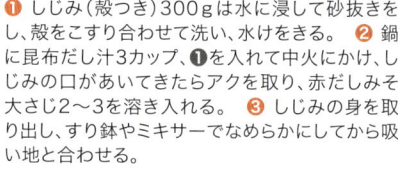

POINT
しじみはまだ食べられないので、すり鉢やミキサーですりつぶすひと手間を。

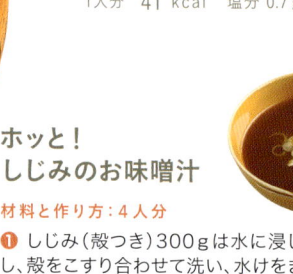

76

退院祝いのワンスプーン！

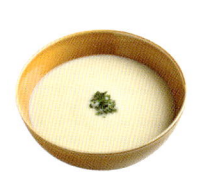

やさしいおいしさ！じゃがいもポタージュ

材料と作り方：4人分

❶ 鍋にコンソメスープ2カップ、調整豆乳1カップ、皮をむいてさいの目に切ったじゃがいも2個、ローリエ1枚を入れてコトコト煮込む。❷ ❶のローリエを取り除き、じゃがいもをなめらかにつぶして塩適量で味を調える。

1人分 93 kcal 塩分 1.2g

POINT
消化のよいじゃがいものポタージュは誰もが大好きなメニュー。豆乳仕立てがヘルシー。

column
おいしいものを味わせて食べる意欲を

患者さんの食べたいという気持ちを伸ばしていくことは、経管栄養も含めて、絶食状態から脱出するきっかけのひとつになります。食べることを強要するのではなく、自発的に食べたいという意欲を引き出しましょう。

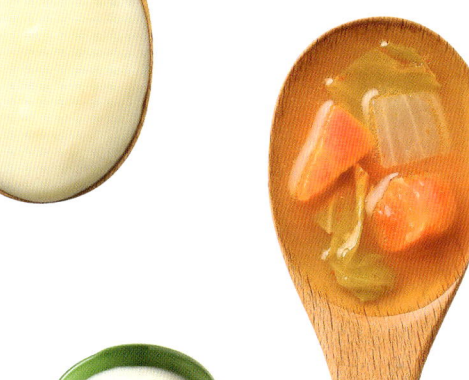

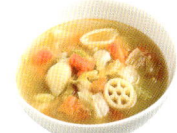

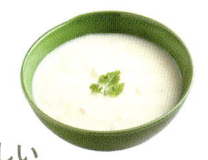

やさしいミルククリームシチュー

材料と作り方：4人分

❶ 鍋にオリーブ油小さじ1を温め、みじん切りにした玉ねぎ中1個分を色がつかないように炒め、鶏ひき肉200g、ナツメグ小さじ½を加えてポロポロに炒め合わせる。❷ ❶に牛乳3カップ、練乳小さじ1、塩適量、顆粒コンソメスープの素小さじ2を加えて味をなじませ、水溶き片栗粉適量でとろみをつける。

1人分 226 kcal 塩分 0.9g

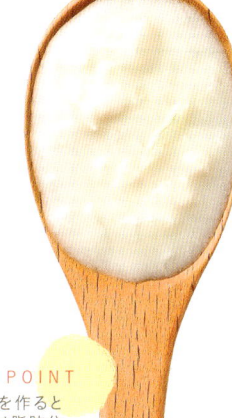

POINT
シチューを作るときも最初は脂肪分の少ない鶏ひき肉を使いましょう。練乳を加えるとコクアップ。

やさしいミネストローネ

材料と作り方：4人分

❶ 鍋にオリーブ油小さじ1を温め、みじん切りにしたにんにく1片分を炒める。❷ ❶に湯むきをしてざく切りにしたトマト中1個分、さいの目に切った玉ねぎ中1個分とキャベツ⅛個分、いちょう切りにしたにんじん½本分を入れ、ひとつまみの塩をふり入れてじっくり炒める。❸ ❷にコンソメスープ4カップを加えて野菜がクタクタになるまでよく煮込む。❹ ❸にやわらかくゆでたショートパスタ½カップ、塩適量を加えて味をなじませる。

1人分 97 kcal 塩分 1.8g

POINT
ショートパスタは状態に合わせて。野菜をやわらかく煮込んで自然なうまみを味わって。

おかゆ・雑炊のレシピ

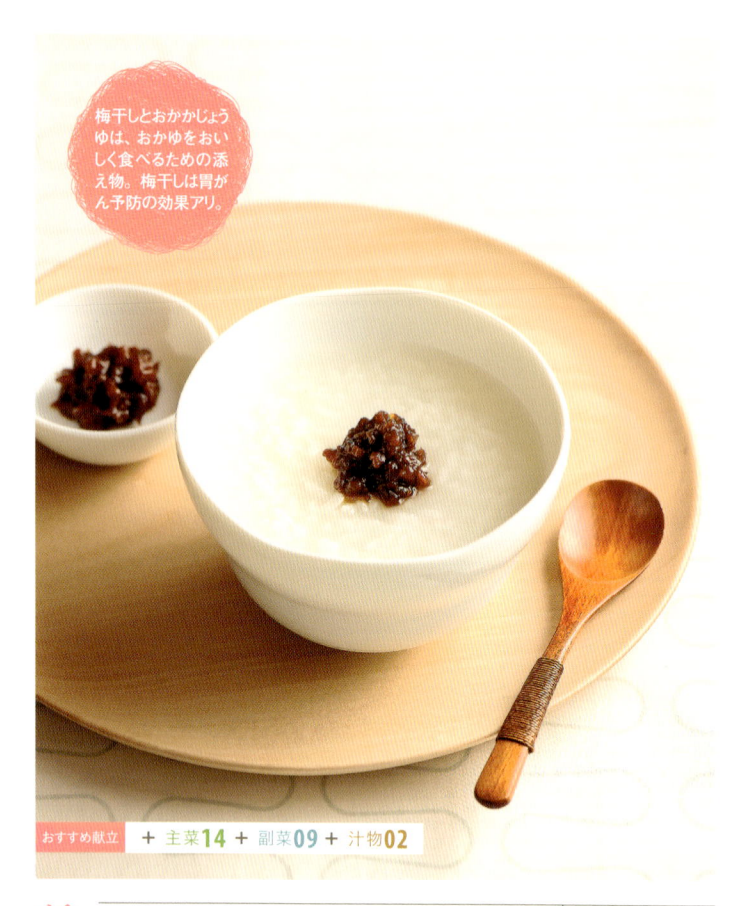

> 梅干しとおかかじょうゆは、おかゆをおいしく食べるための添え物。梅干しは胃がん予防の効果アリ。

おすすめ献立 ＋ 主菜14 ＋ 副菜09 ＋ 汁物02

退院して3カ月までの

主食
〜 ごはん・パン・麺 〜

退院直後の主食は、おかゆ、やわらかいごはん、食パンなど、胃にやさしくて消化のいいものをセレクトしましょう。

食材と栄養のこと

炭水化物は、消化のよい精製されたごはん、パン、麺がおすすめ

主食は、おかゆが基本。炭水化物は主にエネルギー源になるので、欠かさず食べましょう。パンは食パンなどやわらかく油っぽくないパンがおすすめ。麺はうどんやそうめんをやわらかくゆでていただきましょう。

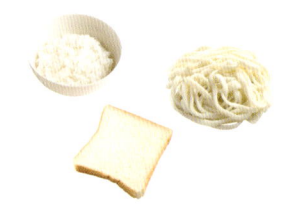

主食 01　おかゆ梅＆おかかじょうゆ

1人分　125 kcal　塩分 3.1 g

症状	胸やけ	下痢

栄養	炭水化物	たんぱく質	クエン酸

材料：1人分
- 全がゆ 150g
- 梅干し 1個
- 削り節（ソフトタイプ） 3g
- しょうゆ 小さじ1

作り方
1. 梅干しは種を取り除いて果肉を包丁で細かくたたく。
2. 削り節と❶、しょうゆと混ぜ合わせる。　🍳 お好みで煮切ったみりん小さじ1を加えてもよい。
3. 器に全がゆを盛り、❷を添える。

全がゆの作り方：できあがり2カップ（400g）
1. 米½カップは洗い、ザルにあげて水けをきる。
2. 厚手の鍋に❶を入れ、水2½カップを加えて30分おく。
3. ❷の鍋を強火にかけ、煮立ったら一度だけ木べらで鍋底をこすって混ぜる。弱火にし、吹きこぼれないように蓋をずらしてかけ、30分ほど煮る。
4. 火を消して5分ほど蒸らす。

食材でアレンジ

おかゆにのせるトッピングで味の変化をつけて

おかゆといえば、梅干しやかつお節というイメージも強いかもしれませんが、もっといろいろなおかずをのせて楽しみましょう。しらす干しや炒り卵、のりの佃煮などもおすすめ。

78

退院〜3カ月まで

主食 おかゆ・雑炊

01 / 02 / 03 / 04

主食 02 ふんわり卵雑炊

1人分 200 kcal　塩分 2.2 g

症状：胸やけ／ダンピング／下痢
栄養：炭水化物／たんぱく質／ビタミンA／ビタミンE

材料：1人分
- 全がゆ（作り方P78）150g
- 卵 1個
- めんつゆ（3倍希釈用）大さじ1
- 塩 少々
- かぼす・すだち・ゆずなど 柑橘果汁 各適宜

作り方
1. 鍋に全がゆ、めんつゆを煮たたせ、溶いた卵を回し入れ大きくかき混ぜる。
2. ①に塩を加えて味を調え、お好みの柑橘果汁を加えていただく。

食材でアレンジ
しらす干しやごまをふっても
おかゆにめんつゆ、卵で閉じた雑炊には、しらす干しやごまをふってうまみを味わいましょう。

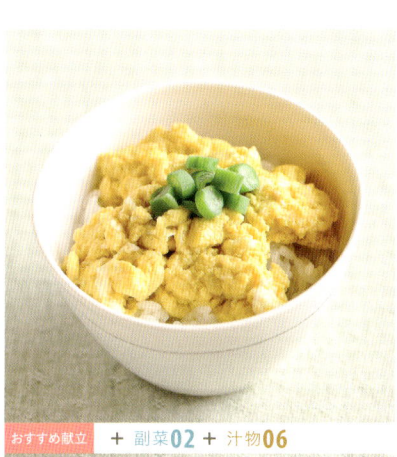

おすすめ献立　＋ 主菜23　＋ 副菜05　＋ 汁物01

主食 03 おかゆの温泉卵のせ

1人分 191 kcal　塩分 1.0 g

症状：胸やけ／ダンピング／下痢／体重減少
栄養：炭水化物／たんぱく質／ビタミンA／ビタミンE

材料：1人分
- 全がゆ（作り方P78）茶碗軽く1杯分
- 市販の温泉卵 1個
- めんつゆ（3倍希釈用）大さじ1/2〜お好み量
- ゆずの皮や青じそ 適量

作り方
1. 器に全がゆ、市販の温泉卵をトッピングする。
2. ①にめんつゆをかけ、お好みでゆずの皮や青じそを細かく刻んだものをトッピングする。
3. 卵黄をくずしながらいただく。

調味でアレンジ
めんつゆの代わりにポン酢しょうゆもおいしい！
温泉卵をおかゆにのせて黄身を絡めながらいただきます。ゆずの皮や青じそは体調に合わせて。

おすすめ献立　＋ 主菜32　＋ 副菜18　＋ 汁物02

主食 04 ミニ卵丼

1人分 242 kcal　塩分 0.9 g

症状：胸やけ／ダンピング／下痢
栄養：炭水化物／たんぱく質／ビタミンA／ビタミンE

材料：1人分
- やわらかいごはん 茶碗1/2杯分
- 卵 1個
- A
  - 水 大さじ3
  - 顆粒和風だしの素 小さじ1/2
  - 酒 小さじ1
  - はちみつ 小さじ1
  - しょうゆ 数滴
- サラダ油・さやいんげん 各少々

作り方
1. ボウルに卵を割りほぐし、Aを加えて混ぜ合わせる。
2. 厚手の鍋にサラダ油少々を熱してからペーパータオルでよくふき取る。
3. ②に①を流し入れ、大きくかき混ぜながらふんわり炒り卵に仕上げる。
4. 器にやわらかいごはんを盛り、③をのせ、ゆでて小口切りにしたさやいんげんを散らす。

調理でアレンジ
食べにくいときはあんかけをかけて！
おかゆに慣れたら、やわらかいごはんも食べられますが、食べにくいときは、おかゆに炒り卵をのせて食べてもOK。または、あんかけて食べるのもおすすめです。

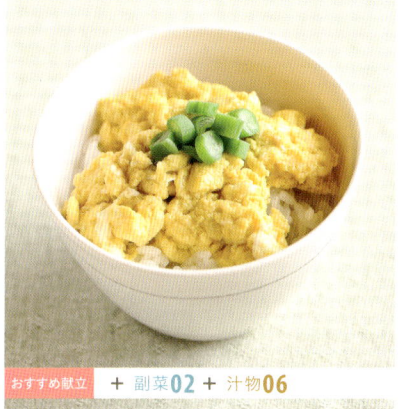

おすすめ献立　＋ 副菜02　＋ 汁物06

パン・粉のレシピ

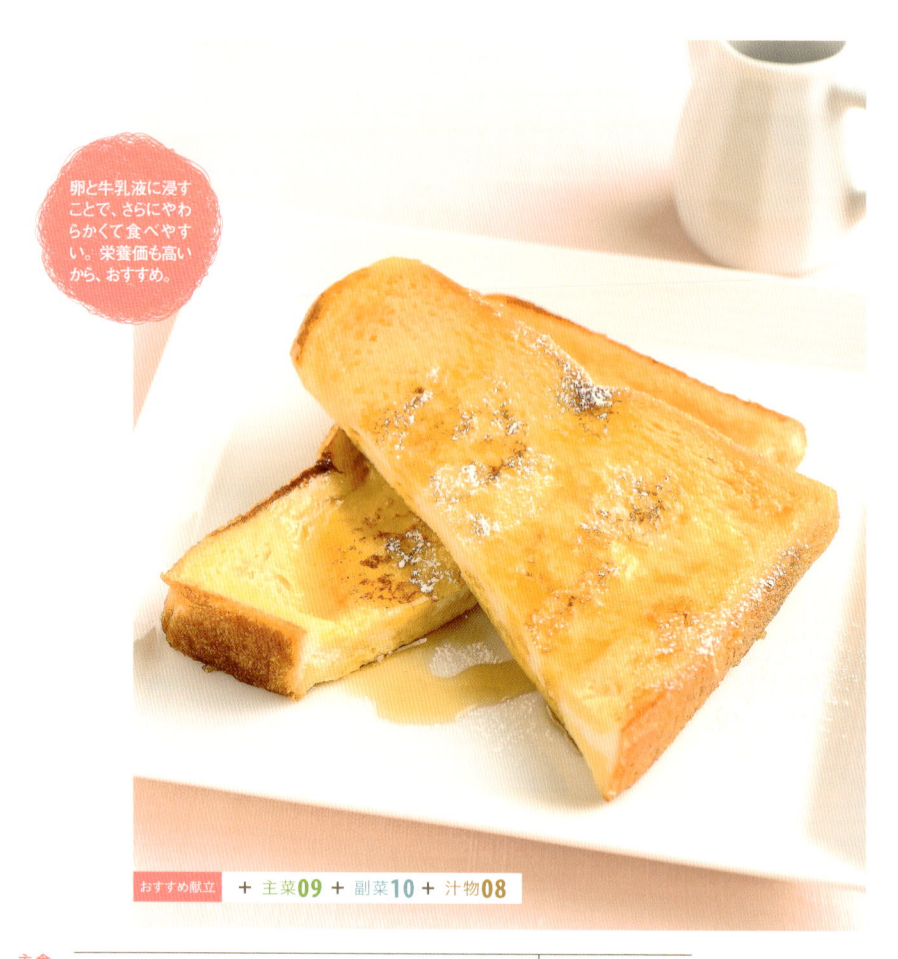

卵と牛乳液に浸すことで、さらにやわらかくて食べやすい。栄養価も高いから、おすすめ。

おすすめ献立 ＋ 主菜09 ＋ 副菜10 ＋ 汁物08

主食 05 とろけるフレンチトースト

1人分 398 kcal
塩分 1.1g

| 症状 | 胸やけ | 体重減少 | 栄養 | 炭水化物 | たんぱく質 |

材料：1人分
- 食パン（6枚切り） 1枚
- 卵 1個
- A ┌ 牛乳 大さじ3
  │ はちみつ 大さじ1
  └ バニラエッセンス 数滴
- サラダ油 小さじ1
- メープルシロップ 適量

作り方
① ボウルに卵を割りほぐし、Aをよく混ぜ合わせ、バットなどに移し入れ、食パンをよく浸す。
② フライパンにサラダ油を熱し、ペーパータオルなどで鍋肌になじませながら、①を卵液ごと流し入れ、両面をこんがり焼きあげる。
③ 食べやすい大きさに切って、お好みでメープルシロップをかける。

調味てアレンジ
オレンジなどの柑橘系をプラスしても
オレンジの搾り汁を加えて焼きあげるとオレンジの香りが際立ちます。ミントの葉を添えても。

退院〜3カ月まで

主食 パン・粉

主食 06 ちぎりパンスープ

汁物としてもOK

1人分 113 kcal
塩分 1.8 g

症状：胸やけ／下痢
栄養：炭水化物／ビタミンB₁

材料：1人分
食パン（6枚切り） 1/2枚
玉ねぎ（みじん切り） 1/4個分
オリーブ油 小さじ1/4
A ┌ 水 1 1/2カップ
  └ 顆粒コンソメスープの素 小さじ1
塩 少々

作り方
① フライパンにオリーブ油を熱し、玉ねぎを入れてしんなりするまで炒める。
② ①にAを入れてよく煮、食パンをちぎり入れる。塩で味を調える。

食材でアレンジ
お好みで粉チーズをふりかけて
オニオングラタンスープをイメージして、粉チーズをプラスしてみましょう。カルシウムもアップ。

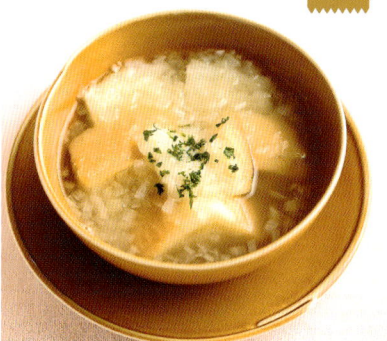

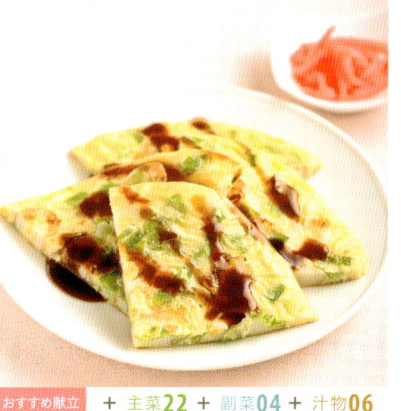

おすすめ献立 ＋ 主菜25 ＋ 副菜13

主食 07 ソースお焼き

1人分 317 kcal
塩分 2.5 g

症状：味覚／体重減少
栄養：炭水化物／たんぱく質／ビタミンU／ビタミンC

材料：1人分
A ┌ 市販のお好み焼き粉 50g
  │ 卵 1個
  └ 水 1/2カップ
B ┌ ちくわ（小口切り） 1本分
  └ ゆでキャベツ（刻む） 1枚
サラダ油 適量
市販のお好みソース 適量

作り方
① ボウルにAをよく混ぜ合わせ、Bを加えてさらに混ぜ合わせる。
② フライパンにサラダ油を熱し、ペーパータオルなどで余分な油を拭き取る。
③ ②に①を流し入れて両面こんがりと中心までしっかり焼きあげ、器に盛る。お好みソースをかけていただく。

食材でアレンジ
お好みで青ねぎをトッピングしても！
お好みで青ねぎやかつお節などをプラス。体調に合わせて紅しょうがを加えれば、食欲もアップ！

おすすめ献立 ＋ 主菜22 ＋ 副菜04 ＋ 汁物06

主食 08 クリームチーズと鮭フレークのサンド

1人分 191 kcal
塩分 0.8 g

症状：胸やけ／下痢
栄養：炭水化物／たんぱく質／ビタミンD／カルシウム

材料：1人分
サンドイッチ用パン 2枚
クリームチーズ 大さじ1
鮭フレーク 小さじ2
プチトマト 1個

作り方
① サンドイッチ用パンの片面にクリームチーズをまんべんなく塗る。
② ①に鮭フレークをふり、もう1枚のパンで挟む。
③ ギュッと手で押してパンを落ち着かせ、食べやすい大きさに切る。半分に切ったプチトマトを添える。

食材でアレンジ
鮭フレークの代わりにフルーツ缶などもおすすめ
クリームチーズには、鮭フレークの他にフルーツ缶を使って、デザートサンドとしてもおいしい。

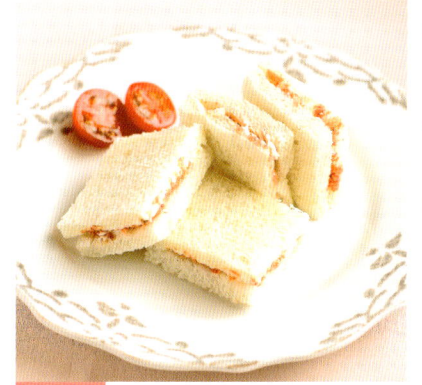

おすすめ献立 ＋ 主菜03 ＋ 副菜01 ＋ 汁物05

そうめん・うどんのレシピ

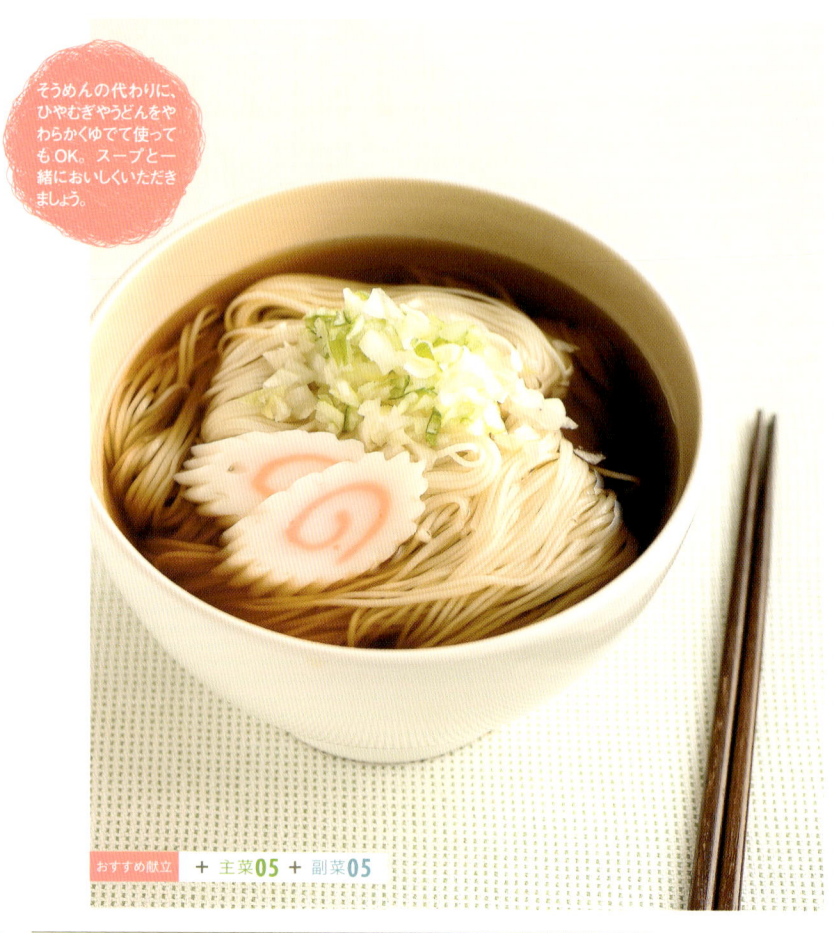

そうめんの代わりに、ひやむぎやうどんをやわらかくゆでて使ってもOK。スープと一緒においしくいただきましょう。

おすすめ献立 ＋ 主菜05 ＋ 副菜05

主食09 そうめんのらーめん風

1人分 386 kcal
塩分 2.3 g

症状：胸やけ　味覚
栄養：炭水化物　たんぱく質　ビタミンB₁

材料：1人分
そうめん 1束
長ねぎ（みじん切り） ¼本分
なると（薄切り） 2切れ
塩 少々
A ┌ 水 250mℓ
　│ 顆粒中華だしの素 大さじ1
　│ しょうゆ 大さじ1
　└ はちみつ 小さじ1

作り方
❶ そうめんはやわらかくゆでてザルにあげておく。
❷ 鍋にAをひと煮たちさせ、塩で味をととのえる。
❸ ❷に❶、長ねぎ、なるとを加えてひと煮たちさせ、器に盛る。

食材でアレンジ
そうめんはひやむぎ、うどんでもOK！
中華麺は胃に負担がかかるから、ラーメンは当分お預けだけど、そーめんで気分だけでも味わって。スープは半分以上残しましょう。

82

退院〜3カ月まで

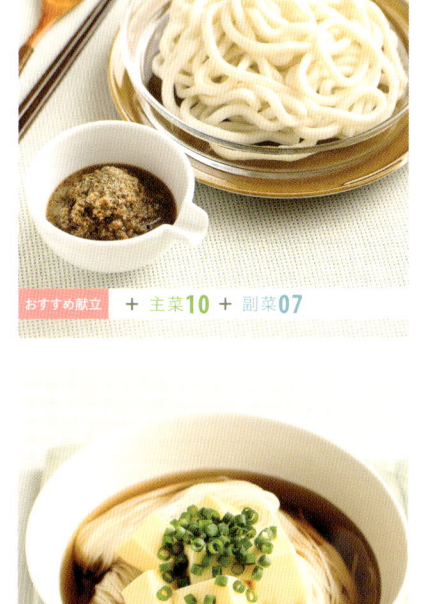

主食

そうめん・うどん

主食 10 焼きうどん

1人分 295 kcal　塩分 2.9 g

症状：味覚
栄養：炭水化物／たんぱく質／ビタミンU／ビタミンC

おすすめ献立 ＋ 副菜08 ＋ 汁物07

材料：1人分
- ゆでうどん 1玉
- キャベツ（せん切り）1/2枚分
- サラダ油 適量
- A
  - 青ねぎ（斜め薄切り）1本分
  - かまぼこ（細切り）2切れ分
- B
  - おろししょうが 小さじ1/2
  - 顆粒和風だしの素 小さじ1/2
  - ウスターソース 大さじ1/2
  - しょうゆ 少々
- 紅しょうが（細かく刻む）適量

作り方
1. ゆでうどん、キャベツはたっぷりの湯でやわらかくゆでてザルにあげておく。
2. フライパンを熱してサラダ油をなじませ、ペーパータオルなどでふき取り、①とAをよく炒め合わせる。
3. ②にBを加えて味をととのえて器に盛り、お好みで紅しょうがを添える。

食材でアレンジ
かまぼこの代わりに鶏ささみでもOK！
具のかまぼこがなかったら、消化のよい鶏ささみを使っても。小さく刻んで炒めましょう。

主食 11 ごま風味のやわらかうどん

1人分 292 kcal　塩分 2.3 g

症状：胸やけ／下痢
栄養：炭水化物／ビタミンE／鉄／カルシウム

おすすめ献立 ＋ 主菜10 ＋ 副菜07

材料：1人分
- ゆでうどん 1玉
- ごま風味の万能ソース（作り置きP54参照）適量

作り方
1. ゆでうどんはたっぷりの湯でやわらかめにゆで、湯をきり、器に盛る。
2. ①にごま風味の万能ソースをお好みの量かける。

食材でアレンジ
トマトや鶏ささみをトッピングしても
鶏ささみをゆでてほぐしたものと湯むきしたトマトの半月の薄切りをのせて、タレをかけると、栄養バランスがとれます。

主食 12 たまご豆腐入りにゅうめん

1人分 441 kcal　塩分 2.9 g

症状：胸やけ／下痢
栄養：炭水化物／たんぱく質

おすすめ献立 ＋ 副菜08

材料：1人分
- そうめん 1束
- めんつゆ（ストレート）1カップ
- 市販の卵豆腐 1人分
- 万能ねぎ（小口切り）適量

作り方
1. そうめんはやわらかくゆでて冷水にとり、ザルにあげておく。
2. 鍋にめんつゆを温め、①を加えて煮込む。
3. 器に②を盛り、食べやすい大きさに切った卵豆腐をのせ、万能ねぎを添える。

調味でアレンジ
お好みで添付のタレも加えて！
めんつゆだけでは物足りない場合は、卵豆腐に添付のタレも加えて味をととのえましょう。食欲のないときでもおいしく食べられる。

和・洋・中のレシピ

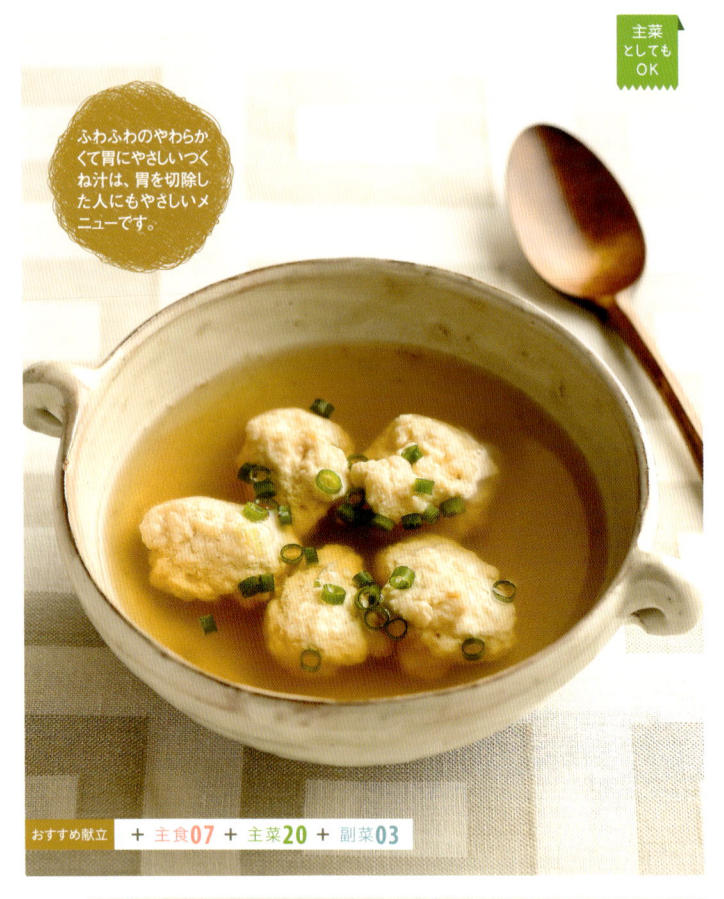

主菜としてもOK

ふわふわのやわらかくて胃にやさしいつくね汁は、胃を切除した人にもやさしいメニューです。

おすすめ献立 ＋ 主食07 ＋ 主菜20 ＋ 副菜03

汁物 01　鶏ひき肉と塩麹のつくね汁

1人分 196 kcal
塩分 2.1 g

症状：胸やけ／ダンピング／下痢
栄養：炭水化物／たんぱく質

材料：1人分
- A
  - 鶏ひき肉 60g
  - 溶き卵 1個分
  - 長ねぎ（みじん切り）1/8本分
  - 塩麹 小さじ1
  - 塩 少々
- B
  - 水 1カップ
  - 顆粒和風だしの素 小さじ1/2
  - しょうゆ・みりん 各小さじ1/2
- 万能ねぎ（小口切り）各適量

作り方
❶ ボウルにAをよく混ぜ合わせる。
❷ 鍋にBをひと煮たちさせ、❶を4等分にして丸めて煮る。
❸ 器に盛り、万能ねぎを散らす。

退院して3カ月までの

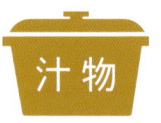

汁物

胃にやさしい 〜スープ・汁物〜

退院して間もない頃におすすめなのが、野菜などの食材をやわらかく煮込んだスープや汁物。あたたかい汁物は、胃にもやさしく、うまみをしっかり味わえます。

食材と栄養のこと

たんぱく質とビタミン、ミネラルをひとつの汁物で

汁物は食欲がないときに、一番胃にやさしく、ビタミン、ミネラル、たんぱく質を取り入れる優れた一品。たんぱく質は鶏肉や脂身の少ないひき肉、豆腐を中心に。

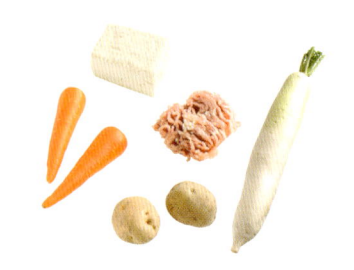

食材でアレンジ

消化のいい白菜や青菜などをプラスしても

ふわふわのつくねだけでも、もちろんおいしいけれど、土鍋に鶏ひき肉と塩麹のつくねと白菜、青菜、にんじん、豆腐などを入れてコトコト煮込んで鍋料理としてもおすすめ。

84

退院〜3カ月まで

汁物 和・洋・中

01
02
03
04

汁物 02 けんちん汁風

1人分 81 kcal
塩分 0.9 g

症状：胸やけ／ダンピング／下痢
栄養：炭水化物／たんぱく質／βカロテン／ビタミンC

副菜としてもOK

材料：1人分
木綿豆腐 ¼丁
にんじん ¼本
大根 40g
水 1カップ
A ┌ 顆粒和風だしの素・酒
  └ 各小さじ½
塩 少々
長ねぎ（小口切り）少々

作り方
❶ 木綿豆腐は重しなどをして水きりをする。
❷ にんじん、大根は皮をむいていちょう切りにする。
❸ 鍋に分量の水、❷、Aを入れて沸かし、野菜がやわらかくなるまで煮込む。
❹ ❸に塩を加えて味を調え、長ねぎを加えてさっと煮て器に盛る。

食材でアレンジ
鶏ひき肉を加えて煮てもおいしい！
野菜と豆腐だけのシンプルなけんちん汁もおいしいけれど、食べることに慣れてきたら、鶏ひき肉を入れてうまみアップ！

おすすめ献立 ＋主食03 ＋主菜17 ＋副菜23

汁物 03 オニオンスープ

1人分 86 kcal
塩分 0.9 g

症状：胸やけ／ダンピング／下痢
栄養：炭水化物／たんぱく質／ビタミンB₁

材料：1人分
玉ねぎ（薄切り）1個分
オリーブ油 小さじ¼
にんにく（みじん切り）½片分
A ┌ 水 2カップ
  │ 顆粒コンソメスープの素
  └ 小さじ½
塩 少々
パセリ（みじん切り）少々

作り方
❶ 鍋にオリーブ油、にんにくを入れて温め、玉ねぎを加えてあめ色になるまで炒める。
❷ ❶にAを加えて半分くらいの水分量になるまで煮込み、塩を加えて味をととのえる。
❸ 器に盛り、パセリを散らす。

おすすめ献立 ＋主食08 ＋主菜28 ＋副菜13

汁物 04 やわらかポトフ

1人分 300 kcal
塩分 1.6 g

症状：胸やけ／ダンピング
栄養：炭水化物／たんぱく質／βカロテン／ビタミンC

主菜としてもOK

材料：1人分
A ┌ 鶏むね肉（ひと口大）80g
  │ じゃがいも（1cm角）
  │   ½個分
  │ にんじん（1cm角）¼個分
  └ 玉ねぎ（くし形切り）
      ½個分
B ┌ 水 2カップ
  │ 顆粒コンソメスープの素
  │   小さじ1
  └ ローリエ 1枚
塩 少々
パセリ（みじん切り）少々

作り方
❶ 鍋にAとBを入れて煮立たせる。
❷ アクを取りながら中火でコトコト煮込み、野菜が煮崩れるくらいにやわらかく煮込む。
❸ 水分量が半分くらいになったらローリエを取り出し、塩で調味する。
❹ 器に盛り、パセリを散らす。

食べ方でアレンジ
鶏むね肉は手で裂いて食べやすくして！
鶏むね肉は作り方によって、パサパサしてしまうことも。そうしたら、細かく手で裂いて食べましょう。鶏むね肉の代わりに鶏ひき肉のつみれもおすすめ。

おすすめ献立 ＋主食04 ＋主菜13 ＋副菜25

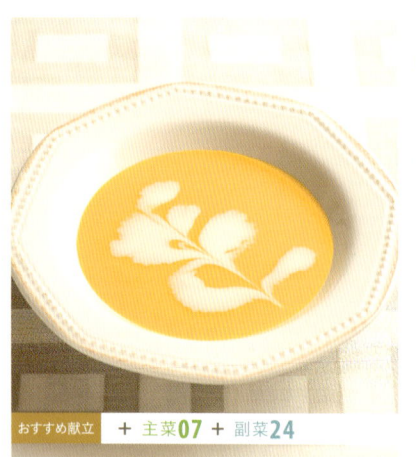

汁物
05 かぼちゃのポタージュ

1人分 198 kcal
塩分 1.5 g

| 症状 | 胸やけ | 下痢 | | 栄養 | 炭水化物 | たんぱく質 | βカロテン | βカロテン | カルシウム |

材料：1人分
かぼちゃ 正味120g
A [水 2カップ
　　顆粒コンソメスープの素
　　　小さじ1
　　ローリエ 1枚]
塩 少々
生クリーム 大さじ1

作り方
❶ かぼちゃは皮と種を取り除いてひと口大に切る。
❷ 鍋に❶、Aを加えて火にかけ、🎵水分が半分になるまで煮込む。ローリエを取り除いて裏ごし、鍋に戻し入れる。
❸ ❷をひと煮たちさせ、塩で味をととのえ、器に盛る。仕上げに生クリームを回し入れる。

食材でアレンジ
かぼちゃをじゃがいも、里いもに変えても！
かぼちゃのように甘くはないけれど、じゃがいもや里いもでもおいしくできます。ポタージュにして野菜を取り入れましょう。

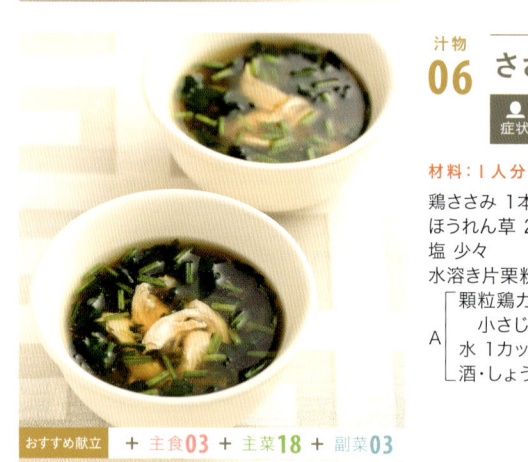

おすすめ献立 ＋ 主菜07 ＋ 副菜24

汁物
06 ささみの中華スープ

1人分 78 kcal
塩分 2.4 g

| 症状 | 胸やけ | ダンピング | 下痢 | 貧血 | 栄養 | たんぱく質 | βカロテン | ビタミンC | 鉄 |

材料：1人分
鶏ささみ 1本
ほうれん草 2株
塩 少々
水溶き片栗粉 適量
A [顆粒鶏ガラスープの素
　　　小さじ1
　　水 1カップ
　　酒・しょうゆ 各小さじ1]

作り方
❶ 鍋にAをひと煮たちさせ、🎵筋をとった鶏ささみをゆでて細かく手で裂き、鍋に戻し入れる。
❷ ほうれん草は別鍋でゆでて水けを絞り、細かく切って❶の鍋に入れる。
❸ ❷は塩で味をととのえ、水溶き片栗粉でとろみをつける。

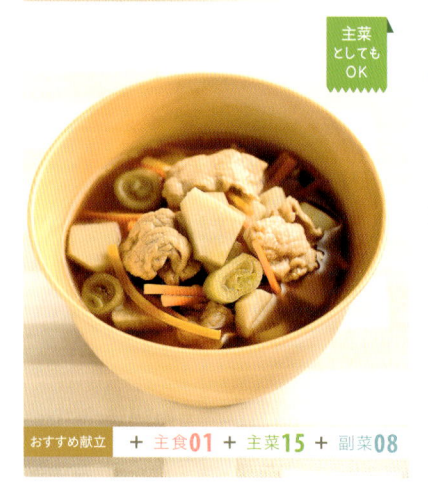

おすすめ献立 ＋ 主食03 ＋ 主菜18 ＋ 副菜03

主菜としてもOK

汁物
07 とん汁

1人分 214 kcal
塩分 1.2 g

| 症状 | ダンピング | 下痢 | | 栄養 | 炭水化物 | たんぱく質 | βカロテン | ビタミンC | 食物繊維 |

材料：1人分
豚ロース薄切り肉 40g
サラダ油 小さじ1
A [長ねぎ（小口切り）⅙本分
　　にんじん（せん切り）¼本分
　　ゆで里いも（いちょう切り）
　　　2個分]
B [水 1カップ
　　顆粒和風だしの素
　　　小さじ½]
C [赤だしみそ・みそ
　　　各小さじ½]

作り方
❶ 豚ロース肉は🎵脂身を切り落としてひと口大に切る。
❷ 鍋にサラダ油を熱し、ペーパータオルで余分な油をふき取り、❶を炒める。
❸ 豚肉の色が変わったらAを入れて炒め合わせ、Bを加えて🎵野菜がやわらかくなるまで煮込む。
❹ ❸にCを溶き入れ器に盛る。

おすすめ献立 ＋ 主食01 ＋ 主菜15 ＋ 副菜08

退院～3カ月まで

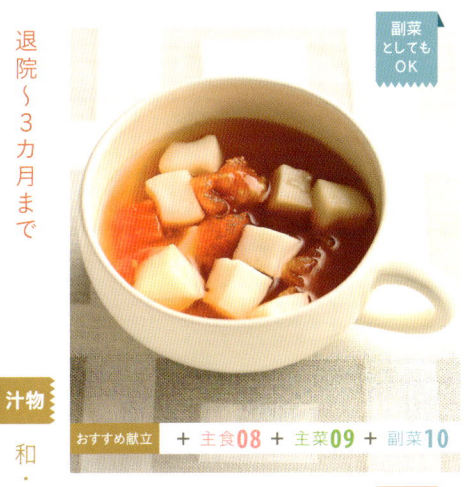

汁物 和・洋・中

08 トマトとはんぺんのコンソメスープ

副菜としてもOK

1人分 78 kcal 塩分 2.3 g

症状：胸やけ／ダンピング／下痢
栄養：たんぱく質／βカロテン／リコペン／ビタミンC

材料：1人分
- トマト 小1個
- はんぺん 1/2枚
- A［水 2/3カップ／顆粒コンソメスープの素 小さじ1］
- 塩 少々

作り方
1. 🔪 トマトは湯むきをしてざく切りにする。はんぺんは食べやすい大きさに切る。
2. 鍋にAを入れてひと煮たちさせ、❶を加えて煮る。
3. 塩で味をととのえる。

食材でアレンジ
お好みで刻んだパセリを散らしても。
パセリのみじん切りを散らせば、彩りもよく食欲もアップします。パセリの代わりに青ねぎの小口切りでもOK。

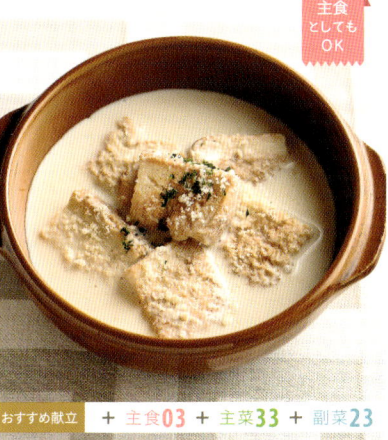

おすすめ献立 ＋主食08 ＋主菜09 ＋副菜10

09 豆乳パンスープ

主食としてもOK

1人分 202 kcal 塩分 2.0 g

症状：胸やけ／下痢
栄養：炭水化物／たんぱく質／カルシウム

材料：1人分
- 食パン（6枚切り） 1/2枚
- A［豆乳 1カップ／顆粒コンソメスープの素 小さじ1］
- 塩 少々
- 粉チーズ・パセリ（みじん切り） 各適量

作り方
1. 食パンはトーストにし、ひと口大に切る。
2. 鍋にAを入れて火にかけ、塩で味をととのえる。
3. ❷に❶を加えてしっとりさせ、器に盛る。お好みで粉チーズ、パセリを散らす。

おすすめ献立 ＋主食03 ＋主菜33 ＋副菜23

10 変わりワンタンスープ

主菜としてもOK

1人分 126 kcal 塩分 2.2 g

症状：胸やけ／ダンピング／下痢
栄養：炭水化物／たんぱく質

材料：1人分
- 市販のワンタンの皮 6枚
- かまぼこ（みじん切り） 4切れ分
- 長ねぎ（みじん切り） 大さじ1
- 塩 少々
- A［水 1カップ／顆粒鶏ガラスープの素 小さじ1］
- 水菜 適量

作り方
1. 鍋にAをひと煮たちさせ、塩で味をととのえる。
2. 🔪 かまぼこと長ねぎは混ぜ合わせ、6等分にする。
3. ワンタンの皮で❷の具を包む。煮たった❶にワンタンを入れ、しっかり煮てスープごと器に盛る。お好みで水菜を添える。

食材でアレンジ
ひき肉だねを包んでもOK！
かまぼこと長ねぎの変わり種の代わりに、定番のひき肉だねを包んで。ひき肉は鶏ひき肉か赤身ひき肉を使うことを忘れずに。

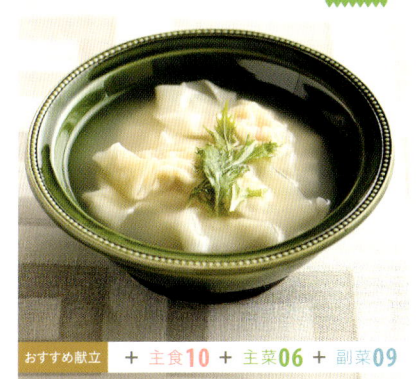

おすすめ献立 ＋主食10 ＋主菜06 ＋副菜09

卵・乳製品のレシピ

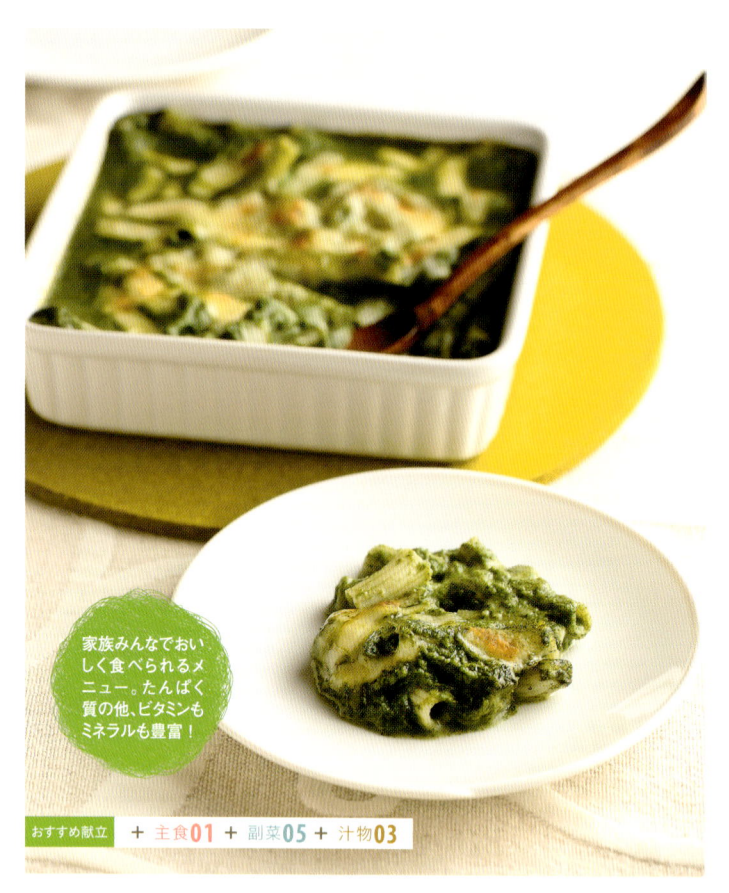

家族みんなでおいしく食べられるメニュー。たんぱく質の他、ビタミンもミネラルも豊富！

おすすめ献立 ＋ 主食01 ＋ 副菜05 ＋ 汁物03

退院して3カ月までの

主菜
～ たんぱく質のおかず ～

退院して間もない食事は、なるべく消化のよいものを選ぶこと。主菜になるたんぱく質なら、卵、乳製品や鶏肉、白身魚がおすすめ。

食材と栄養のこと

消化のよいたんぱく質を選んで調理する

胃の切除後3カ月までは、なるべく消化のよいたんぱく質を摂るように心がけましょう。卵や乳製品は加熱して食べて。また、鶏むね肉やささみ、白身魚など、脂身の少ないものを選びましょう。

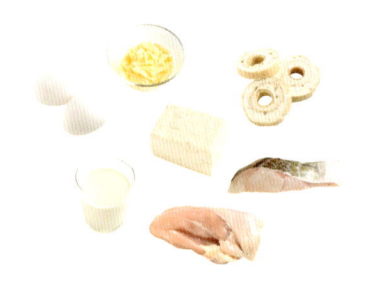

主菜 01　グリーンポタージュでグラタン

1人分 417 kcal
塩分 1.8 g

| 症状 | 胸やけ | ダンピング | 貧血 | 栄養 | 炭水化物 | たんぱく質 | βカロテン | ビタミンC | カルシウム |

材料：1人分

A　┌ ブロッコリー（小房）　小⅓株分
　　│ ほうれん草（ざく切り）　3株分
　　│ 玉ねぎ（みじん切り）　¼個分
　　└ にんにく（みじん切り）　½片分

B　┌ 水　1カップ
　　└ 顆粒コンソメスープの素　小さじ1

塩　少々
生クリーム　大さじ2
マカロニ　40g
ミックスチーズ　20g

作り方

❶ マカロニは分量外の塩適量を加えた湯でやわらかくゆでておく。

❷ 鍋にBを入れてひと煮たちさせ、Aを入れてやわらかく煮てから粗熱をとり、ミキサーにかける。

❸ 鍋に❷を戻し入れて火にかけ、塩、生クリームを加えて調味する。

❹ 耐熱容器に❶、❸を流し入れてチーズをのせ、トースターでこんがり焼きあげる。

食材でアレンジ

鶏のささみ肉やひき肉などをプラスしてもおいしい

ほうれん草とブロッコリーの栄養満点ポタージュを使ったマカロニグラタンは、患者さんだけでなく家族も楽しめるメニュー。食べることに慣れてきたら、鶏ささみや鶏ひき肉をプラスして旨味をプラス。

退院〜3カ月まで

主菜　卵・乳製品

01
02
03
04

汁物としてもOK

主菜 02 豆腐とキャベツのミルクシチュー

1人分 205 kcal　塩分 1.9 g

症状：胸やけ／ダンピング／下痢
栄養：たんぱく質／ビタミンU／ビタミンC／カルシウム

材料：1人分
- 絹ごし豆腐（さいの目切り） ¼丁分
- キャベツ（みじん切り） 1枚分
- A［水 1カップ／顆粒コンソメスープの素 小さじ1］
- 牛乳 1カップ
- みそ 小さじ½
- 塩 少々

作り方
❶ 鍋にAをひと煮たちさせ、絹ごし豆腐、キャベツをやわらかくなるまで煮る。
❷ ❶に牛乳を加えてひと煮立ちさせ、みそを溶き入れ、塩で味をととのえる。

食材でアレンジ
にんじんや玉ねぎを加えてボリュームを出しても

あくまでも、牛乳を温めて調理するためのメニュー。にんじんや玉ねぎ、じゃがいもを加えてコトコト煮て、シチュー風にするのも◎。

おすすめ献立　+ 主食05　+ 副菜09

主菜 03 ふんわりスクランブルエッグ

1人分 265 kcal　塩分 2.2 g

症状：ダンピング／下痢／体重減少
栄養：たんぱく質／ビタミンU／ビタミンC／カルシウム

材料：1人分
- A［卵 1個／塩・顆粒コンソメスープの素 各小さじ¼／生クリーム 大さじ2］
- トマト・クラッカー 各適量

作り方
❶ 耐熱ボウルにAをよく混ぜ合わせてラップをかける。
❷ 電子レンジ（600W）で2分加熱して取り出し、一度大きくかき混ぜる。再びラップをかけ、さらに1分かける。
❸ 器に盛り、お好みでトマト、クラッカーを添える。

調理でアレンジ
フッ素樹脂加工のフライパンでもカンタン！

電子レンジ調理も手軽ですが、フッ素樹脂加工のフライパンを使えば、油も極少量で済むので胃にやさしい。

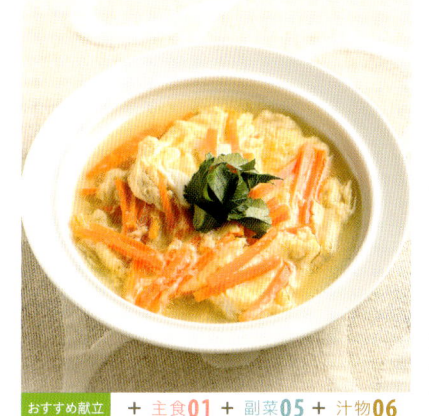

おすすめ献立　+ 主食07　+ 副菜23　+ 汁物04

主菜 04 やわらかにんじんの卵とじ

1人分 112 kcal　塩分 1.5 g

症状：胸やけ／ダンピング／下痢
栄養：たんぱく質／βカロテン／ビタミンC

材料：1人分
- にんじん ½本
- サラダ油 数滴
- A［水 1カップ／顆粒和風だしの素 小さじ½／みりん・しょうゆ 各小さじ½］
- 塩 少々
- 卵 1個
- 三つ葉 適量

作り方
❶ にんじんはせん切りにする。
❷ 鍋にサラダ油数滴をたらし、❶をさっと炒め、Aを加える。
❸ にんじんをやわらかく煮て、塩で味をととのえる。溶いた卵を回し入れ、蓋をして火を通して器に盛り、三つ葉を散らす。

食材でアレンジ
ゆでた白身魚を加えても！

一緒にゆでた白身魚を加えて卵とじにすれば、ボリュームアップ。オレンジなどの色で食欲アップ。

おすすめ献立　+ 主食01　+ 副菜05　+ 汁物06

89

主菜 05 半熟卵

副菜としてもOK

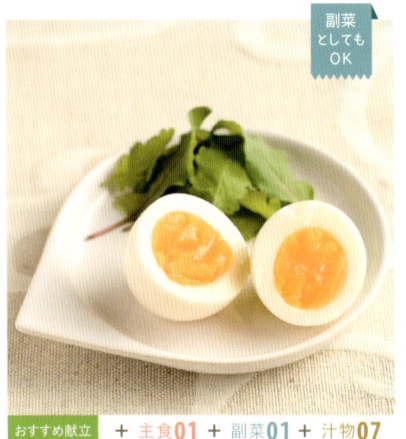

1人分 77 kcal
塩分 1.2 g

| 症状 | ダンピング | 体重減少 | | 栄養 | たんぱく質 | ビタミンA | ビタミンB₂ |

材料：1人分
卵 1個
塩・酢 各少々
ベビーリーフ 適宜

作り方
❶ 卵は室温に戻しておく。
❷ 鍋にたっぷりの水（分量外）を入れ、塩、酢を加えて卵をそっと入れる。
❸ ❷の鍋は火にかけ、湯を沸騰させるまで菜箸などで卵をゆっくり転がす。
❹ 沸騰したら火を弱め、4〜5分加熱後、冷水に取る。

食材でアレンジ 半熟卵をサラダやあえものに！
半熟卵は一番消化がよく、胃にやさしいたんぱく源。まとめて作って、サラダやあえものに使うのもおすすめ。

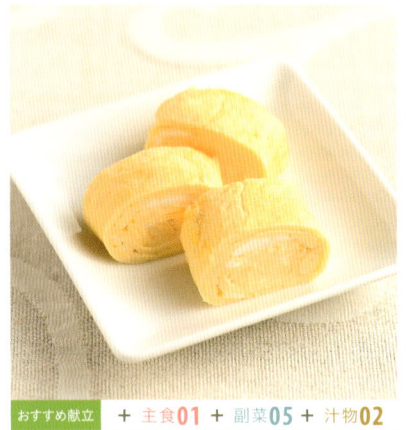

おすすめ献立 ＋ 主食01 ＋ 副菜01 ＋ 汁物07

主菜 06 じゅわっとだし巻き卵

1人分 101 kcal
塩分 1.1 g

| 症状 | ダンピング | 下痢 | 体重減少 | | 栄養 | たんぱく質 | ビタミンA | ビタミンB₂ |

材料：1人分
卵 1個
A ┌ 水 大さじ1
　　顆粒和風だしの素
　　　小さじ½
　　酒・砂糖 各小さじ1
　└ 塩 少々
サラダ油 適量

作り方
❶ ボウルに卵を割りほぐし、Aを加えよく混ぜ合わせる。
❷ フライパンをよく熱し、サラダ油をなじませてからペーパータオルなどでよくふき取る。
❸ ❷に❶を流し入れ、大きくかき混ぜながら、なるべく棒状になるようにフライパンの端に寄せる。
❹ 広げたアルミホイルに❸をのせてだし巻き卵風に形をととのえながら巻きあげ、しばらくそのまま置く。
❺ アルミホイルを取り除き、ひと口大に切る。

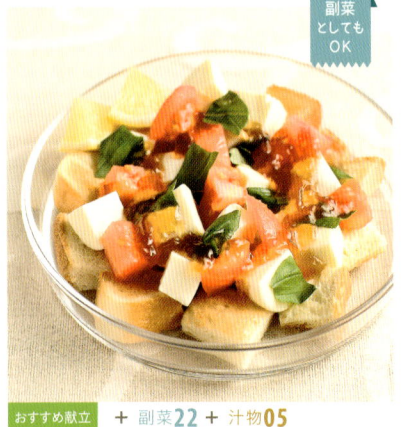

おすすめ献立 ＋ 主食01 ＋ 副菜05 ＋ 汁物02

主菜 07 モッツァレラチーズとトマトのサラダボウル

副菜としてもOK

1人分 274 kcal
塩分 2.1 g

| 症状 | ダンピング | 味覚 | | 栄養 | たんぱく質 | βカロテン | リコペン | カルシウム |

材料：1人分
モッツァレラチーズ ½個
トマト 中½個
トースト（8枚切り） 1枚
市販のポン酢しょうゆジュレ
　適量
バジルの葉・レモン（くし形切り）
　適宜

作り方
❶ モッツァレラチーズ、湯むきをしたトマトは角切りにする。
❷ 器に❶、8等分に切ったトーストを混ぜ合わせ、市販のポン酢しょうゆジュレをかける。
❸ お好みでちぎったバジルの葉（または青じそ）、レモンを添える。

※ジュレをなじませながらよく噛んで食べましょう。

おすすめ献立 ＋ 副菜22 ＋ 汁物05

主菜 08 チーズフォンデュ

1人分 478 kcal　塩分 1.6 g

| 症状 | ダンピング | 貧血 | 体重減少 | 栄養 | たんぱく質 | βカロテン | ビタミンC | カルシウム |

材料：1人分
- じゃがいも（ひと口大）中½個分
- にんじん（5cm長さの棒状）¼本分
- ブロッコリー（小房）3個分
- A
  - ミックスチーズ 50g
  - 生クリーム 大さじ3
  - 顆粒コンソメスープの素 小さじ½

作り方
❶ 鍋にたっぷりの水を入れ、じゃがいもとにんじんを入れて中火でゆでる。途中ブロッコリーを加えてやわらかくゆで、すべてザルにあげておく。
❷ 厚手鍋にAを混ぜ合わせ、弱火で混ぜ合わせながら溶かす。
❸ ❷のソースに❶の野菜をからめながらいただく。

食材でアレンジ
食パンや肉団子なども一緒につけて
まだ食べられそうなら、食パンを小さめの角切りにしたものや、やわらかめの鶏のミートボールを加えてワンディッシュに。

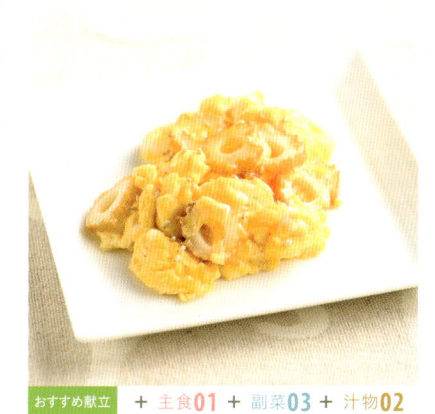

おすすめ献立　＋主食08　＋副菜14　＋汁物08

主菜 09 チーズ in オムレツ

1人分 179 kcal　塩分 1.8 g

| 症状 | ダンピング | 貧血 | 体重減少 | 栄養 | たんぱく質 | ビタミンA | ビタミンB₂ |

材料：1人分
- 卵 1個
- A
  - 牛乳 大さじ1
  - 塩 ひとつまみ
  - ミックスチーズ 大さじ2
- サラダ油 少々
- 市販のトマトソース または トマトケチャップ 適量
- ゆでブロッコリー・トマト 各適量

作り方
❶ ボウルに卵を割りほぐし、Aを混ぜ合わせる。
❷ 小さめのフライパンをよく熱し、サラダ油をよくなじませてからペーパータオルなどでよくふき取り、❶を流し入れる。
❸ 卵が半熟状に焼けてきたら、フライ返しなどを使って端からオムレツ状に折りたたむ。器に盛り、お好みでトマトソースを添える。
※フライパンや卵焼き器はストーン加工などのものを用意し、油分を極力使用しなくてもよいようにしておきましょう。

おすすめ献立　＋主食05　＋副菜10　＋汁物05

主菜 10 ちくわと卵のふんわり炒り卵

1人分 139 kcal　塩分 1.4 g

| 症状 | ダンピング | 貧血 | 体重減少 | 栄養 | たんぱく質 | ビタミンA | ビタミンB₂ |

材料：1人分
- ちくわ 1本
- 卵 1個
- サラダ油 適量
- A
  - 顆粒だしの素 小さじ½
  - 水 大さじ1
  - しょうゆ 数滴
  - みりん 小さじ1

作り方
❶ ちくわは輪切りにする。
❷ ボウルに卵、Aをよく混ぜ合わせる。
❸ フライパンをよく熱してサラダ油をよくなじませてからペーパータオルでよくふき取り、❷を流し入れる。大きくかき混ぜ、卵液が半熟状になったら器に盛る。お好みで万能ねぎの小口切りを添える。

食べ方でアレンジ
ごはんにのせて丼風に！
和風の炒り卵はごはんによく合います。ごはんにのせて丼風に。

おすすめ献立　＋主食01　＋副菜03　＋汁物02

白身魚のレシピ

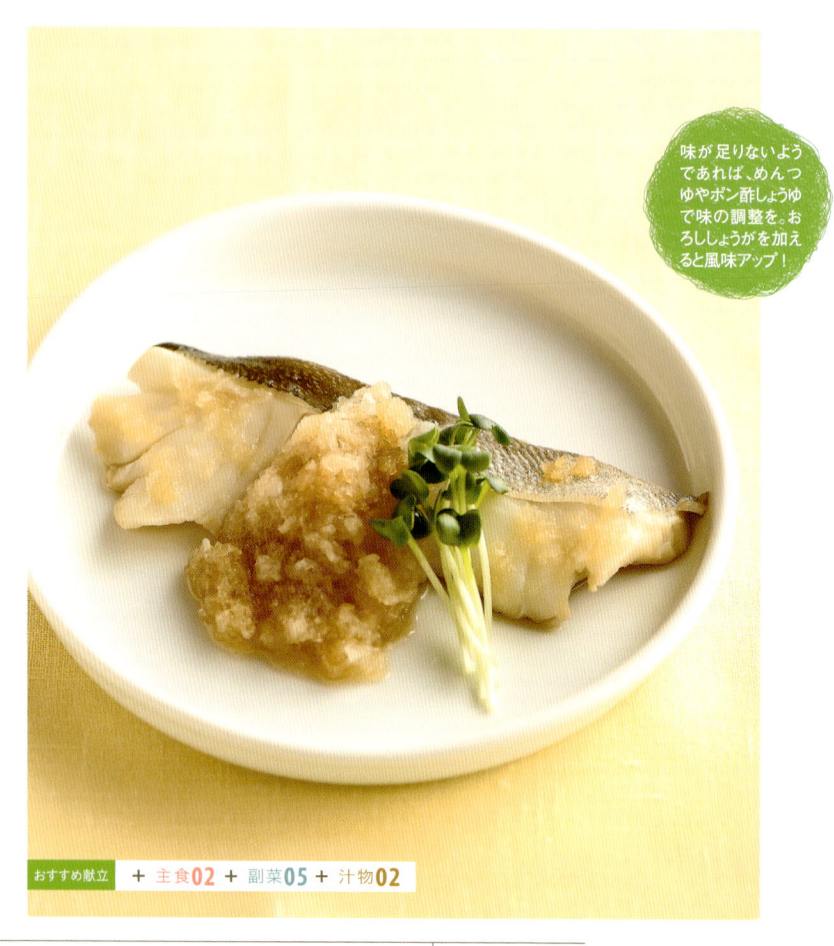

味が足りないようであれば、めんつゆやポン酢しょうゆで味の調整を。おろししょうがを加えると風味アップ！

おすすめ献立 ＋ 主食02 ＋ 副菜05 ＋ 汁物02

主菜 11　白身魚のおろし煮

1人分 127 kcal　塩分 2.6 g

症状：ダンピング／胸やけ／味覚／下痢
栄養：たんぱく質／ビタミンC

材料：1人分
生たらなどの白身魚 1切れ
酒 小さじ2
めんつゆ（3倍希釈用）大さじ3
水 大さじ1
大根おろし 1/2カップ
貝割れ菜 適量

作り方
❶ 鍋にたらをおき、酒をふってめんつゆ、水を加え煮立たせる。
❷ たらに火が通ったら大根おろしを加えてさっと煮、器に盛る。貝割れ菜を添える。

食材でアレンジ

大根おろしの代わりにかぶのおろしを

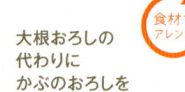

大根おろしも、かぶのおろしも消化酵素が含まれており、胃にやさしい野菜です。

退院〜3カ月まで

主菜

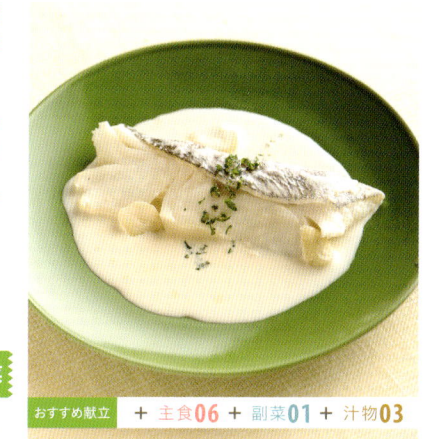

白身魚

主菜 12 白身魚のクリーム煮

1人分 297 kcal
塩分 1.2 g

| 症状 | ダンピング | 体重減少 | | 栄養 | たんぱく質 | ビタミンA | ビタミンB₂ |

材料：1人分
生たらなどの白身魚 1切れ
酒 大さじ1
にんにく ½片
A [水 大さじ2
　　 顆粒コンソメスープの素 小さじ½]
生クリーム 大さじ3
塩 少々
パセリ（みじん切り）適量

作り方
① 鍋にたら、酒、薄切りにしたにんにくを入れて蓋をし、中火で酒蒸しにする。
② ①に合わせたAを加えて煮たたせ、たらに火を通す。
③ ②の火を止めて生クリームを加えて混ぜながら味をなじませ、塩で調味する。
④ 器に盛り、お好みでパセリを散らす。

おすすめ献立 ＋ 主食06 ＋ 副菜01 ＋ 汁物03

主菜 13 白身魚とほうれん草の洋風オムレツ風

1人分 317 kcal
塩分 1.4 g

| 症状 | ダンピング | 貧血 | 体重減少 | | 栄養 | たんぱく質 | βカロテン | 鉄 |

材料：1人分
生たらなどの白身魚 1切れ
白ワイン 大さじ1
ゆでほうれん草（細かく刻む） 3株
A [卵 1個
　　 生クリーム 大さじ2
　　 顆粒コンソメスープの素 小さじ½
　　 塩 少々]

作り方
① 生たらはひと口大に切って白ワインをまぶす。
② ボウルにAを加えてよく混ぜ合わせる。①のたら、ほうれん草を加えてさっと混ぜ合わせる。
③ 耐熱容器に②を流し入れ、ラップをして電子レンジ（600W）で6〜7分ほど加熱する。
④ 蒸しあがった③を切り分けて器に盛る。

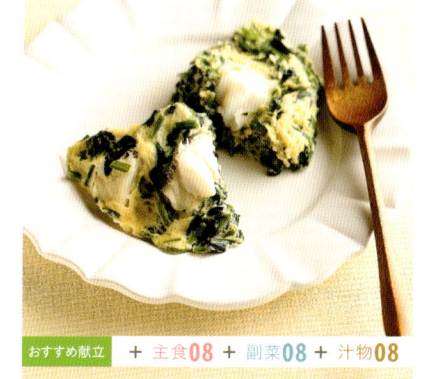

おすすめ献立 ＋ 主食08 ＋ 副菜08 ＋ 汁物08

11
12
13
14

主菜 14 白身魚と豆腐のとろみ煮

1人分 167 kcal
塩分 2.6 g

| 症状 | 胸やけ | ダンピング | | 栄養 | たんぱく質 | カルシウム |

材料：1人分
生たらなどの白身魚 1切れ
酒 小さじ2
水 1カップ
絹ごし豆腐（4等分） ¼丁
A [顆粒和風だしの素 小さじ1
　　 おろししょうが・しょうゆ・みりん 各小さじ1]
塩 少々
水溶き片栗粉・万能ねぎ（小口切り）各適量

作り方
① 鍋に生たらを入れ、酒、水を入れてひと煮たちさせ、アクを丁寧にとる。
② ①に水きりをした豆腐、Aを加えて落とし蓋をし、コトコト煮含める。
③ 塩で味をととのえ、水溶き片栗粉でとろみをつけて器に盛る。万能ねぎの小口切りを散らす。

食材でアレンジ
春菊や小松菜などの青菜を添えて
春菊や小松菜などの青菜はやわらかくゆでて、細かく刻み、とろみ煮に加えれば、栄養バランスバツグンです。

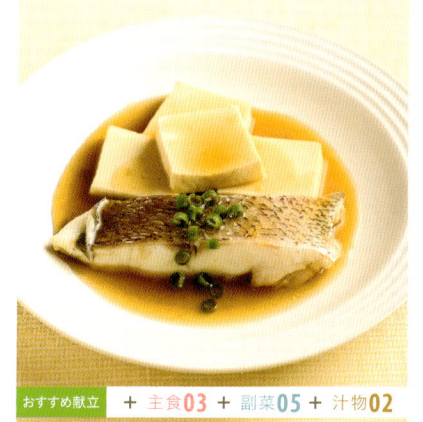

おすすめ献立 ＋ 主食03 ＋ 副菜05 ＋ 汁物02

93

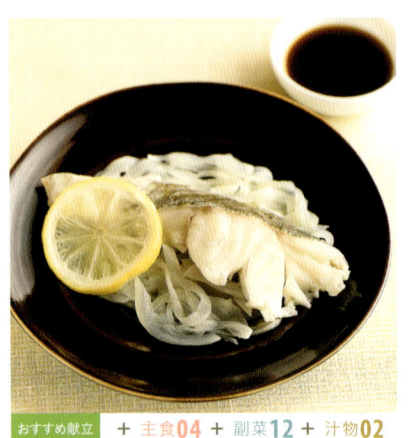

主菜 15 白身魚と玉ねぎのレモン風味蒸し

1人分 142 kcal　塩分 2.0 g

症状：胸やけ／ダンピング／下痢
栄養：たんぱく質／ビタミンB₂

材料：1人分
- 生たらなどの白身魚 1切れ
- 酒 大さじ1
- 塩 少々
- 玉ねぎ（薄切り） ½個分
- レモン（輪切り） 1枚
- ポン酢しょうゆ 適量

作り方
1. 耐熱皿にたらをのせ、酒、塩をふる。
2. ❶に玉ねぎ、レモンをのせ、ラップをかけて電子レンジ（600W）で5分加熱する。
3. ポン酢しょうゆをかけていただく。

※輪切りレモンは風味づけです。いただくとき取り除いてください。

食材でアレンジ／たらの代わりに鯛もおいしい
生たらの代わりに鯛の切り身もいいだしが出るのでおすすめ。玉ねぎの他に、もやしや白菜、キャベツ、小松菜などを小さめに刻んで加えてもOK。

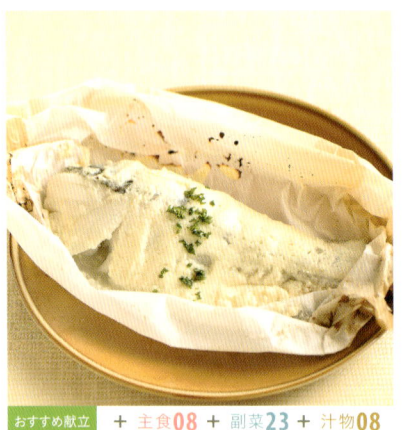

おすすめ献立　＋主食04　＋副菜12　＋汁物02

主菜 16 白身魚のホワイトソース包み焼き

1人分 108 kcal　塩分 1.1 g

症状：ダンピング／下痢／体重減少
栄養：たんぱく質／βカロテン／カルシウム

材料：1人分
- 生たらなどの白身魚 1切れ
- 酒 小さじ1
- 塩 少々
- ヘルシーホワイトソース（P55） 大さじ2
- パセリ（みじん切り） 少々

作り方
1. オーブンペーパーに白身魚をのせ、酒、塩をふる。
2. ❶にヘルシーホワイトソースをかけて包み、蓋つきフライパンやオーブンに入れて蒸し焼きにする。
3. お好みでパセリのみじん切りを散らす。

食材でアレンジ／食べることに慣れてきたら、市販のホワイトソースで代用もOK！
なるべく胃に負担のかからない豆乳で作ったホワイトソースがおすすめですが、食べることに慣れてきたら、市販のホワイトソースでもOK。

おすすめ献立　＋主食08　＋副菜23　＋汁物08

主菜 17 白身魚と豆腐のすき焼き風

1人分 326 kcal　塩分 3.4 g

症状：ダンピング／下痢
栄養：たんぱく質／カルシウム

材料：1人分
- 鯛などの白身魚（ひと口大） 1切れ分
- 絹ごし豆腐（ひと口大） ¼丁分
- 市販のすき焼きのたれ 適量
- 青ねぎ 適量

作り方
1. 鍋に白身魚、水きりをした豆腐を並べ、すき焼きのたれを加える。
2. ❶の鍋を火にかけ、10分ほど煮込む。
3. 5cm長さに切った青ねぎを仕上げに加えてさっと煮る。

食材でアレンジ／白菜や春菊をプラスしても
白菜や春菊をプラスして、鍋料理として家族で鍋を囲みながら食べるのもおすすめ。生卵をつけていただいても。

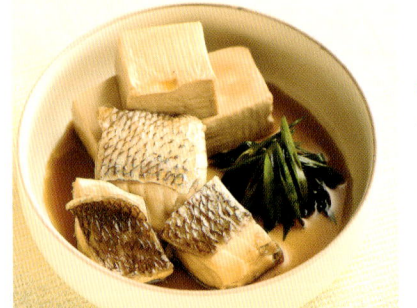

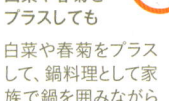

おすすめ献立　＋主食01　＋副菜05　＋汁物07

豆腐・豆乳のレシピ

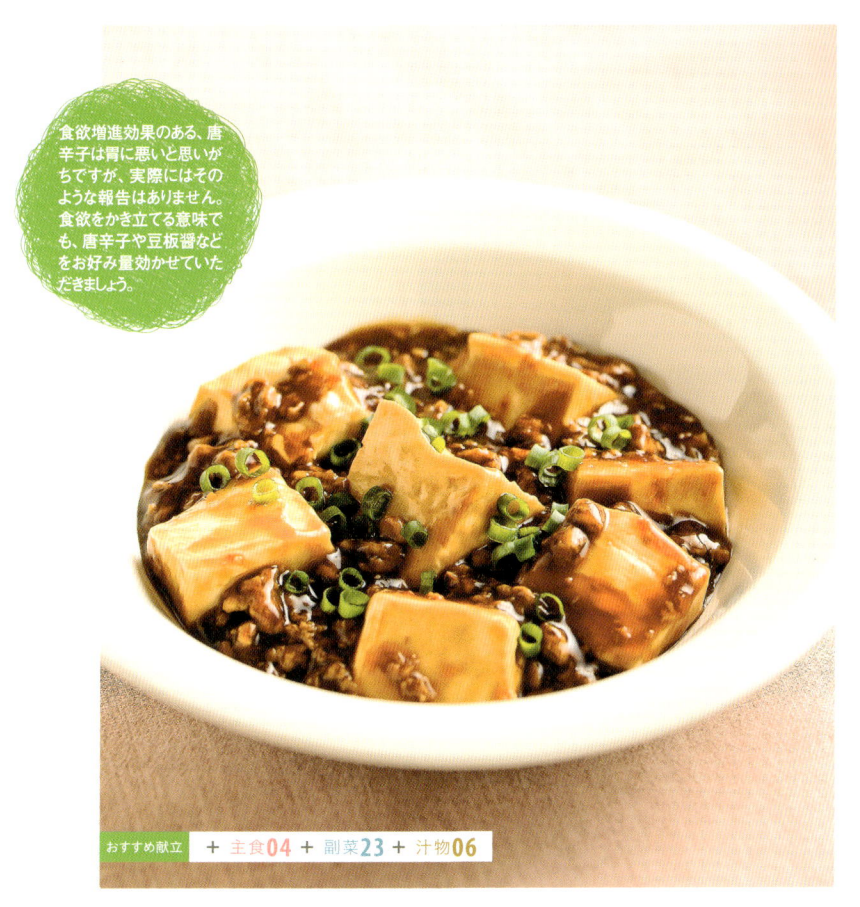

退院〜3カ月まで

主菜
白身魚／豆腐・豆乳

15
16
17
18

食欲増進効果のある、唐辛子は胃に悪いと思いがちですが、実際にはそのような報告はありません。食欲をかき立てる意味でも、唐辛子や豆板醤などをお好み量効かせていただきましょう。

おすすめ献立 ＋ 主食04 ＋ 副菜23 ＋ 汁物06

主菜 18　とろとろ辛くない麻婆豆腐

1人分 244 kcal
塩分 3.1g

症状：ダンピング／味覚／体重減少
栄養：たんぱく質／カルシウム

材料：1人分
- 絹ごし豆腐 ½丁
- サラダ油 適量
- しょうが（みじん切り）½片分
- 鶏ひき肉 50g
- 甜麺醤 小さじ2
- A［しょうゆ・はちみつ 各小さじ1
　　顆粒鶏ガラスープの素 小さじ1
　　水 ½カップ］
- 塩 適量
- 水溶き片栗粉 適量
- 万能ねぎ（小口切り）適量

作り方
❶ 絹ごし豆腐は水きりをしておく。
❷ フライパンを熱し、サラダ油をなじませてからペーパータオルでふき取る。しょうが、鶏ひき肉、甜麺醤を加えてよく炒め合わせ、Aを加えてひと煮たちさせる。
❸ ❷に8等分に切った❶の豆腐を加えて煮込み、塩で味をととのえ、水溶き片栗粉でとろみをつける。器に盛り、万能ねぎの小口切りを散らす。

豆板醤は少量からはじめて

調味でアレンジ

食欲増進効果のある唐辛子は、胃に悪いと思いがちですが、実際にはそのような報告はありません。食欲をかき立てる意味でも、唐辛子や豆板醤などをお好みの量効かせていただきましょう。使用する場合は作り方❷のしょうがの後に小さじ1/4程度からプラスしてみましょう。

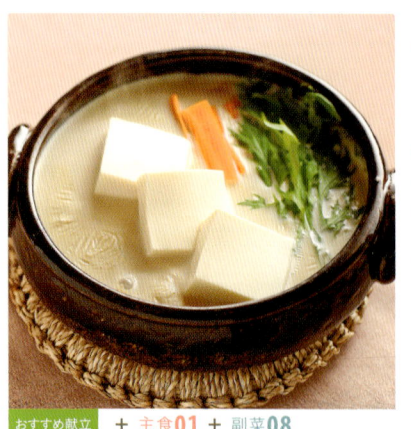

主菜 19 ダブル豆乳鍋

1人分 314 kcal 塩分 1.4g

症状	胸やけ	ダンピング	牛乳不耐症

栄養	たんぱく質	βカロテン	ビタミンC	カルシウム

材料：1人分
豆乳 2カップ
絹ごし豆腐 ¼丁
水菜 ½株
にんじん ¼本
めんつゆ（ストレート）
　大さじ2

作り方
① 小さな土鍋に豆乳、絹ごし豆腐を入れる。
② 水菜、にんじんは食べやすい大きさに切る。
③ ①に②を入れて野菜がやわらかくなるまで煮、めんつゆをつけていただく。
※豆乳の表面に張った膜を箸ですくいあげれば生ゆばも楽しめます。

食材でアレンジ：鶏むね肉ややわらかい肉団子をプラスして
豆腐と豆乳だけの鍋もおいしいけれど、肉をプラスしてもOK。むね肉やささみは、薄いそぎ切りにして片栗粉をまぶしてから加えるとやわらかく仕上がる。

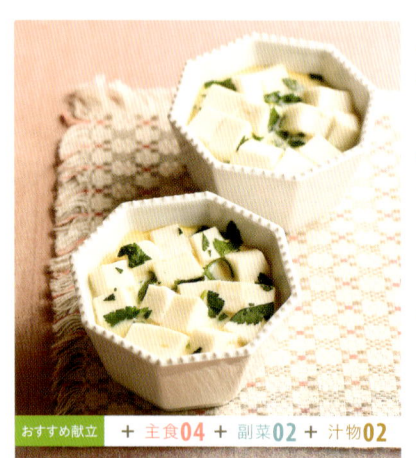

おすすめ献立　+ 主食01　+ 副菜08

主菜 20 豆乳茶碗蒸し

1人分 207 kcal 塩分 2.7g

症状	胸やけ	下痢	牛乳不耐症

栄養	たんぱく質	カルシウム

材料：1人分
卵 1個
A ┌ 豆乳 1カップ
　│ 顆粒和風だしの素
　│　小さじ⅓
　└ 塩 小さじ⅓
はんぺん（1cm角切り） ¼枚
三つ葉 適量

作り方
① ボウルに卵を割りほぐし、Aを加えてよく混ぜ合わせる。
② 耐熱容器に①、はんぺんを入れ、さっと混ぜ合わせて刻んだ三つ葉を加える。
③ 蒸気のあがった蒸し器に入れ、15分蒸す。

調理でアレンジ：電子レンジでもカンタンにできる！
蒸し器以外に電子レンジやフライパンを使えば、さらにカンタン！電子レンジはラップをして4分、フライパンなら、湯をはって蓋をして地獄蒸しのようにするとラク。

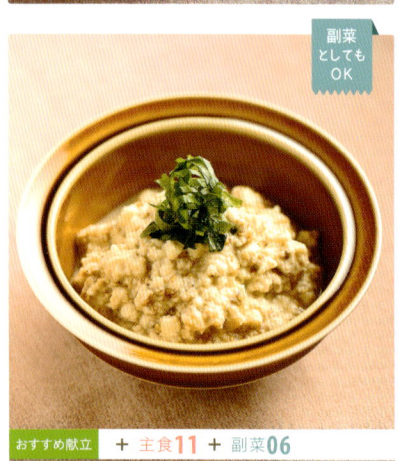

おすすめ献立　+ 主食04　+ 副菜02　+ 汁物02

主菜 21 薬味おぼろ豆腐

副菜としてもOK

1人分 107 kcal 塩分 1.1g

症状	胸やけ	ダンピング	下痢

栄養	たんぱく質	カルシウム

材料：1人分
絹ごし豆腐 ¼丁
皮むき白炒りごま 小さじ2
A ┌ 顆粒和風だしの素
　│　小さじ⅓
　│ はちみつ 小さじ1
　└ しょうゆ 小さじ½
塩 少々
青じそ 1枚

作り方
① ボウルに絹ごし豆腐を手で崩しながら入れる。
② 別のボウルにすり鉢ですった炒りごま、Aを混ぜ合わせ、①に加えてよく混ぜ合わせ、塩で味をととのえる。
③ 器に盛り、刻んだ青じそを添える。

おすすめ献立　+ 主食11　+ 副菜06

96

退院～3カ月まで

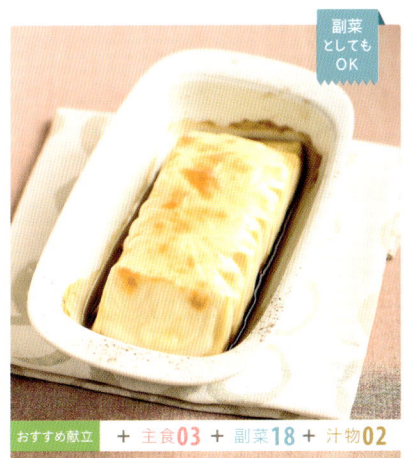

主菜 豆腐・豆乳

主菜 22 豆腐のチーズグリル

副菜としてもOK

1人分 169 kcal 塩分 2.3 g

症状：ダンピング／下痢
栄養：たんぱく質／カルシウム

材料：1人分
絹ごし豆腐 ½丁
めんつゆ（3倍希釈用） 大さじ1〜適量
スライスチーズ 1枚
パセリ（みじん切り） 適量

作り方
① 絹ごし豆腐はしっかり水きりをして薄切りにし、耐熱容器に並べる。
② ①にめんつゆをかけ、スライスチーズをのせてオーブントースターでこんがり焼きあげる。
③ お好みで細かく刻んだパセリを散らす。

調味でアレンジ／めんつゆの代わりにホワイトソースで
めんつゆが物足りなければ、豆腐の上にトマトソースとホワイトソースを重ね、チーズをのせて焼きましょう。あっという間に洋風おかずの完成！

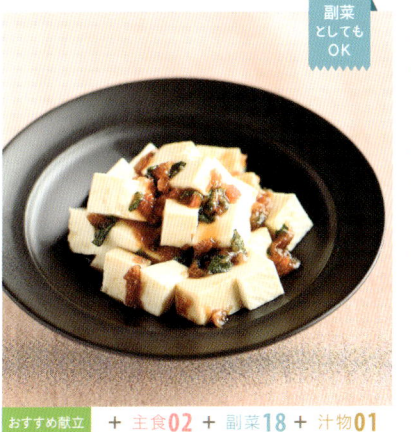

おすすめ献立 ＋ 主食03 ＋ 副菜18 ＋ 汁物02

主菜 23 豆腐の梅衣あえ

副菜としてもOK

1人分 52 kcal 塩分 2.6 g

症状：胸やけ／下痢／味覚
栄養：たんぱく質／ビタミンC／カルシウム

材料：1人分
絹ごし豆腐 ¼丁
梅干し 1個
青じそ（みじん切り） 1枚分
めんつゆ（ストレート） 小さじ2

作り方
① 梅干しは種を取り除いて果肉を叩き、青じそ、めんつゆとよくあえる。
② 絹ごし豆腐はしっかり水きりをして1cm角に切る。
③ ボウルに②、①をあえて器に盛る。

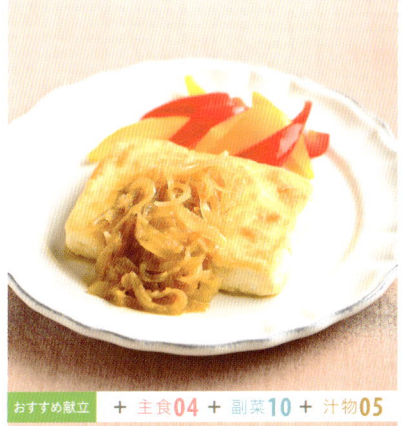

おすすめ献立 ＋ 主食02 ＋ 副菜18 ＋ 汁物01

主菜 24 豆腐ステーキのベジタブルソース

1人分 219 kcal 塩分 1.3 g

症状：ダンピング／体重減少
栄養：たんぱく質／ビタミンC／カルシウム

材料：1人分
木綿豆腐 ½丁
小麦粉 適量
オリーブ油 小さじ2
パプリカ（赤・黄） 各⅛個
ベジタブルソース（P56参照） 大さじ2

作り方
① 木綿豆腐は半分の厚さに切り、水けをしっかりきり、小麦粉をまぶす。
② フライパンにオリーブ油を熱し、①を両面こんがり焼きあげる。フライパンの端で食べやすい大きさに切ったパプリカに塩（分量外）をふって炒めておく。
③ ②の豆腐の余分な油をペーパータオルなどでふき取り、パプリカとともに器に盛る。温めたベジタブルソースをかけていただく。

おすすめ献立 ＋ 主食04 ＋ 副菜10 ＋ 汁物05

鶏肉のレシピ

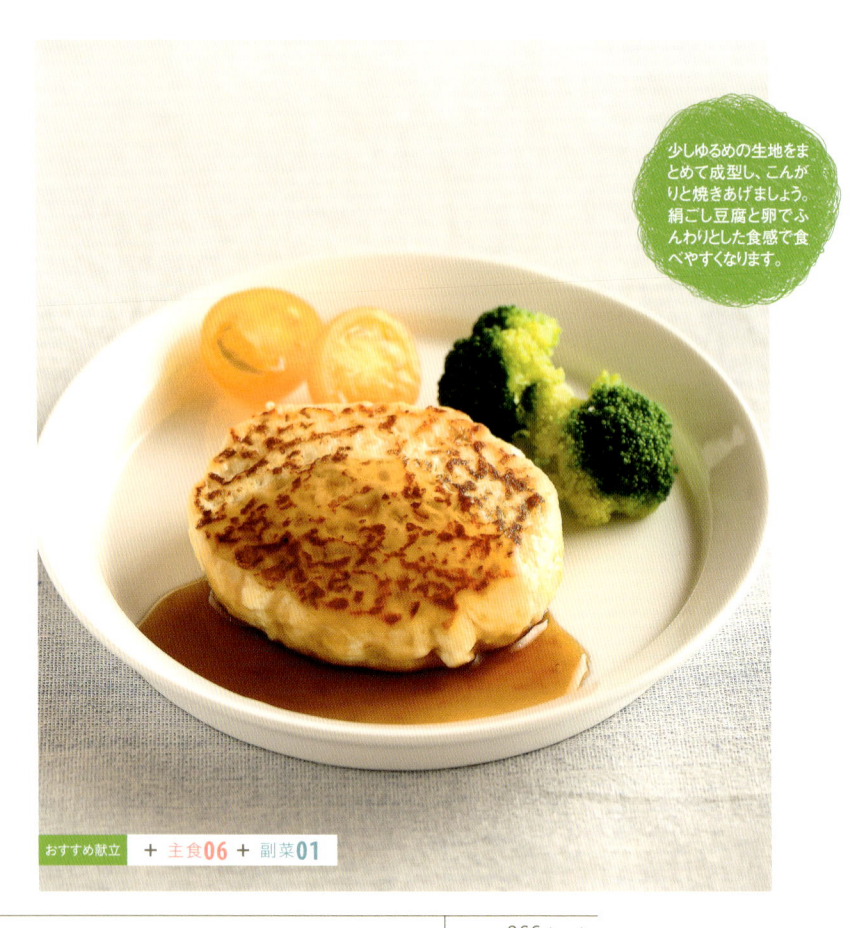

少しゆるめの生地をまとめて成型し、こんがりと焼きあげましょう。絹ごし豆腐や卵でふんわりとした食感で食べやすくなります。

おすすめ献立 ＋ 主食06 ＋ 副菜01

主菜25 鶏ひきと豆腐のハンバーグ

1人分 266 kcal
塩分 2.7g

症状：ダンピング／胸やけ／体重減少
栄養：たんぱく質／ビタミンC

材料：1人分
- 玉ねぎ（みじん切り） 1/4個分
- A
  - 鶏ひき肉 40g
  - 絹ごし豆腐 1/4丁
  - 卵 1個
  - ナツメグ 小さじ1/2
  - 塩 小さじ1/4
  - はちみつ・片栗粉 各小さじ1
- サラダ油 適量
- B
  - めんつゆ（ストレート）・水 各大さじ2
- 水溶き片栗粉・ゆでブロッコリー・プチトマト 各適量

作り方
① 耐熱容器に玉ねぎを入れ、ラップをかけて電子レンジ（600W）で2分加熱し、ラップをはずして粗熱をとる。
② ボウルにAを加えてよく練り、①の玉ねぎを加えてよく混ぜ合わせ形をととのえる。
③ フライパンをよく熱してからサラダ油をよくなじませ、ペーパータオルなどでよく拭き取り、②を入れて両面をしっかり焼き、器に盛る。
④ ③のフライパンにBを加えてひと煮たちさせ、水溶き片栗粉でとろみをつけてハンバーグにかける。ゆでブロッコリー、プチトマトを添える。

食材でアレンジ
ソースをいろいろと変えてアレンジ！
めんつゆあんの和風ソースだけでなく、いろいろなソースで楽しみましょう。トマトソースや大根おろし＋ポン酢ソース、デミグラスソースなど、バリエーションも広がります。

退院〜3カ月まで

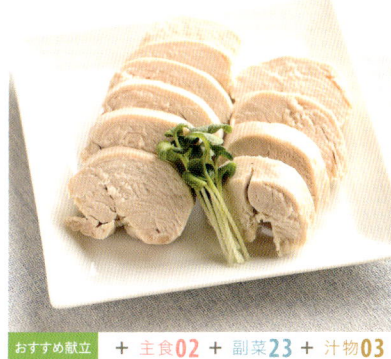

主菜 鶏肉

主菜 26 鶏ひきそぼろの二色丼

1人分 546 kcal　塩分 2.7 g

| 症状 | ダンピング | 下痢 | | 栄養 | たんぱく質 |

主食としてもOK

材料：1人分

*肉そぼろ
鶏ひき肉 80g
A［ しょうが（みじん切り）1片分
　　みりん・酒 各大さじ1
　　しょうゆ 小さじ2 ］

*炒り卵
卵 1個
A［ みりん 小さじ1
　　塩・薄口しょうゆ 各少々 ］

ごはん 茶碗1杯分

作り方

❶ 鍋に鶏ひき肉、Aを混ぜ合わせてから火にかけ、菜箸でかき混ぜながらポロポロに炒り煮にする。
❷ 卵を割りほぐし、Bを加えてよく混ぜ合わせて鍋に入れて火にかけ、菜箸でかき混ぜながらポロポロに炒り煮にする。
❸ 茶碗にごはんを盛り、❶と❷を盛り合わせる。

食材でアレンジ　ポロポロ食べにくいときは、あんをかけて
肉そぼろがポロポロして食べにくいときは、めんつゆで作ったあんを上からかけて、あんかけ丼として食べてもおいしい。

おすすめ献立　＋ 副菜05 ＋ 汁物02

主菜 27 ささみのタンドリー風

1人分 181 kcal　塩分 2.4 g

| 症状 | ダンピング | 下痢 | 体重減少 | | 栄養 | たんぱく質 | カルシウム |

材料：1人分

鶏ささみ肉 2本
プレーンヨーグルト 大さじ2
A［ はちみつ 大さじ1
　　顆粒コンソメスープの素 小さじ½
　　カレー粉 小さじ¼
　　塩 小さじ⅓ ］
イタリアンパセリ 適宜

作り方

❶ 鶏ささみは筋を取る。
❷ ボウルにAを混ぜ合わせ、❶のささみをつけ、30分ほどおく。
❸ フッ素樹脂加工のフライパンに❷を入れて両面をしっかり焼きあげる。

調味でアレンジ　カレー粉や塩加減はお好みで
スパイスは胃がんの中でも食べてもよい食材。カレー粉などのスパイスは、体調に合わせながら分量を調整しましょう。塩加減はあくまでも薄味で。

おすすめ献立　＋ 主食08 ＋ 副菜13 ＋ 汁物04

主菜 28 鶏ハム

1人分 135 kcal　塩分 1.4 g

| 症状 | ダンピング | 下痢 | | 栄養 | たんぱく質 | カルシウム |

材料：鶏むね肉1枚分

鶏むね肉 1枚
A［ 白ワイン 大さじ2
　　塩 小さじ½
　　はちみつ 小さじ2 ］
タイム 1本

作り方

❶ 鶏むね肉は皮と余分な脂を取り除き、Aをすり込み、しばらくおく。
❷ ❶をかたく丸めてタイムを添えてラップできつく巻く。
❸ ❷に竹ぐしなどで数か所穴をあけ、耐熱皿にのせる。
❹ ❸を電子レンジ（600W）で6分ほど加熱する。
❺ そのまま粗熱を取り、ラップをはずして薄切りにする。

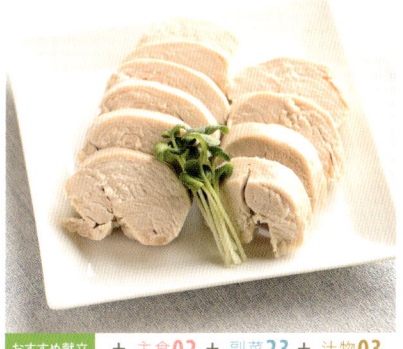

おすすめ献立　＋ 主食02 ＋ 副菜23 ＋ 汁物03

豚肉・レバーのレシピ

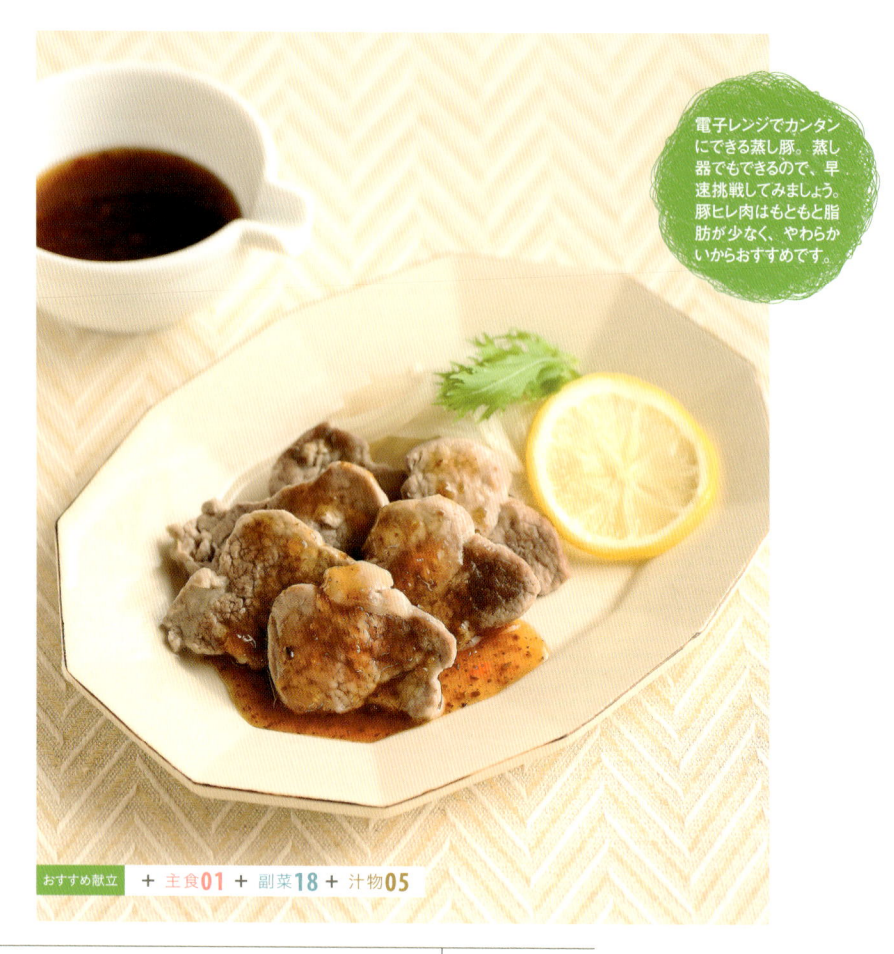

> 電子レンジでカンタンにできる蒸し豚。蒸し器でもできるので、早速挑戦してみましょう。豚ヒレ肉はもともと脂肪が少なく、やわらかいからおすすめです。

おすすめ献立 ＋ 主食01 ＋ 副菜18 ＋ 汁物05

主菜 29 豚ヒレ肉の香味蒸し

1人分 151 kcal 塩分 1.5 g

症状：ダンピング／貧血／体重減少
栄養：たんぱく質／ビタミンB₁

材料：1人分
- 豚ヒレ肉 80g
- A 白ワイン 大さじ1
     塩 適量
- 玉ねぎ（薄切り） 1/2個分
- レモン（輪切り） 1枚
- 和風ノンオイルドレッシング 適量

作り方
1. 豚ヒレ肉は薄切りにして耐熱皿に並べ、Aをふってなじませる。
2. ①に玉ねぎ、レモンをのせ、ラップをかけ、電子レンジ（600W）で5分加熱する。
3. 和風ノンオイルドレッシングをかけていただく。彩りとしてイタリアンパセリなどを添えて。

食材でアレンジ：ピーマンやにんじんなどをプラスして食欲をかき立てる

胃を切除した人の食事は、白っぽいものが多く、食欲がわかないケースも。できれば、赤系の野菜を効果的に使って。補色の緑色の野菜も組み合わせるとさらにおいしそうに感じます。

退院〜3カ月まで

主菜　豚肉・レバー

主菜 30 豚しゃぶのおろし

1人分 243 kcal　塩分 1.5 g

症状：ダンピング／体重減少
栄養：たんぱく質

材料：1人分
- 豚ロースしゃぶしゃぶ用肉 80g
- 片栗粉 適量
- 大根おろし 1/2カップ
- ポン酢しょうゆ 適量
- 万能ねぎ・青じそ・ゆずの皮など 各適量

作り方
1. 豚ロースしゃぶしゃぶ用肉の脂を取り除き、食べやすい大きさに切る。
2. ①の豚肉に片栗粉を薄くまぶし、たっぷりの湯で豚肉がかたまらないように1枚ずつ入れてゆでる。湯をきり、冷水にとる。
3. ボウルに大根おろし、水けをきった②の豚肉を入れてさっとあえ、器に盛る。
4. 万能ねぎの小口切りや刻んだ青じそ、ゆずの皮など体調を診て添え、ポン酢しょうゆをかけていただく。

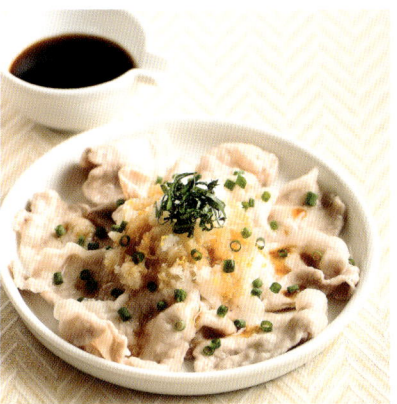

おすすめ献立 + 主食03 + 副菜07 + 汁物02

主菜 31 レバーペーストであんきも風

副菜としてもOK

1人分 60 kcal　塩分 1.9 g

症状：ダンピング／貧血／体重減少
栄養：たんぱく質／ビタミンA／ビタミンC／鉄

材料：1人分
- レバーペースト（P63） 大さじ2
- 青じそ 1枚
- 大根おろし 大さじ3
- ポン酢しょうゆ 適量

作り方
1. ラップを広げ、レバーペーストを置いて包み、棒状にする。
2. ①を輪切りにして青じそを敷いた器に盛る。
3. ②に大根おろし、ポン酢しょうゆをかけていただく。

食材でアレンジ
大根おろしを添えてあっさりと食べて
レバーペーストを成型するだけで、あん肝風が味わえる、なんちゃっておつまみ。大根おろしを添えると、消化を助け、さっぱりと食べられます。

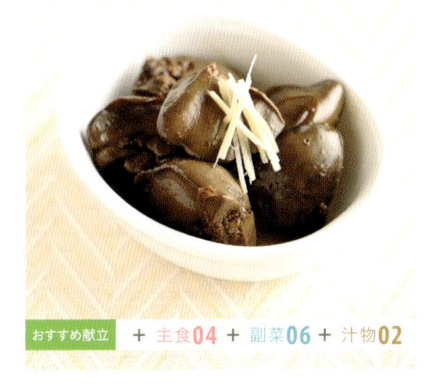

おすすめ献立 + 主食01 + 副菜03 + 汁物07

主菜 32 レバーの甘露煮

1人分 166 kcal　塩分 2.3 g

症状：ダンピング／貧血／体重減少
栄養：たんぱく質／ビタミンA／ビタミンC／鉄

材料：1人分
- 鶏レバー 100g
- A [水 1/2カップ／酒 大さじ1]
- しょうが（薄切り） 1片分
- B [はちみつ・みりん 各小さじ1／しょうゆ 大さじ2]

作り方
1. 鶏レバーは流水でよく洗い、水分をしっかりふき取る。
2. 鍋にAを入れて①、しょうがを加えて煮立たせ、アクを丁寧に取り除く。
3. ②にBを加えて水分にとろみがつくまでコトコト煮込む。

※香りづけに仕上げの天盛りとしてせん切りしょうがを添えても。食すときは状態をみて。

おすすめ献立 + 主食04 + 副菜06 + 汁物02

はんぺん・麩のレシピ

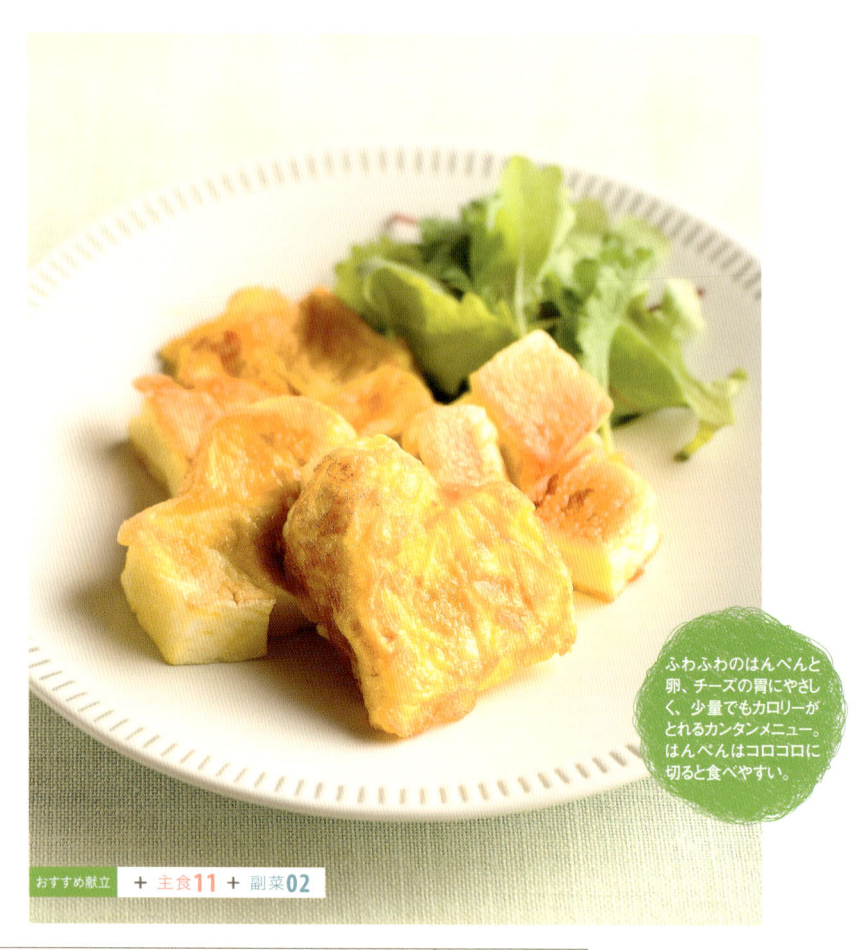

> ふわふわのはんぺんと卵、チーズの胃にやさしく、少量でもカロリーがとれるカンタンメニュー。はんぺんはコロコロに切ると食べやすい。

おすすめ献立 ＋ 主食11 ＋ 副菜02

主菜 33 はんぺんのチーズピカタ

1人分 242 kcal
塩分 2.0 g

| 症状 | ダンピング | 体重減少 | | 栄養 | たんぱく質 | ビタミンB1 | カルシウム |

材料：1人分
- はんぺん 1枚
- 卵 1個
- ミックスチーズ 大さじ2
- サラダ油 適量

作り方
1. はんぺんは8等分に切る。
2. ボウルに卵を溶き、ミックスチーズ、❶のはんぺんを入れてよく混ぜる。
3. フライパンを熱して油をなじませ、ペーパータオルなどでよくふき取る。❷をひと口大ずつ流し入れ、それぞれ両面よく焼く。

食材でアレンジ

フライパンにオーブンシートを敷けばヘルシー！

卵、チーズと脂質の多いメニューは、なるべく調理油を少なくすることも大切なポイント。フッ素樹脂加工のフライパンを使う、普通のフライパンならオーブンシートを使うなど、油を減らす工夫を。

102

退院〜3カ月まで

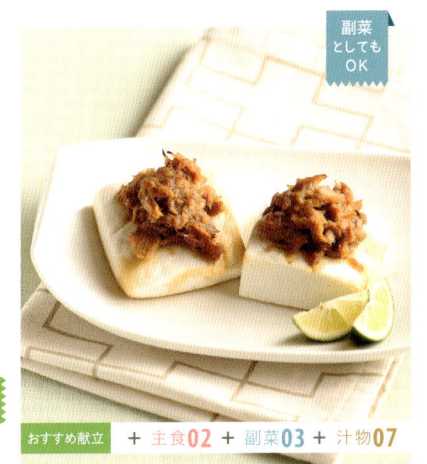

主菜 はんぺん・麩

主菜 34 はんぺんのツナ田楽

副菜としてもOK

1人分 207 kcal　塩分 2.9 g

症状：ダンピング／体重減少
栄養：たんぱく質／ビタミンB₁

材料：1人分
- はんぺん 1枚
- ツナ缶（水煮）1缶（80g）
- A
  - みそ・はちみつ 各小さじ1
  - 顆粒和風だしの素 少々
  - しょうゆ 少々

作り方
1. はんぺんは4等分に切る。
2. ボウルに汁けをきったツナ缶、Aを混ぜ合わせる。
3. ❶に❷をのせ、トースターでこんがり焼きあげる。

食材でアレンジ
明太マヨ、納豆チーズなどもおすすめ
上にのせるツナの代わりに、明太子と少量のマヨネーズ、納豆とチーズを混ぜたものなどを上にのせて、おつまみ風に。

おすすめ献立 ＋ 主食02 ＋ 副菜03 ＋ 汁物07

主菜 35 麩とやわらかねぎの親子煮風

1人分 190 kcal　塩分 2.3 g

症状：ダンピング／体重減少
栄養：たんぱく質／ビタミンB₁

材料：1人分
- 車麩 2枚
- 長ねぎ ¼本
- 卵 1個
- A
  - 水 1½カップ
  - 顆粒和風だしの素 小さじ1
  - みりん・しょうゆ 各小さじ1

作り方
1. 車麩は分量外の水に浸して戻し、ひと口大に切る。長ねぎは斜めぶつ切りにする。
2. 鍋にAをひと煮たちさせ、水けを絞ってひと口大に切った❶を入れ水分量が半分ほどになるまでコトコト煮る。
3. 長ねぎがやわらかくなったら溶き卵を回し入れ蓋をして蒸らし、器に盛る。

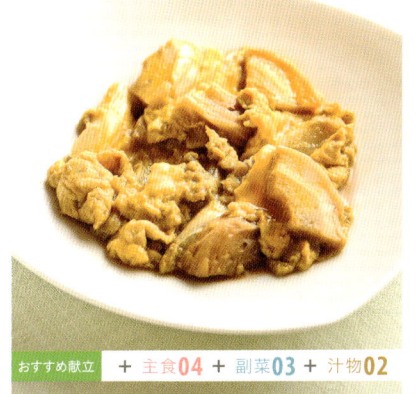

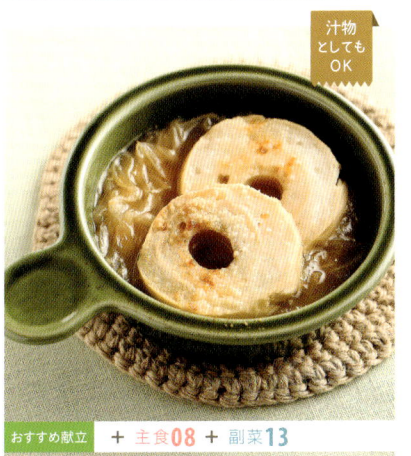

おすすめ献立 ＋ 主食04 ＋ 副菜03 ＋ 汁物02

主菜 36 麩でオニオングラタン

汁物としてもOK

1人分 180 kcal　塩分 1.6 g

症状：ダンピング／下痢
栄養：たんぱく質／ビタミンB₁

材料：1人分
- 車麩 2枚
- オニオンスープ（P85ページ参照）1人分
- A
  - 顆粒コンソメスープの素 小さじ½
  - 粉チーズ 少々

作り方
1. 車麩は分量外の水に浸して戻しておく。
2. 耐熱容器にオニオンスープを入れ、水けを絞った車麩を浮かせる。
3. ❷にAをふり、トースターでこんがり焼きあげる。

食材でアレンジ
麩の代わりにフランスパンで本格的に！
麩はふわふわ食べやすく、消化のよい貴重なたんぱく源。麩の代わりにフランスパンの薄切りをのせて焼けば本格的に！

おすすめ献立 ＋ 主食08 ＋ 副菜13

かぶ・大根のレシピ

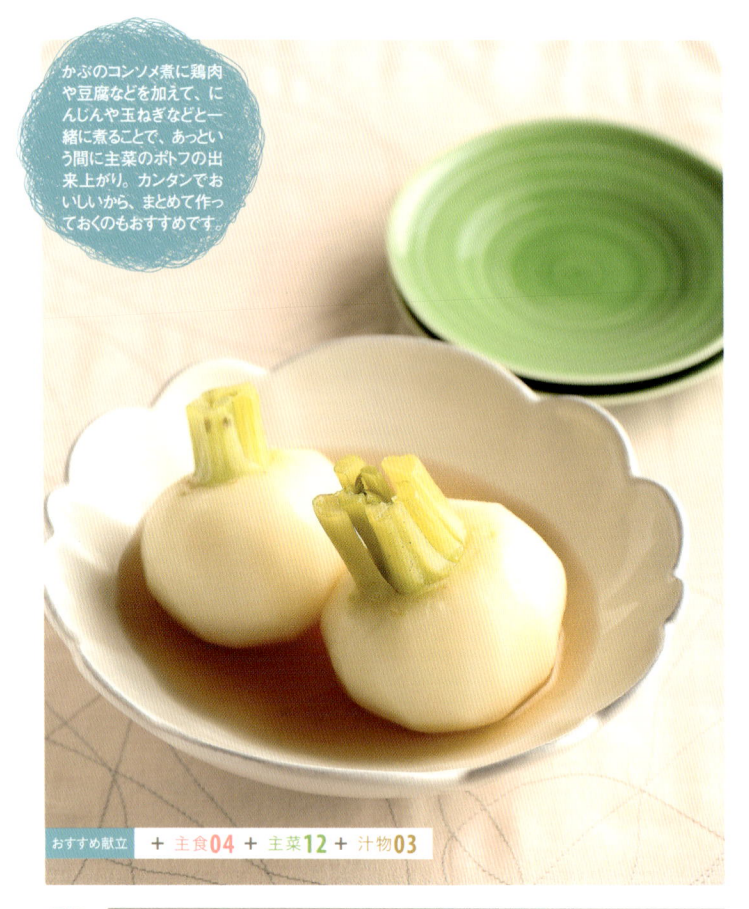

かぶのコンソメ煮に鶏肉や豆腐などを加えて、にんじんや玉ねぎなどと一緒に煮ることで、あっという間に主菜のポトフの出来上がり。カンタンでおいしいから、まとめて作っておくのもおすすめです。

おすすめ献立 ＋ 主食04 ＋ 主菜12 ＋ 汁物03

副菜01 かぶのコンソメ煮

1人分 39 kcal
塩分 1.5 g

症状：胸やけ／下痢
栄養：βカロテン／ビタミンC／カルシウム

材料：1人分
かぶ 中2個
A ┌ 水 1カップ
　├ 顆粒コンソメスープの素 小さじ1
　└ ローリエ 1枚
塩 少々

作り方
❶ 鍋にAを入れてひと煮たちさせる。
❷ ❶に皮をむいた丸ごとかぶを入れてコトコトやわらかくなるまで煮る。
❸ ローリエを取り除き、塩で味をととのえる。

食材でアレンジ
かぶの代わりに大根、じゃがいも、玉ねぎでもおいしい！
コンソメ煮は、どんな野菜もおいしく、やわらかく煮あげてくれます。ポイントはローリエを加えて風味をプラスすること。

退院して3カ月までの 副菜
野菜の 〜小さなおかず〜

胃にやさしくて、ビタミン、ミネラルが豊富な野菜は、意識的に食べましょう。やわらかくゆでる、煮る、蒸すなどしながらおいしくいただきます。

食材と栄養のこと

ビタミン、ミネラルも大切な栄養素
消化のよい野菜を中心にやわらかくゆでて、刻んで食べましょう。繊維の多い野菜は避けて、消化のよい野菜を選びます。やわらかくて胃にやさしい野菜として代表的なのが、大根、かぶ、白菜、青菜などの水分の多い葉野菜。最初のうちは葉の部分を中心に使い、加熱調理が基本です。トマトは湯むきして、種を取って使います。

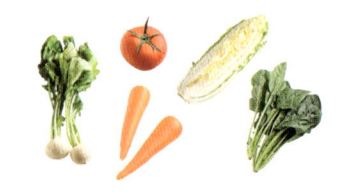

調味てアレンジ

コンソメ煮をベースに、生クリームやトマトピューレをプラスして

かぶをはじめ、大根、玉ねぎ、白菜、にんじん、じゃがいもなどをトロトロおいしく煮てくれるコンソメ煮。ここに生クリームを加えてクリーム煮にしたり、トマトピューレを加えてトマトスープに。

退院〜3カ月まで

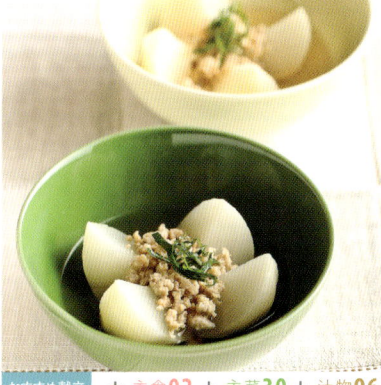

副菜

大根・かぶ

01
02
03
04

副菜 02 ふろふき大根

1人分 130 kcal 塩分 2.4 g

症状：胸やけ
栄養：ビタミンC　たんぱく質

材料：1人分
大根（輪切り）4cm厚さ1切れ
A ┌ 水 2カップ
　└ 顆粒和風だしの素 小さじ1
B ┌ 鶏ひき肉 40g
　│ 水 大さじ1
　│ 顆粒和風だしの素 小さじ½
　│ みそ・赤みそ 各小さじ½
　└ はちみつ 小さじ1

作り方
① 鍋にAを沸かし、皮を厚めにむいた大根を入れ、やわらかくなるまで煮る。
② 別鍋にBを入れて混ぜ合わせポロポロに炒め煮にする。
③ ①の大根を器に盛り、②をかける。

調理でアレンジ
煮汁でお吸い物ができる！
大根をコトコト煮ただし汁にしょうゆと酒で味をととのえ、溶き卵を流し入れてかき玉汁に。

おすすめ献立 ＋ 主食03 ＋ 主菜23 ＋ 汁物01

副菜 03 おろしのとろみ汁

1人分 70 kcal 塩分 1.6 g

症状：胸やけ　ダンピング
栄養：ビタミンC　たんぱく質

材料：1人分
大根 80g
絹ごし豆腐 ¼丁
A ┌ 水 ½カップ
　│ 顆粒和風だしの素 小さじ½
　│ 酒 小さじ1
　│ しょうゆ 数滴
　└ 塩 少々
水溶き片栗粉 適量

作り方
① 鍋にAをひと煮たちさせ、さいの目に切った絹ごし豆腐を加えて温める。
② 大根は皮をむいてすりおろし、①に加えて分量外の塩少々で味をととのえる。
③ ②に水溶き片栗粉でとろみをつけ、器に盛る。

調理でアレンジ
かぶのすりおろしでもOK！
おろし煮は消化もよく、胃に負担をかけない優秀メニュー。絹ごし豆腐の他にたらなどを一緒に煮て大根おろしを加えて煮るのもおすすめ。大根おろしの代わりにかぶおろしもおいしい。

おすすめ献立 ＋ 主食10 ＋ 主菜06 ＋ 汁物07

副菜 04 蒸しかぶら

1人分 90 kcal 塩分 1.0 g

症状：胸やけ　下痢
栄養：ビタミンC　たんぱく質

材料：1人分
かぶ 中2個
酒 大さじ1
顆粒和風だしの素 小さじ½
鶏そぼろ（P99参照）大さじ1
青じそ 適量

作り方
① かぶは皮をむいて耐熱皿に並べ酒、顆粒和風だしの素をふってラップをする。
② ①は電子レンジ(600W)で5分加熱し、汁ごと器に盛る。
③ ②に鶏そぼろをトッピングし、刻んだ青じそを添える。

調理でアレンジ
そぼろが食べにくければとろみをつけて！
そぼろ以外にあんの種類でバリエーションを広げて。にんじんや玉ねぎ、ピーマンなどの野菜をせん切りにしてやわらかく煮、とろみをつけて食べるのもおすすめ。

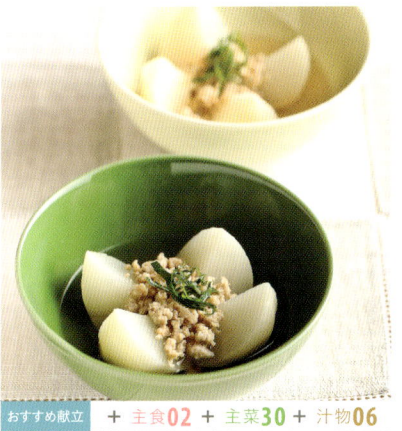

おすすめ献立 ＋ 主食02 ＋ 主菜30 ＋ 汁物06

青菜のレシピ

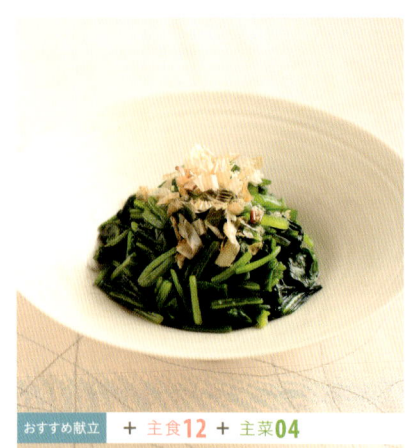

副菜 05 ほうれん草のおひたし

1人分 43 kcal　塩分 0.8 g

症状：貧血
栄養：βカロテン｜ビタミンC｜鉄

材料：1人分
ほうれん草 4株
しょうゆ 小さじ½
顆粒和風だしの素 小さじ⅓
みりん 小さじ1

作り方
① ほうれん草はやわらかくゆでて冷水にとり、水けを絞ってから細かく刻む。
② みりんは耐熱小皿に入れ、ラップをかけず電子レンジ（600W）で30秒ほど加熱し、アルコール分を飛ばす。
③ ②にしょうゆ、顆粒和風だしの素を加えてよく混ぜ合わせ、①と一緒にあえ、なじませる。

食材でアレンジ ゆでたささみや白身魚を加えても
ほうれん草のおひたしに、たんぱく質をプラスすると栄養バランスがよくなります。ゆでたささみや白身魚をほぐして加えたり、しらす干しやツナ（水煮）などを加えるのもおすすめ。

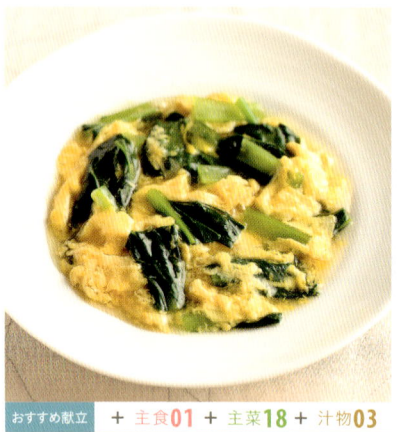

おすすめ献立 ＋ 主食12 ＋ 主菜04

副菜 06 小松菜の中華風卵とじ

1人分 101 kcal　塩分 1.6 g

症状：ダンピング｜貧血｜体重減少
栄養：βカロテン｜ビタミンC｜カルシウム

材料：1人分
小松菜 2株
A ［水 大さじ1
　　顆粒和風だしの素 小さじ1
　　酒・砂糖 各少々］
塩 少々
水溶き片栗粉 適量
卵 1個

作り方
① 小松菜は1cm幅に刻む。
② 鍋にAを加えてひと煮たちさせ、①を加えて小松菜をやわらかく煮る。
③ ②は塩で味をととのえ、水溶き片栗粉でとろみをつけ、溶きほぐした卵を流し入れ、半熟状になったら火を止める。

食材でアレンジ 小松菜の代わりにほうれん草や春菊でもOK！
青菜の中でも繊維の少ないものを選んでアレンジしてみましょう。ほうれん草や春菊は最初はなるべく葉先を使うようにすると、やわらかくて食べやすく仕上がります。

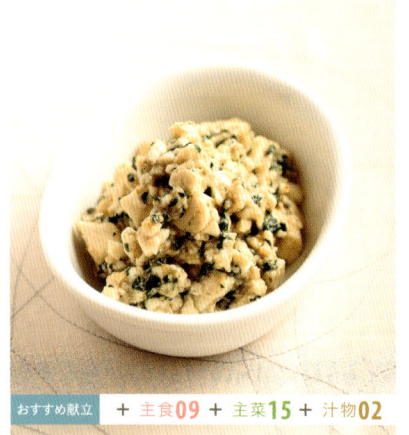

おすすめ献立 ＋ 主食01 ＋ 主菜18 ＋ 汁物03

副菜 07 モロヘイヤの白あえ

1人分 109 kcal　塩分 1.2 g

症状：胸やけ｜ダンピング｜貧血
栄養：βカロテン｜ビタミンC｜カルシウム｜鉄

材料：1人分
モロヘイヤの葉 5枚
絹ごし豆腐 ¼丁
皮むき白炒りごま 小さじ2
A ［はちみつ 小さじ1
　　しょうゆ 小さじ1］
塩 少々

作り方
① モロヘイヤの葉はゆでて細かく刻む。
② ボウルに水きりをした豆腐、すって細かくした白炒りごま、Aを加えてよく混ぜ合わせる。
③ ②に①を加えてよく混ぜ合わせ、塩で味をととのえる。

食材でアレンジ モロヘイヤの代わりにほうれん草でも！
モロヘイヤは栄養価の高い食材ですが、茎に繊維が多いから、葉先のみを使うようにしましょう。モロヘイヤの代わりにほうれん草でも。細かく刻むのがコツ。

おすすめ献立 ＋ 主食09 ＋ 主菜15 ＋ 汁物02

白菜・キャベツのレシピ

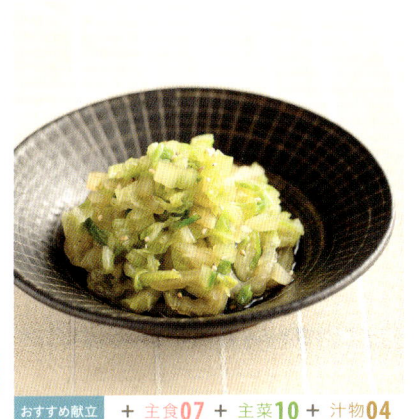

副菜 08 白菜の香味漬け

1人分 41 kcal　塩分 1.2 g

症状：胸やけ
栄養：ビタミンC

材料：1人分
- 白菜 大1枚
- A
  - ゆず（かぼす、すだちなど）の果汁 小さじ2
  - しょうゆ 小さじ1
  - はちみつ 小さじ1
- 塩 少々

作り方
1. 白菜はやわらかくゆでて水けを絞り、3mm幅の細切りにする。
2. ①にAを加えて混ぜ合わせる。
3. 味がなじんだら塩で味をととのえる。

食材でアレンジ　白菜の代わりにキャベツでもOK
やわらかくゆでた白菜を使った胃にやさしい漬け物。白菜の代わりにキャベツをやわらかくゆでて、しらす干しなどを加えてもおいしく仕上がります。

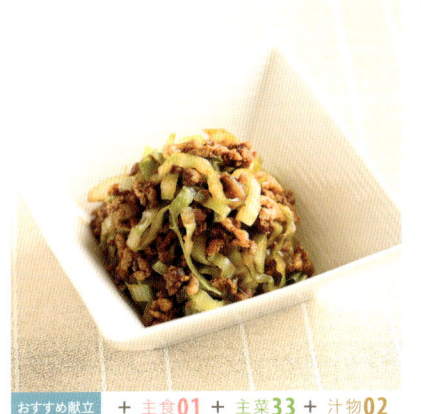

おすすめ献立 ＋ 主食07 ＋ 主菜10 ＋ 汁物04

副菜 09 キャベツと鶏ひき肉の中華炒り煮

1人分 142 kcal　塩分 2.5 g

症状：ダンピング、味覚
栄養：たんぱく質、ビタミンU、ビタミンC

材料：1人分
- キャベツ 大1枚
- ごま油 少々
- A
  - 鶏ひき肉 40g
  - 顆粒鶏ガラスープの素 小さじ1
  - 甜麺醤 小さじ2
- B
  - しょうゆ 小さじ1/3
  - はちみつ 小さじ1
- 塩 少々

作り方
1. キャベツはやわらかくゆでて水けを絞り、せん切りにする。
2. 鍋をよく熱してごま油を入れ、鍋肌になじませてからペーパータオルでふき取り、Aを入れてポロポロによく炒め合わせる。
3. ②に①のキャベツ、Bを加えてよく炒め合わせ、塩で味をととのえる。

おすすめ献立 ＋ 主食01 ＋ 主菜33 ＋ 汁物02

副菜 10 キャベツとにんじんのコールスロー

1人分 26 kcal　塩分 0.6 g

症状：胸やけ、ダンピング
栄養：βカロテン、ビタミンU、ビタミンC

材料：1人分
- キャベツ 大1枚
- にんじん 1/4本
- A
  - 顆粒コンソメスープの素 小さじ1/4
  - レモン汁 小さじ1/4
- 塩 少々

作り方
1. キャベツはやわらかくゆでてせん切りにする。にんじんはせん切りにしてやわらかくゆでる。
2. ①の水けをきって、Aであえる。
3. 塩で味をととのえる。

食べ方でアレンジ　お好みのバジルやミントなどのハーブを加えて
バジルやミントの葉をお好みで加えると、胸やけなどの症状を抑えます。体調を診てマヨネーズ小さじ1/2程度加えてみても。

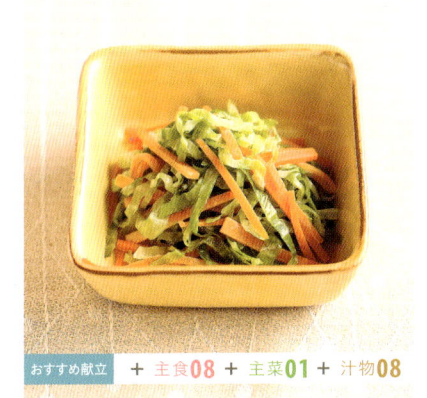

おすすめ献立 ＋ 主食08 ＋ 主菜01 ＋ 汁物08

退院～3カ月まで

副菜　青菜／白菜・キャベツ　05 06 07 08 09 10

トマトのレシピ

副菜 11 ガスパチョ

1人分 48 kcal　塩分 0.9g

症状：胸やけ・ダンピング・味覚
栄養：リコペン・βカロテン・ビタミンC

材料:1人分
- トマト 中1個
- きゅうり ¼本
- にんにく ¼片
- A
  - 顆粒コンソメスープの素 小さじ½
  - はちみつ 小さじ½
- 塩 少々

作り方
1. トマトは湯むきをし、すりおろす。
2. きゅうりはみじん切り、にんにくはすりおろす。
3. ❶、❷、Aを入れてよく混ぜ合わせ、塩で味をととのえる。

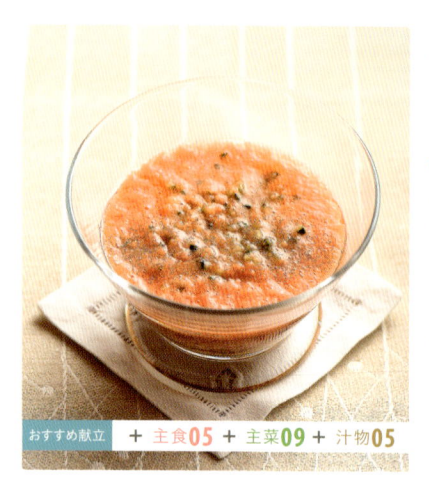

食材でアレンジ：ミキサーやハンディブレンダーがあればカンタン！
すりおろすのが面倒なときは、ミキサーやハンディブレンダーを使いましょう。材料を適当な大きさに切って入れ、撹拌するだけで出来上がり！

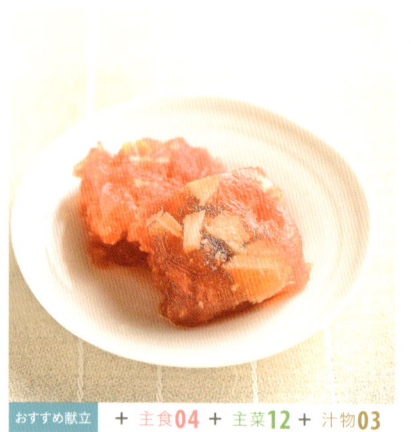

おすすめ献立 ＋主食05 ＋主菜09 ＋汁物05

副菜 12 トマトの煮こごり風

1人分 84 kcal　塩分 3.4g

症状：胸やけ・ダンピング・味覚
栄養：たんぱく質・リコペン・βカロテン・ビタミンC

材料:作りやすい分量／約250ml分
- トマト 中1個(200g)
- 鶏ハム(P99ページ参照) 1切れ
- 熱湯 50ml
- 粉ゼラチン 5g
- A
  - 顆粒和風だしの素 小さじ1
  - 塩 小さじ⅓
  - しょうゆ 小さじ½

作り方
1. トマトは湯むきをし、ざく切りにして耐熱皿に入れ、ラップをして電子レンジ(600W)で2分加熱し、ラップを取りはずして冷ます。
2. 熱湯に粉ゼラチンをふり入れてよく溶かす。
3. ❶、❷、Aを入れてよく混ぜ合わせ、さらに刻んだ鶏ハムを加えてさっと混ぜ合わせる。水でぬらした流し缶などの容器に流し入れる。
4. ❸を冷蔵庫で冷やし固め、固まったら型からはずし、食べやすい大きさに切り分ける。

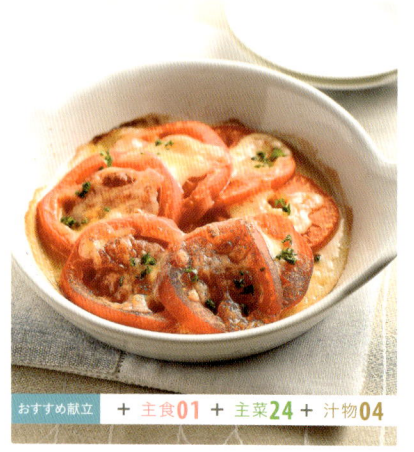

おすすめ献立 ＋主食04 ＋主菜12 ＋汁物03

副菜 13 トマトのチーズ焼き

1人分 93 kcal　塩分 1.2g

症状：ダンピング・味覚
栄養：たんぱく質・リコペン・βカロテン・ビタミンC・カルシウム

材料:1人分
- トマト 中1個
- A
  - 顆粒コンソメスープの素 小さじ½
  - 塩 少々
- ミックスチーズ 大さじ2
- パセリ(みじん切り) 少々

作り方
1. トマトは湯むきをしてから輪切りにして耐熱皿に並べる。
2. ❶のトマトにAをまんべんなくふってから、ミックスチーズを散らす。
3. トースターでこんがり焼いてから、お好みでパセリのみじん切りをふる。

食材でアレンジ：しらす干しやツナ缶をプラスしても
トマトは湯むきをして皮を取り除き、種もなるべく取りましょう。チーズをのせて焼く際に、しらす干しやツナ水煮をトッピングしてこんがり焼いても。栄養価がアップします。

おすすめ献立 ＋主食01 ＋主菜24 ＋汁物04

玉ねぎのレシピ

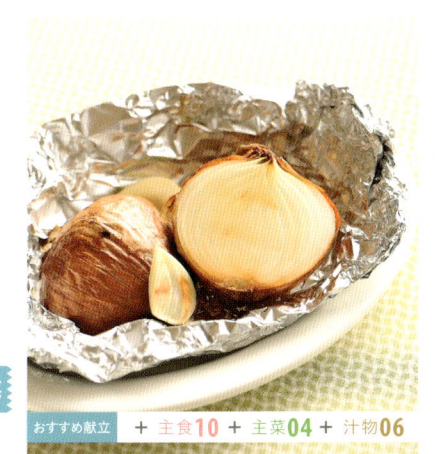

退院～3カ月まで

副菜 トマト／玉ねぎ

14 玉ねぎのホイル焼き
副菜 ｜ 1人分 88 kcal ｜ 塩分 1.4 g

症状：ダンピング
栄養：ビタミンB1、ビタミンC

材料：1人分
- 玉ねぎ 中1個
- にんにく 1片
- ポン酢しょうゆ 適量

作り方
1. 玉ねぎは皮つきのまま半分に、にんにくも縦半分に切る。
2. 🎵アルミホイルを広げ、❶をのせて包む。
3. 蓋つきフライパンやオーブンで❷をじっくりホクホクに焼きあげる。
4. ポン酢しょうゆを添える。

食材でアレンジ：ローズマリーなどのハーブと一緒に焼き上げても

玉ねぎを丸ごとじっくりローストすると、甘みが増してとろけるおいしさ。にんにくだけでなく、ローズマリーなどと一緒に焼けば、香りが引き立ち、それだけでごちそう風に。

おすすめ献立　＋ 主食10 ＋ 主菜04 ＋ 汁物06

---

15 玉ねぎと豆腐のうま煮
副菜 ｜ 1人分 98 kcal ｜ 塩分 1.8 g

症状：胸やけ、ダンピング、下痢
栄養：βカロテン、ビタミンC、カルシウム

材料：1人分
- 玉ねぎ 中½個
- 絹ごし豆腐 ¼丁
- めんつゆ(ストレート) 大さじ6

作り方
1. 玉ねぎはくし形に切る。
2. 絹ごし豆腐は水きりをして4等分に切る。
3. 🎵鍋にめんつゆをひと煮たちさせ、❶、❷を入れてコトコトよく煮込み、器に盛る。

食材でアレンジ：豚赤身肉を加えれば、肉豆腐風に

主菜として食べたいなら、豚の赤身肉に片栗粉をまぶし、煮汁に加えてコトコト煮込めば、おいしい肉豆腐のできあがり。調子に合わせて量を調整しましょう。

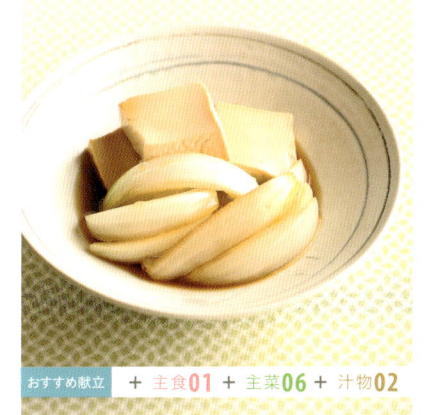

おすすめ献立　＋ 主食01 ＋ 主菜06 ＋ 汁物02

---

16 玉ねぎと鶏ひき肉の炒り卵
副菜 ｜ 1人分 181 kcal ｜ 塩分 2.4 g

症状：ダンピング、下痢
栄養：βカロテン、ビタミンC、カルシウム

材料：1人分
- 玉ねぎ 中½個
- 鶏ひき肉 40g
- 塩 小さじ¼
- A ┌ 卵 1個
　　├ 水 大さじ1
　　├ 顆粒和風だしの素 小さじ½
　　└ 塩、しょうゆ 少々

作り方
1. 🎵玉ねぎはさいの目に切り、耐熱ボウルに入れ、鶏ひき肉、塩と混ぜ合わせてラップをかける。
2. ❶を電子レンジ(600W)で5分加熱し、ラップをはずして菜箸などでポロポロにほぐす。
3. 別ボウルにAを混ぜ合わせ、❷のボウルに加えてさっくり混ぜ合わせる。
4. ❸にラップをかけて電子レンジ(600W)で3分加熱し、一旦取り出し、かき混ぜてからさらに3分加熱する。

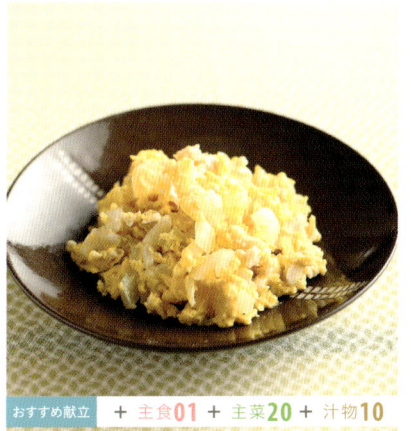

おすすめ献立　＋ 主食01 ＋ 主菜20 ＋ 汁物10

109

にんじんのレシピ

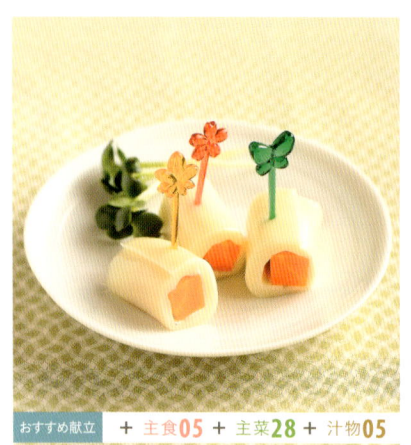

副菜 17 やわらかにんじんのスライスチーズ巻き

1人分 72 kcal　塩分 0.6 g

症状：胸やけ｜ダンピング｜下痢
栄養：βカロテン｜ビタミンC｜カルシウム

材料：1人分
にんじん 1cm角×6cm長さの棒状1本分
スライスチーズ 1枚

作り方
1. にんじんはやわらかくゆで、ザルにあげておく。
2. ❶の粗熱を取り、スライスチーズで巻いて3か所ピックで刺す。
3. ❷を3等分にして器に盛る。

食材でアレンジ：にんじんの他に、ゆでアスパラガスもおいしい

やわらかくゆでたにんじんにチーズを巻いて食べやすいおつまみも、中の野菜をやわらかくゆでたアスパラガス、いんげんなどに変えてレパートリーを広げて。

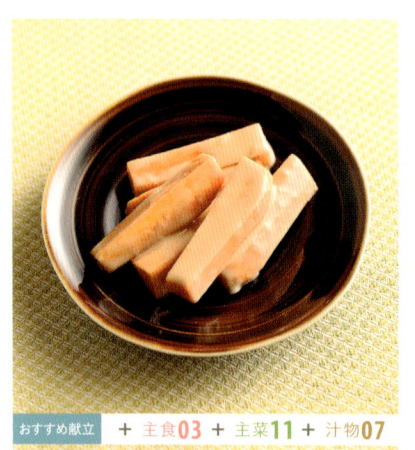

おすすめ献立 ＋主食05 ＋主菜28 ＋汁物05

副菜 18 にんじんのコク味あえ

1人分 49 kcal　塩分 0.7 g

症状：胸やけ｜下痢
栄養：βカロテン｜ビタミンE｜ビタミンC｜カルシウム

材料：1人分
にんじん 1/3本
A ｛白練りごま 小さじ1／しょうゆ 小さじ1/3／酢 小さじ1／顆粒鶏ガラスープの素 小さじ1/3｝

作り方
1. にんじんは棒状に切ってやわらかくゆで、湯をきる。
2. ❶をAであえる。

食材でアレンジ：コク味だれには、いろいろな野菜が合う！

濃厚な練りごまのタレをまとめて作っておけば、バリエーションも広がります。やわらかくゆでたり、蒸した野菜にかける、蒸し鶏やゆで豚（赤身）にタレをかけてもおいしい。

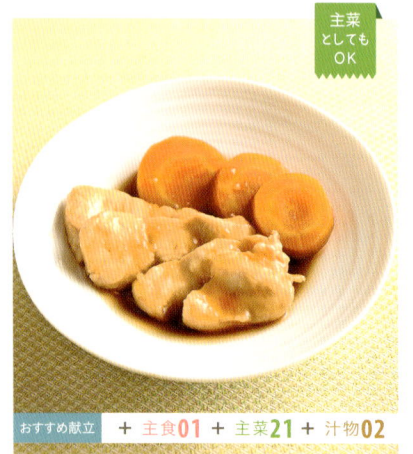

おすすめ献立 ＋主食03 ＋主菜11 ＋汁物07

副菜 19 にんじんと鶏むね肉の煮もの

主菜としてもOK

1人分 130 kcal　塩分 2.5 g

症状：胸やけ｜ダンピング｜下痢
栄養：たんぱく質｜βカロテン｜ビタミンC

材料：1人分
にんじん 80g
鶏むね肉 50g
酒 小さじ1
塩 少々
片栗粉 小さじ1
A ｛水 1カップ／顆粒和風だしの素 小さじ1／しょうゆ・みりん 各小さじ1｝

作り方
1. にんじんは1cm幅の輪切りにする。
2. 鶏むね肉はそぎ切りにして酒、塩、片栗粉を混ぜ合わせゆでておく。
3. 鍋に❶、湯をきった❷、Aを入れてコトコト煮含める。

食材でアレンジ：にんじんの他に、青ねぎ、小松菜などを加えても

肉にはとろみをつけてやわらかく煮込むのがポイント。アクセントに青ねぎや小松菜をやわらかくゆでたものを加えて煮込むのも彩りがきれいになり、食欲もアップ。

おすすめ献立 ＋主食01 ＋主菜21 ＋汁物02

いものレシピ

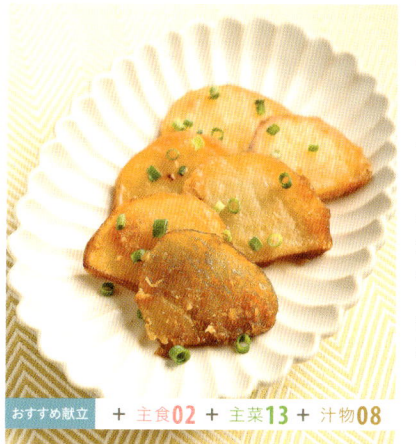

副菜 20 じゃがいものうま煮

1人分 81 kcal
塩分 2.0 g

症状：下痢、味覚
栄養：カリウム、ビタミンC

材料：1人分
じゃがいも 中½個
にんにく ½片
サラダ油 小さじ¼
水 ¼カップ
めんつゆ（3倍希釈用） 大さじ1
塩・こしょう 各少々
万能ねぎ 適量

作り方
❶ じゃがいもは8mm厚さの半月切りにする。
❷ にんにくは薄切りにする。
❸ フライパンにサラダ油を熱し、❶と❷を炒めて香りを出す。
❹ ❸に水、めんつゆを加えて煮からめ、お好みで塩、こしょうで味をととのえる。
❺ ❹を器に盛り、小口切りにした万能ねぎを散らす。

食材でアレンジ
じゃがいもの代わりに玉ねぎ、山いももおいしい
食べやすいようにじゃがいもは薄く切り、ホロホロになるまで煮込むのがポイント。玉ねぎや山いもでもおいしく仕上がります。にんにくの風味もおいしい。

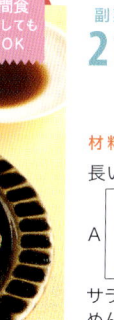

おすすめ献立 ＋ 主食02 ＋ 主菜13 ＋ 汁物08

副菜 21 ふわふわお焼き

間食としてもOK

1人分 132 kcal
塩分 2.2 g

症状：胸やけ、下痢
栄養：βカロテン、ビタミンC、食物繊維

材料：1人分
長いも 小¼本
A ┌ 卵 1個
  │ 顆粒和風だしの素 小さじ½
  └ しょうゆ 小さじ1
サラダ油 適量
めんつゆ（ストレート） 適量

作り方
❶ 長いもは皮をむいてすりおろす。
❷ ❶にAを加えてよく混ぜ合わせる。
❸ フライパンをよく熱してサラダ油をよくなじませ、ペーパータオルなどでよくふき取る。
❹ ❸のフライパンに❷を一口サイズに流し入れ、両面こんがり焼きあげる。めんつゆをつけていただく。

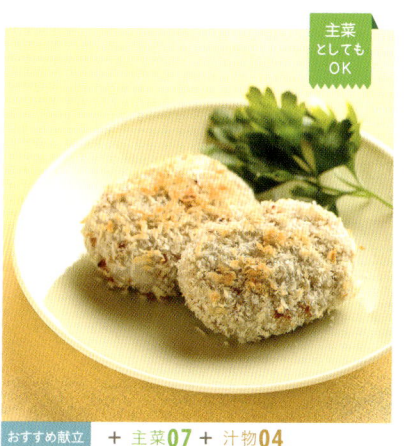

おすすめ献立 ＋ 主食10 ＋ 主菜06 ＋ 汁物03

副菜 22 里いもコロッケ風

主菜としてもOK

1人分 206 kcal
塩分 1.4 g

症状：ダンピング、体重減少
栄養：たんぱく質、ビタミンC、食物繊維

材料：1人分
里いも 中2個
鶏ひきそぼろ（P99参照） 大さじ1
A ┌ 顆粒コンソメスープの素 小さじ½
  │ 塩 少々
  └ 生クリーム 大さじ1
パン粉 大さじ2

作り方
❶ 里いもは皮をむいて電子レンジ（600W）で6分加熱する。
❷ ボウルにやわらかくなった❶の里いもをつぶし、Aを混ぜ合わせる。
❸ コロッケ型に2等分に形をととのえ、表面にパン粉をまぶす。
❹ トースターの天板に❸をのせ焦げないように焼きあげる。

おすすめ献立 ＋ 主菜07 ＋ 汁物04

ブロッコリー・カリフラワーのレシピ

退院〜3カ月まで

副菜 23 ブロッコリーとカッテージチーズのあえもの

1人分 59 kcal　塩分 1.6g

| 症状 | ダンピング | 下痢 | 貧血 | 栄養 | たんぱく質 | βカロテン | ビタミンC | カルシウム |

材料：1人分
- ブロッコリー 4房
- カッテージチーズ 大さじ1
- 削り節（ソフトタイプ） 3g
- ポン酢しょうゆ 大さじ1

作り方
1. ブロッコリーはやわらかくゆで、ザルにあげておく。
2. ボウルに❶、カッテージチーズ、削り節、ポン酢しょうゆをかけてさっくりあえ、器に盛る。

食材でアレンジ：かまぼこやツナ水煮などをプラスしても
カッテージチーズがヘルシーなあえ物。物足りないときはツナ水煮などをプラスしてボリュームをアップさせて。

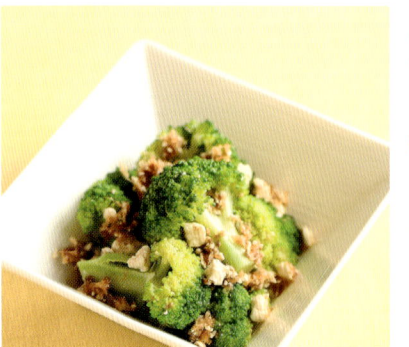

おすすめ献立　＋ 主食09 ＋ 主菜10

副菜 24 ブロッコリーココット

1人分 118 kcal　塩分 0.9g

| 症状 | ダンピング | 下痢 | 貧血 | 栄養 | たんぱく質 | βカロテン | ビタミンC | カルシウム |

材料：1人分
- ブロッコリー 2房
- 塩 少々
- 卵 1個
- ミックスチーズ 小さじ2
- A［しょうゆ 小さじ¼／トマトケチャップ 小さじ1］

作り方
1. ブロッコリーはやわらかくゆで、塩をふってザルにあげておく。
2. 耐熱容器に❶、卵を割り入れ、チーズのせ、トースターまたはオーブンでお好みのかたさに焼きあげる。
3. 混ぜ合わせたAをかけていただく。

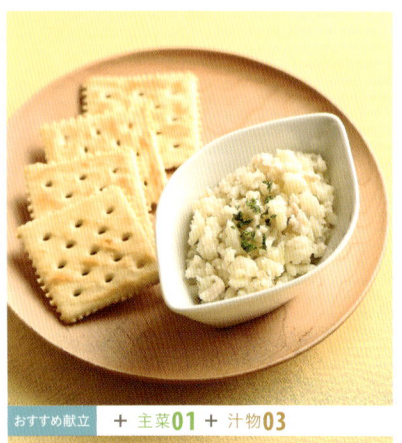

おすすめ献立　＋ 主食08 ＋ 汁物05

副菜 25 カリフラワーディップ

1人分 230 kcal　塩分 1.6g

| 症状 | ダンピング | 下痢 | | 栄養 | βカロテン | ビタミンC | カルシウム |

材料：1人分
- カリフラワー 小½株
- 玉ねぎ 中½個
- A［ローリエ 1枚／水 1カップ／顆粒コンソメスープの素 小さじ1］
- 鶏ひき肉 50g
- 生クリーム 大さじ1
- 塩 少々
- パセリ（みじん切り） 少々

作り方
1. カリフラワーは小房に分ける。玉ねぎはみじん切りにする。
2. 鍋にAをひと煮たちさせ、❶、鶏ひき肉を加えて具がやわらかくなるまで煮る。
3. ❷の水分が少なくなってきたら火を止め、生クリームを加えて混ぜ、塩で味をととのえる。パセリを散らす。

調理でアレンジ：なめらかにしたいときは、ミキサーで
モソモソして食べにくいと思ったら、生クリームを加える際にミキサーにかけるか、ハンドミキサーで撹拌するとなめらかな口あたりに。

おすすめ献立　＋ 主菜01 ＋ 汁物03

副菜　ブロッコリー・カリフラワー　23　24　25

112

退院〜3カ月まで

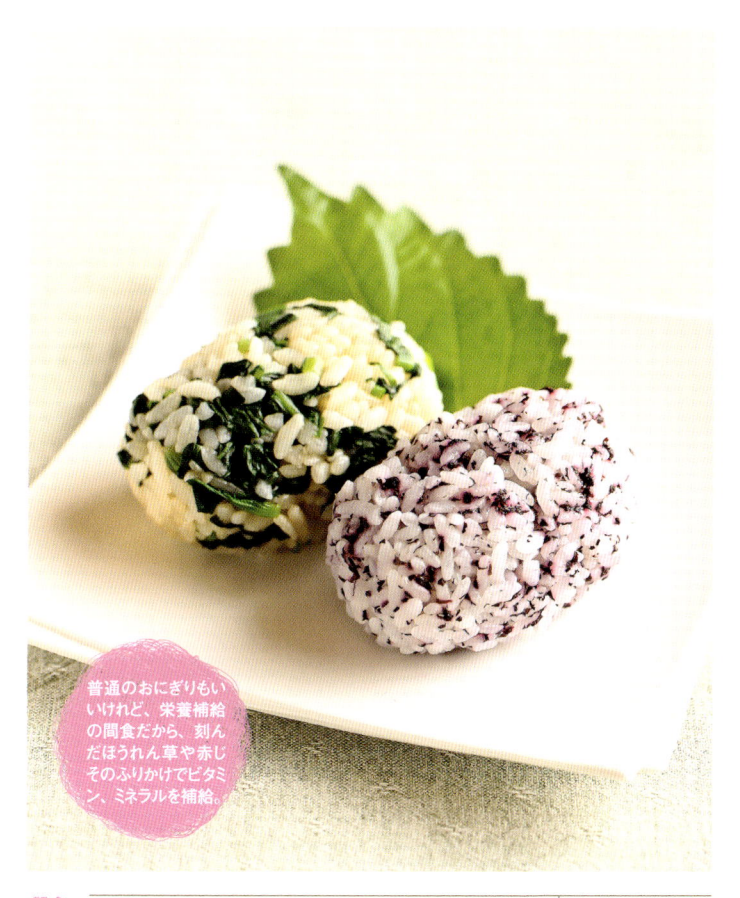

間食 01

退院して3カ月までの

間食

〜 栄養補給に 間食・デザート 〜

3食ではとりきれない栄養を補給するために、間食が重要になってきます。特に胃切除の術後は、分食といって5〜7回に分けて少しずつ食べることがポイント。

食材と栄養のこと

間食はバナナ、パンケーキなど消化がよく栄養価の高いものを選んで

3食では、とりきれなかった栄養を補給するためとはいえ、チョコレートやスナック菓子では消化が悪くてNG。すぐにエネルギー源になるバナナやおにぎり、パンケーキ、クラッカーなどは間食としておすすめ。胃にやさしいプリンやゼリー、ヨーグルトは栄養価が高い上、食べやすいからおすすめです。

> 普通のおにぎりもいいけれど、栄養補給の間食だから、刻んだほうれん草や赤じそのふりかけでビタミン、ミネラルを補給。

間食 01　2色おにぎり

1人分 263 kcal　塩分 1.4g

| 症状 | 胸やけ | 貧血 | 体重減少 | 栄養 | 炭水化物 | βカロテン | ビタミンC | 鉄分 |

材料：1人分
やわらかいごはん 茶碗1杯
赤じそふりかけ 小さじ1
ほうれん草 1株
顆粒和風だしの素 小さじ1/4
しょうゆ 数滴
塩 少々

作り方
❶ やわらかいごはんは2等分にする。
❷ ❶の片方に赤じそふりかけを混ぜ合わせ俵型に握る。
❸ ほうれん草はやわらかくゆでて水けを絞って細かく刻み、顆粒和風だしの素、しょうゆを混ぜ合わせてやわらかいごはんと混ぜ合わせる。
❹ ❸は俵型に握り、塩少々をふる。

食材でアレンジ

ごはんに混ぜる具はなるべく栄養価の高いものを

間食も甘いお菓子やデザートばかりではなく、2色おにぎりのように、栄養価の高い食材を混ぜ合わせるのもおすすめです。しらす干し＆青じそ、おかか＆チーズなどいろいろ変化をつけてみましょう。

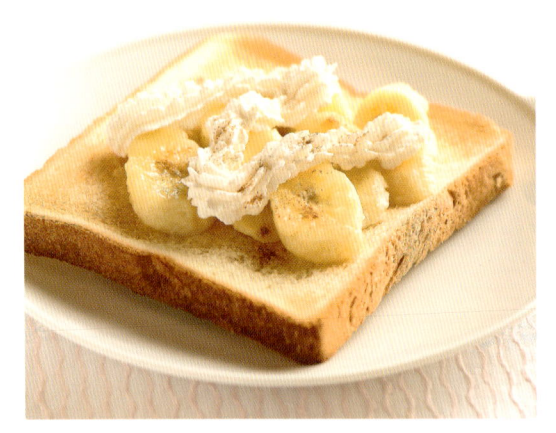

間食 02　バナナシナモンのオープンサンド

1人分　239 kcal　塩分 0.6 g

| 症状 | 体重減少 | 味覚 | | 栄養 | 炭水化物 | ビタミンC | 食物繊維 |

材料：1人分
食パン(8枚切り) 1枚
バナナ ½本
ホイップクリーム・
　シナモンパウダー
　　各適量

作り方
① 食パンはトーストにする。
② ①の食パンに斜め薄切りにしたバナナを並べ、その上にホイップクリームを絞る。
③ ②にお好みでシナモンパウダーをふる。

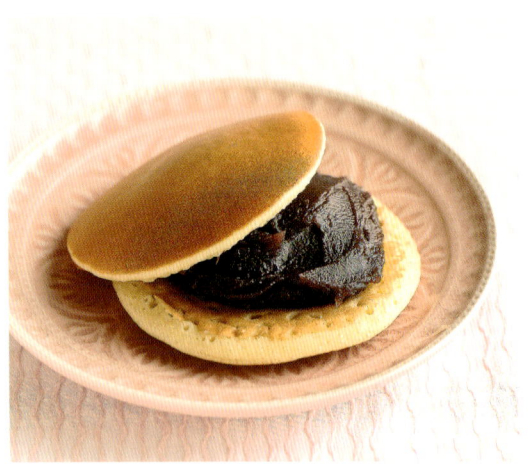

間食 03　パンケーキのどら焼き風

1人分　232 kcal　塩分 0.3 g

| 症状 | 胸やけ | 味覚 | | 栄養 | 炭水化物 | たんぱく質 | 食物繊維 |

材料：1人分
市販のホットケーキ
　ミックス 大さじ3
A ┌ 卵 ½個
　│ 牛乳 大さじ2
　└ はちみつ 大さじ1
こしあん 小さじ4

作り方
① ボウルにホットケーキミックス、Aを入れてなめらかに混ぜ合わせる。
② フッ素樹脂加工のフライパンをよく熱してからぬれ布巾を底にあてて温度を下げ、①を4等分の円形に流し入れる。
③ ②の片面をよく焼きあげてから裏面はさっと焼いて中まで火を通し、2枚でこしあんを挟む。
※フライパンには油をひかないほうがまんべんなくよい色がつきます。

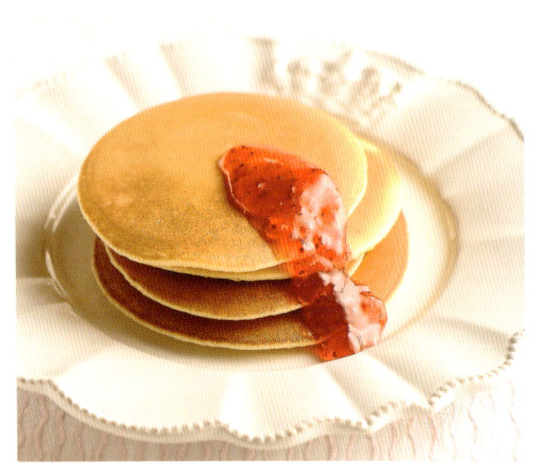

間食 04　しっとりふんわりパンケーキ

1人分　368 kcal　塩分 0.8 g

| 症状 | 胸やけ | 味覚 | | 栄養 | 炭水化物 | たんぱく質 | ビタミンC | カルシウム |

材料：1人分
ホットケーキミックス
　50g
卵 ⅓個
牛乳 ½カップ
お好みのジャム
　（繊維のすくないもの）、
　はちみつやメープルシロップ
　　適量

作り方
① ボウルにホットケーキミックス、卵、牛乳を入れてよく混ぜ合わせる。
② フッ素樹脂加工のフライパンをよく熱して、フライパンの底をぬれ布巾などにおいて温度を少し下げてから①を流し入れる。
③ ②に蓋をして表面がプツプツ穴があいてくるまで弱火でじっくり焼き上げる。
④ ③を裏返してほどよく焼き、器に盛る。
⑤ お好みのジャム（繊維のすくないもの）、はちみつやメープルシロップをかけていただく。

退院〜3カ月まで

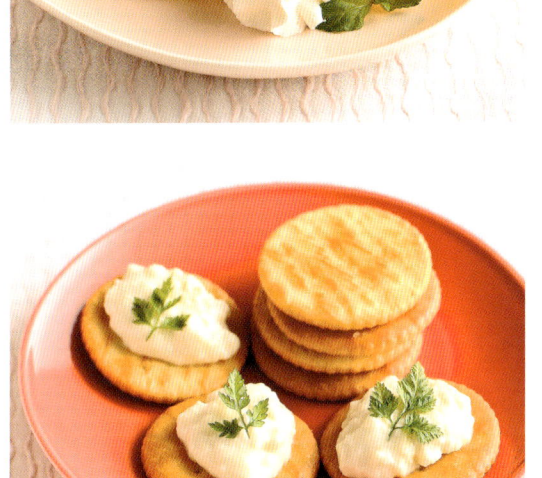

間食 05 プリンア・ラ・モード

1人分 187 kcal　塩分 0.2 g

症状: 胸やけ・味覚
栄養: 炭水化物・ビタミンC・食物繊維

材料：1人分
市販のプリン 小1個
ホイップクリーム 適量
フルーツミックス缶 ½缶

作り方
① 器にプリンを盛り、ホイップクリームを絞る。
② ①にシロップをきったフルーツミックス缶を盛り合わせる。

間食 06 豆腐レアチーズケーキ風

1人分 370 kcal　塩分 0.5 g

症状: 胸やけ・ダンピング
栄養: 炭水化物・たんぱく質・ビタミンC・カルシウム

材料：1人分
絹ごし豆腐 ¼丁
クリームチーズ 40g
はちみつ 大さじ2
レモン果汁 小さじ1
お好みのビスケットや
　クラッカー・チャービル
　各適量

作り方
① 絹ごし豆腐は水きりをする。
② ボウルにクリームチーズ、①をなめらかによく混ぜ合わせる。
③ ②にはちみつ、レモン果汁を混ぜ合わせる。
④ ビスケットに③をのせ、チャービルを飾る。

間食 07 フルーツゼリー

1人分 129 kcal　塩分 0.0 g

症状: 胸やけ・ダンピング
栄養: 炭水化物・ビタミンC・食物繊維

材料：作りやすい分量:250㎖
もも缶詰 2切れ
粉ゼラチン 5g
熱湯 50㎖
ミックスフルーツジュース 1カップ

作り方
① ももは角切りにする。
② ボウルに熱湯を入れ、粉ゼラチンを振り入れてよく溶かす。
③ ②にミックスフルーツジュースを加えてよく混ぜ合わせ、①を加える。
④ 水でぬらしたカップに③を流し入れ、冷蔵庫で冷やし固める。

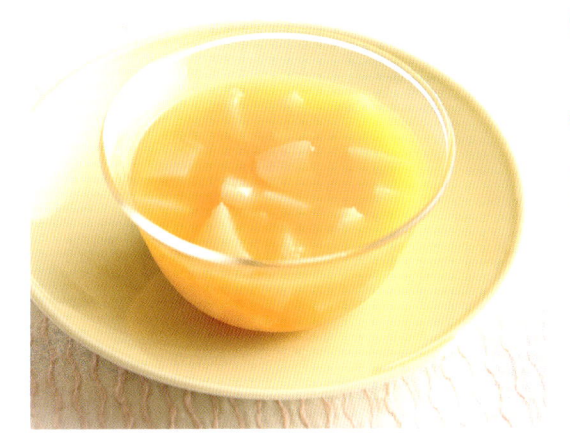

退院〜3カ月まで

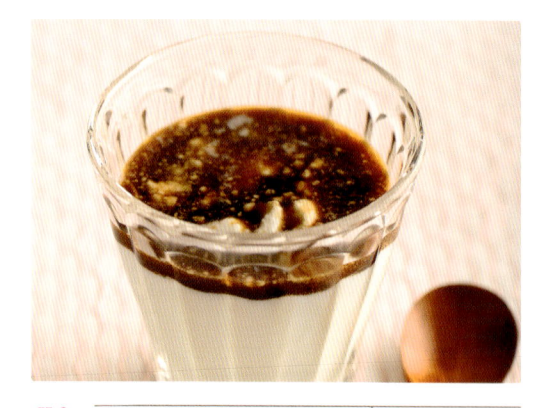

間食 09 プルーンヨーグルト
1人分 172 kcal／塩分 0.1g

症状：胸やけ・貧血
栄養：たんぱく質・ビタミンC・カルシウム

材料：1人分
- プレーンヨーグルト 100ml
- プルーンジュース 100ml
- はちみつ・ミントの葉 適宜

作り方
1. 器にプレーンヨーグルト、プルーンジュースを入れる。
2. お好みではちみつで甘みを足し、よく混ぜ合わせる。☞彩りにミントを添えても。

間食 08 シャキシャキヨーグルト
1人分 118 kcal／塩分 0.1g

症状：下痢
栄養：たんぱく質・ビタミンC・カルシウム

材料：1人分
- プレーンヨーグルト 100ml
- 梨・洋梨 1/4個
- はちみつ・またはオリゴ糖 各適量

作り方
1. 器にプレーンヨーグルトを入れる。
2. ①に角切りにした梨、洋梨をトッピングする。
3. ☞はちみつやオリゴ糖などをお好み量かけていただく。

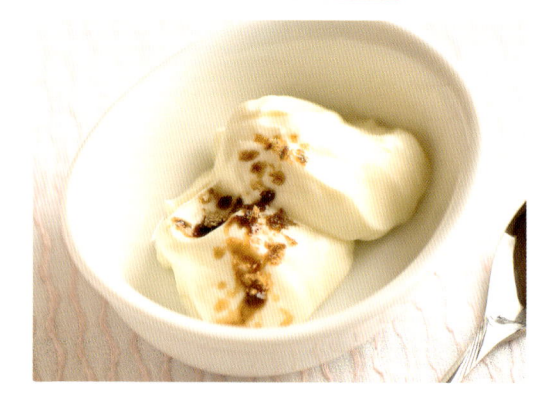

間食 11 水きりヨーグルト
1人分 97 kcal／塩分 0.1g

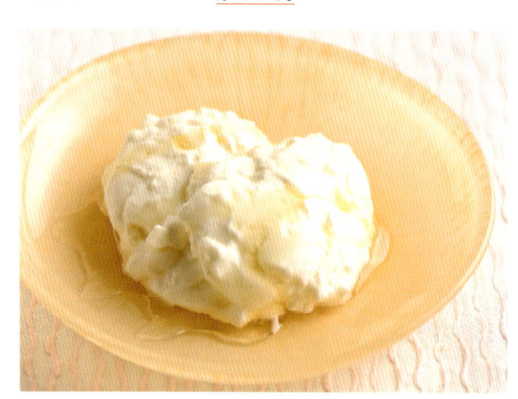

症状：胸やけ・下痢
栄養：炭水化物・たんぱく質・カルシウム

材料：作りやすい分量
- プレーンヨーグルト 1個（400g）
- はちみつ 適量

作り方
1. ☞ボウルにザルをのせてペーパータオルを敷き、その上にプレーンヨーグルトを置いて好みによって1時間〜1晩置く。はちみつをかける。

※1〜2時間の水きりヨーグルトはサワークリーム風。1晩おいたものはクリームチーズのように濃厚になる。

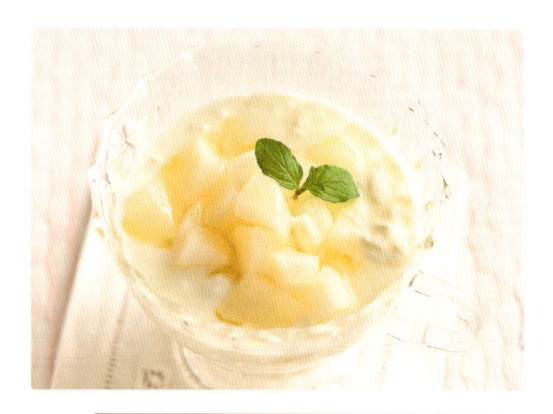

間食 10 マスカルポーネの黒糖がけ
1人分 196 kcal／塩分 0.1g

症状：胸やけ・味覚
栄養：炭水化物・たんぱく質・カルシウム

材料：1人分
- マスカルポーネチーズ 大さじ3
- 黒糖 小さじ2

作り方
1. 室温に戻してやわらかくしたマスカルポーネチーズを器に盛る。
2. ①に黒糖を砕いて散らす。

退院〜3カ月まで

飲み物 01

退院して3カ月までの

飲み物

栄養満点 〜 ドリンク 〜

食欲がないときに積極的に飲んでほしいフルーツ・豆乳のドリンク。ビタミン、ミネラルの豊富な果物と豆乳、牛乳、ヨーグルトなど栄養価の高いドリンクと合わせて。

食材と栄養のこと

豆乳、牛乳、ヨーグルトなどの乳製品をベースに

飲み込みにくい、食欲がないというときに、栄養価の高い豆乳、牛乳、ヨーグルトなどをベースにフルーツやスパイスでおいしくいただけます。

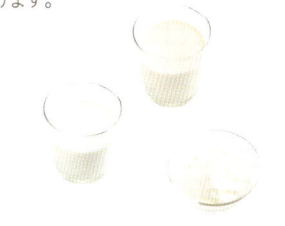

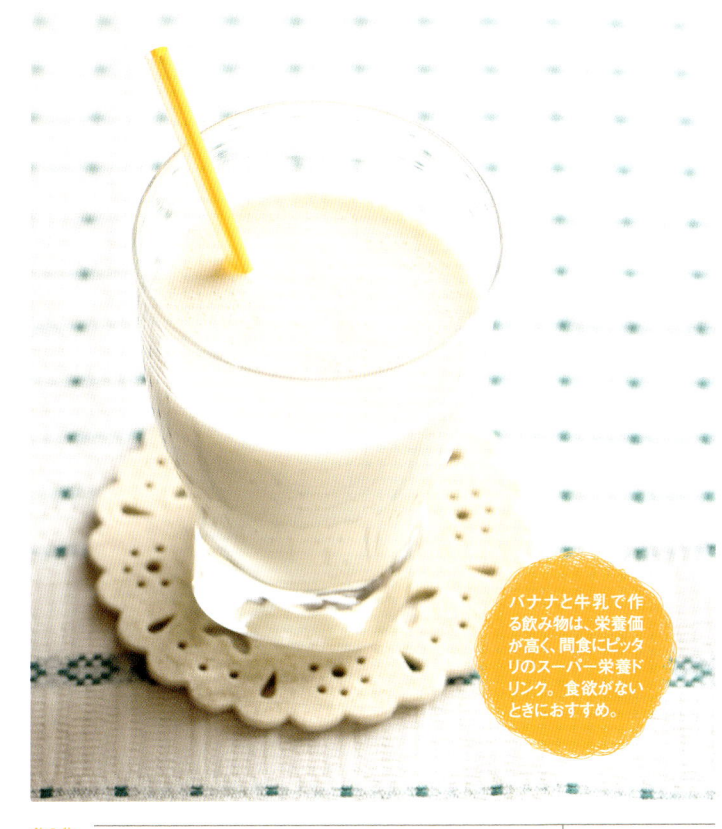

バナナと牛乳で作る飲み物は、栄養価が高く、間食にピッタリのスーパー栄養ドリンク。食欲がないときにおすすめ。

飲み物 01 バナナミルク

1人分 223 kcal
塩分 0.2 g

| 症状 | 胸やけ | 下痢 | 体重減少 | 栄養 | 炭水化物 | カルシウム | 食物繊維 |

材料：1人分
バナナ ½本
牛乳 1カップ
はちみつ 小さじ2

作り方
① ぶつ切りにしたバナナ、牛乳、はちみつをミキサーにかけ、コップに注ぐ。

調理でアレンジ
ポリ袋に材料を入れて、麺棒でたたいても！

バナナのようなやわらかい果物なら、ミキサーがなくても材料をポリ袋に入れ、麺棒でたたけば、ドリンクがカンタンにできます。

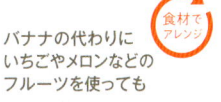

食材でアレンジ
バナナの代わりにいちごやメロンなどのフルーツを使っても

定番中の定番、バナナミルク。バナナの他にもいちごやメロン、りんごなどもおいしい。旬の果物を牛乳と一緒にミキサーで撹拌するだけで、カンタンに消化がよくておいしいドリンクができます。

117

退院〜3カ月まで

飲み物 02 オレンジヨーグルトドリンク

1人分 190 kcal　塩分 0.1 g

症状：胸やけ／便秘・下痢／げっぷ おなら
栄養：ビタミンC／カルシウム／食物繊維

材料：1人分
プレーンヨーグルト ½カップ
はちみつ 小さじ2〜大さじ1
オレンジ果汁 1カップ

作り方
❶ ボウルにプレーンヨーグルト、はちみつを加えてよく混ぜ合わせる。
❷ ❶にオレンジ果汁を加えてなめらかに混ぜ合わせる。

食材でアレンジ
オレンジ果汁の代わりにりんご果汁でも！
ヨーグルトもたんぱく質、カルシウム補給にピッタリ。腸内環境も整えます。ここに季節のフルーツをプラスしておいしくいただきましょう。

飲み物 03 りんご甘酒

1人分 122 kcal　塩分 0.2 g

症状：ダンピング／便秘・下痢／げっぷ おなら
栄養：ビタミンC／カルシウム／食物繊維

材料：1人分
市販の甘酒(米麹100%・アルコール含まないもの) ½カップ
りんご ¼個
砂糖 小さじ2

作り方
❶ りんごは皮をむいて1cm角に切り、砂糖をふりかけて耐熱容器に入れる。
❷ ❶にラップをかけて電子レンジ(600W)で3分加熱し、ラップをはずしてそのまま粗熱を取る。
❸ コップに甘酒を注ぎ入れ、❷のりんごを加える。

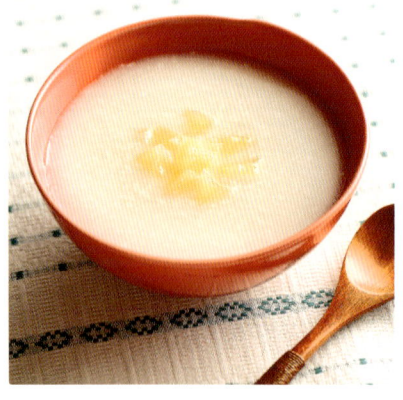

飲み物 04 豆乳チャイ

1人分 121 kcal　塩分 0.0 g

症状：ダンピング／便秘・下痢
栄養：ビタミンC／カルシウム／食物繊維

材料：1人分
豆乳 1カップ
紅茶葉(ティーパック) 1袋
はちみつ 適量

作り方
❶ 鍋に豆乳、紅茶葉(ティーパック)を入れて火にかけ、ひと煮たちさせてから火を弱め、コトコト煮出す。
❷ コップに移し入れ、はちみつなどお好みのもので甘みを加える。

食材でアレンジ
スパイスをいろいろ効かせてオリジナルを作って
シナモンだけでなく、カルダモンやクローブなどのスパイスもチャイのおいしさを引き立て、心身ともにリラックスさせてくれます。食欲増進にもひと役買います。

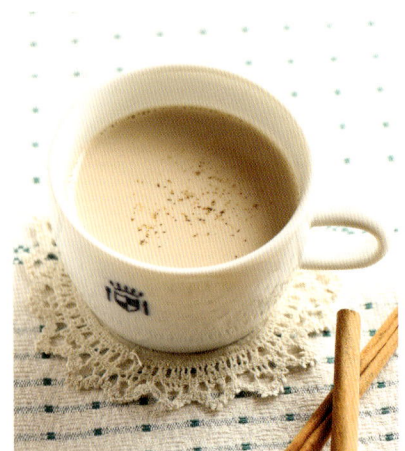

118

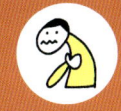

- 胸やけ…P120
- ダンピング症候群…P122
- 味覚の変化…P124
- 下痢…P126
- 貧血…P128
- げっぷやおなら…P130
- 牛乳不耐症…P131

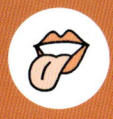

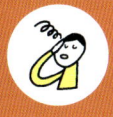

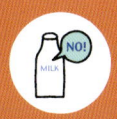

column

術後の後遺症もラクになる！症状別対処法＆おすすめレシピ

症状別対処法＆おすすめレシピ I

胸やけ
逆流性胃炎と逆流性食道炎がある

胸やけや激しい痛みが辛い逆流性食道炎と逆流性胃炎。食べ方や過ごし方で改善しましょう

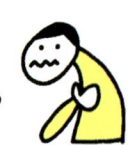

噴門側胃切除術で噴門部を失うことが主な原因

症状

食後のむかつき、みぞおちの痛みなど胃の切除後1～6カ月で現れる

みぞおちの辺りから胸の下の方に向かって、焼けつくような不快感がある、またはのどの方まで胃の内容物がこみ上げてきて、喉に痛みや違和感を感じるなどの症状が現れます。また、胸の中心に鈍い痛みや、常に食べ物がつかえている感じも伴います。この症状は胃切除後の1カ月～6カ月ぐらいでよく見られる症状です。

原因

胃の切除部分による食べ物の逆流や胆汁などの消化液が胃に逆流する

通常、胃の中の逆流を防止しているのは胃の入り口（噴門部）で、噴門側胃切除術や胃の全摘出をした場合、その機能がなくなってしまうため、胸やけの症状が出やすくなります。また、胆汁などの消化液が逆流することや、胃酸が減ったことにより、胃の中の細菌が増殖することも原因として考えられています。

対処法

食後はすぐに横にならない。油もの、卵、チョコレートの多食は避ける

胸やけを防ぐためには、食べてからすぐに横にならないこと。食後は食べたものが自然に腸に落ちていくようになるべく2時間ほどは座って過ごします。食べる物も、揚げ物などの油ものや卵、チョコレート、コーヒー、アルコールなどの食べ過ぎ、飲み過ぎに注意して、消化がよく、すんなりのどごしのよいものを選びましょう。

胸やけを防ぐために避けたい料理

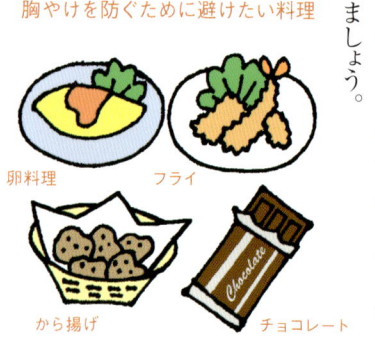

卵料理　フライ

から揚げ　チョコレート

120

胸やけ対策レシピ

症状別対処法＆おすすめレシピ 胸やけ

主食

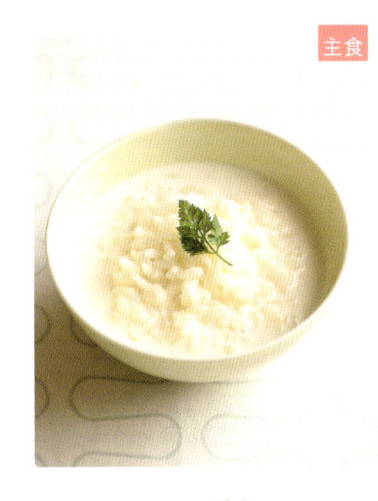

ミルクがゆ

材料：1人分
- ごはん 茶碗1/2杯分
- 牛乳 1カップ
- 水 1/2カップ
- 顆粒コンソメスープの素 小さじ1/2
- ローリエ 1枚
- 塩 少々

作り方
1. 鍋にごはん、牛乳、水、顆粒コンソメスープの素、ローリエを加えてよく混ぜ合わせる。
2. ①をひと煮たちさせてから中火にしてコトコト煮る。
3. ローリエを取り出し、塩で味をととのえる。

※体調の様子をみて、湯むきをして刻んだトマトや細かく刻んだパセリ、粉チーズなどのトッピングを工夫して。

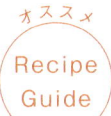

オススメ Recipe Guide

ポイントは消化がよいおかゆやパン粥、スープ類などのどごしがよく、胃にやさしい食事を食べましょう。
一気に食べず、ゆっくりと少しずつ、がポイント。

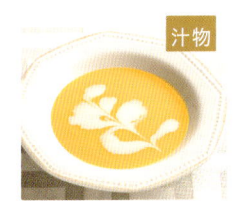

汁物 かぼちゃのポタージュ →P86	主菜 白身魚と豆腐のとろみ煮 →P93	主食 おかゆ梅＆おかかじょうゆ →P78
主菜 豆乳茶碗蒸し →P96	間食 水きりヨーグルト →P116	主食 ちぎりパンスープ →P81
副菜 おろしのとろみ汁 →P105	主菜 グリーンポタージュでグラタン →P88	主菜 トマトとはんぺんのコンソメスープ →P87

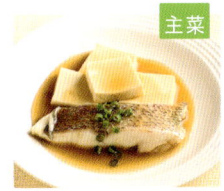

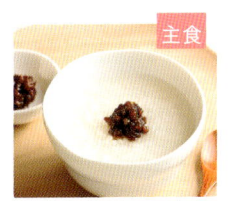

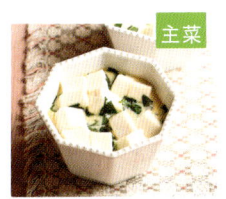

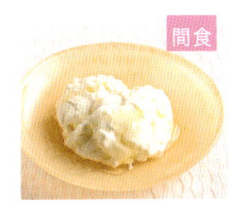

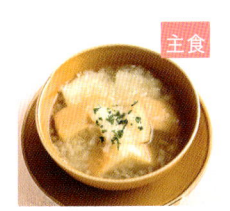

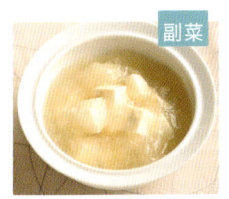

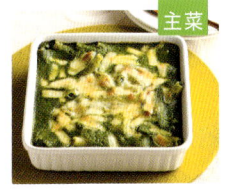

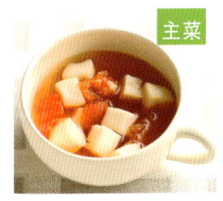

症状別対処法＆おすすめレシピ 2

ダンピング症候群
胃の切除後の代表的な後遺症

食べ物が一度に小腸に流れ込むため起こる全身症状を
ダンプカーが土砂や荷物などを一気に投げ下ろす様に例えた言葉。

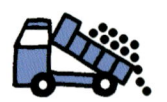

脂質とたんぱく質を先に食べる

症状

ダンピング症候群には、食後5～30分に起こる「早期ダンピング症候群」と、食後2～3時間後に不快な症状に悩まされる「晩期ダンピング症状」があります。早期は冷や汗、動悸、めまい、しびれなどの全身症状と腹痛、下痢、吐き気などがあり、晩期は頭痛や倦怠感、発汗、めまい、脈や呼吸が早くなるなどがあります。

原因

早期ダンピング症候群が起こる原因は、胃の出口（幽門部）を切除したことで、食べ物を溜め込むことができなくなるため、食べ物が一度に小腸に流れ込むことによって起こります。一方、晩期ダンピング症候群の原因は、炭水化物が急速に吸収されることで高血糖が起こり、膵臓からインスリンが過剰に分泌され、いきなり低血糖になることで起こります。

対処法

早期ダンピング症候群の予防には、たんぱく質と脂質が多く、炭水化物の少ない食事を少しずつ1日に5～6回に分けて食べることが効果的です。症状が出たときは、食後20～30分ほど横に寝ると、症状がやわらぎます。晩期ダンピング症候群の予防は、1回の食事の量を少なくしてゆっくりと食べるようにします。いつも飴を持ち歩いて、低血糖が起こらないようにしましょう。

脂質、たんぱく質を先に食べ、低炭水化物を心がけて。最初に飴を食べるのも効果的。

ダンピング症候群にNG食べ物

アイスクリーム
ケーキなど
コーヒー
炭酸ジュース

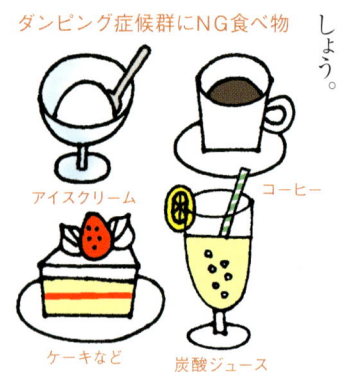

122

症状別対処法＆おすすめレシピ　ダンピング症候群

ダンピング症候群対策レシピ

主菜

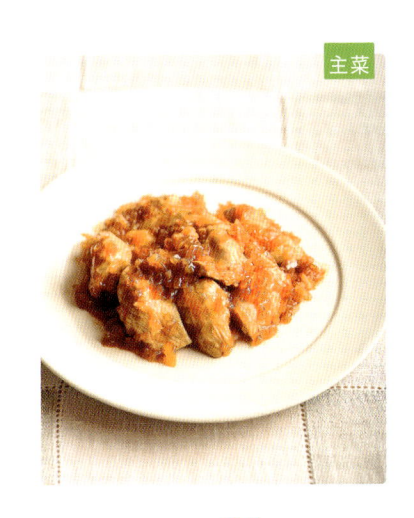

鶏むね肉と玉ねぎのケチャップ炒め

材料：1人分
鶏むね肉 ½枚
A ┌ 塩 小さじ¼
　├ 酒 大さじ1
　└ 片栗粉 小さじ1
玉ねぎ（薄切り）½個分
サラダ油 適量
B ┌ 顆粒コンソメスープの素
　│　小さじ½
　├ トマトケチャップ・
　│　ウスターソース
　└　各小さじ2

作り方
❶ 鶏むね肉は皮や脂を取り除いてそぎ切りにし、ボウルに入れてAをよくもみ込む。
❷ 鍋にたっぷりの湯を沸かし、❶をゆでてザルにあげる。
❸ フライパンを熱してサラダ油をなじませてからペーパータオルなどでよくふき取り、玉ねぎを炒め、しんなりしたら❷を加えて炒め合わせ、Bを加えてよく味をなじませる。

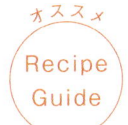

オススメ Recipe Guide

消化のいいたんぱく質と脂肪のおかずがおすすめ。
その中でも、質のいいたんぱく質を少量ずつ、食べましょう。
吐き気などで食欲がないときは、ゼリーなどがおすすめ。

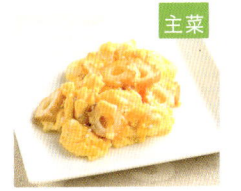

主菜	汁物	主菜
ちくわと卵のふんわり炒り卵 →P91	ささみの中華スープ →P86	豆腐のチーズグリル →P97
主菜	間食	汁物
小松菜の中華風卵とじ →P106	フルーツゼリー →P115	鶏ひき肉と塩麹のつくね汁 →P84
主菜	主菜	主菜
白身魚とほうれん草の洋風オムレツ風 →P93	とろとろ辛くない麻婆豆腐 →P95	はんぺんのチーズピカタ →P102

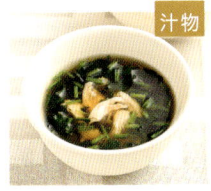

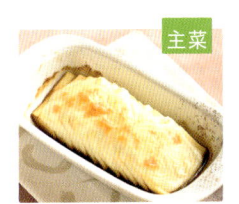

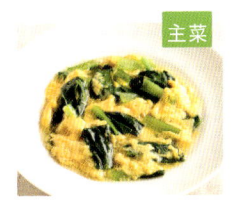

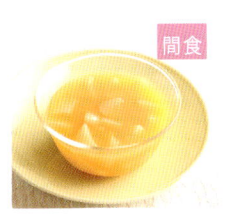

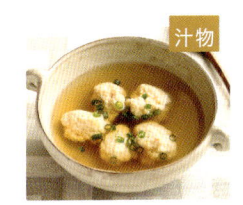

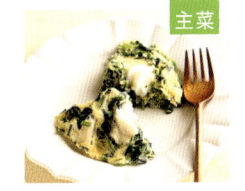

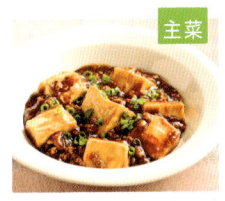

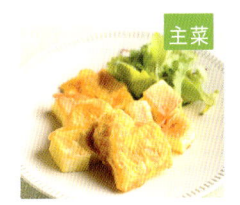

症状別対処法＆おすすめレシピ 3

味覚の変化
ビタミンB12や亜鉛不足で味覚障害に

濃い味つけや味がはっきりしたおかずを

胃の切除による貧血や亜鉛不足が原因。少し刺激のある味を取り入れましょう。

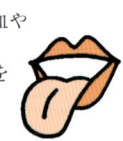

症状

嗜好や味覚が変わったり、味を感じにくくなり食欲が減退する

胃を切除したあと、何を食べても味がしない「味覚消失」、味が薄く感じる「味覚減退」、口の中に苦みや渋みを感じる「味覚異常」などの症状が出ることがあります。これらによって、さらに食欲が減退し、食べるのがおっくうになります。これにより、体重も減少し、体力も落ちる原因になるので、注意が必要です。

原因

ビタミンB12や亜鉛不足で味覚障害が起こる

味を判断する器官として、舌の表面にある「味蕾」が大きく関わっています。この「味蕾」の再生に欠かせない栄養成分が「亜鉛」。この亜鉛不足が味覚障害の一番の原因と考えられています。また、胃を切除するとビタミンB12や鉄分の吸収が悪くなり、貧血になりますが、これも味覚障害の原因と言われています。

対処法

濃い味つけや甘いものなど、味がはっきりしたおかずや亜鉛などの多い食材を取り入れる

なるべく、亜鉛を多く含む食品を取り入れるようにしましょう。また、貧血を防ぐためにもビタミンB12の多い食材も意識して取り入れましょう。かきやほたて、うなぎ、かになどの魚介類、牛肉や豚肉などの赤身、レバーなどの肉類、納豆や大豆類、アーモンドやごまなどの食材が効果的です。また、味にメリハリをつけるために、濃い味つけや甘いものなどを適度に取り入れることで、食欲を刺激して体重減少を防ぎましょう。

味覚の変化に効果的な食材

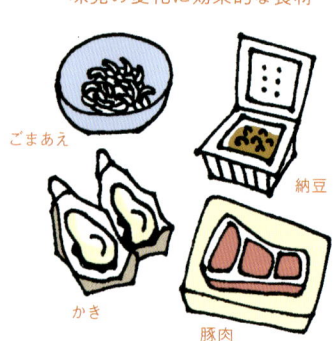

ごまあえ
納豆
かき
豚肉

124

症状別対処法＆おすすめレシピ　味覚の変化

味覚の変化対策レシピ

主菜

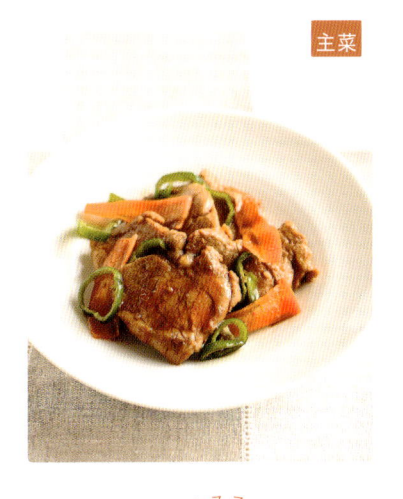

豚ヒレの焼き肉風

材料：1人分
豚ヒレ肉 50g
市販の焼き肉のたれ 適量
にんじん 4cm長さの薄切り2枚
ピーマン 1/2個
サラダ油 適量

作り方
❶ 豚ヒレ肉はひと口大に切り、市販の焼き肉のたれに漬け込む。
❷ にんじんはやわらかくゆで、ピーマンはヘタと種を取って、繊維を断ち切るように横の細切りにする。
❸ フライパンを熱してサラダ油をなじませてペーパータオルなどでふき取り、❶、❷を炒め合わせ、器に盛る。

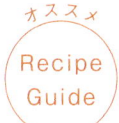

オススメ Recipe Guide

なるべく味のはっきりしたメニューをセレクト。亜鉛はもちろん、ビタミンB12の多い食材や貧血に効果のある食材を使ったメニューを取り入れて。

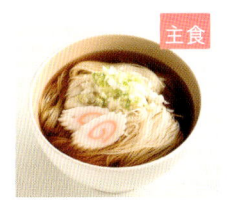

主食	主食	主食
そうめんのラーメン風 →P82	焼きうどん →P83	ソースお焼き →P81

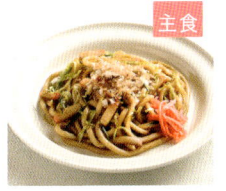

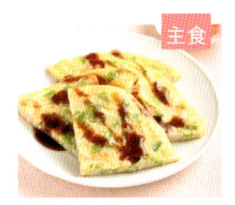

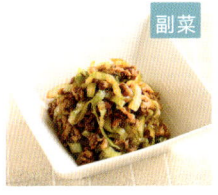

副菜	主菜	主菜
キャベツと鶏ひき肉の中華炒り煮 →P107	レバーの甘露煮 →P101	豆腐の梅衣あえ →P97

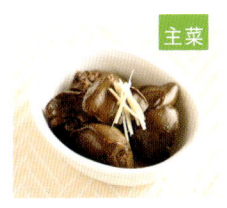

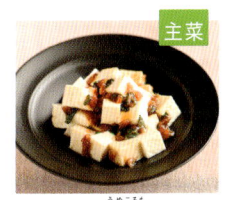

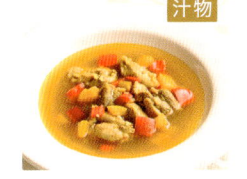

汁物	間食	副菜
パプリカ&チキンのカレースープ →P156	パンケーキのどら焼き風 →P114	トマトのチーズ焼き →P108

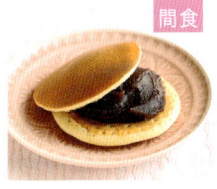

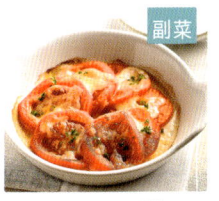

症状別対処法&おすすめレシピ 4

下痢(げり)

たんぱく質や脂肪の消化吸収の阻害によって起こる

食事は脂っこいものや乳製品を避ける

ごはんを食べると、すぐにおなかが痛くなって、下痢になってしまう。体重を減らさないためにも、早く改善したい。

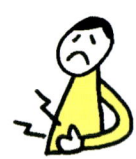

症状
胃の切除後、1〜2カ月で見られる腹痛や食欲減退を伴う

健康体の頃の便と比較すると、非常に水分量が多く、緩いゲル状または液体状の便で、水分量が80%以上の液状の便のことを下痢(げり)といいます。時には腹痛を伴い、我慢できずに何度もトイレにかけ込むなど頻繁に水様便が出ます。また、下痢だけでなく、便秘も一緒に繰り返す場合も。下痢を起こすことによって、栄養補給ができないので、体重減少の原因になるので注意が必要です。

原因
食べ物が一度に小腸に流れ込み、腸の神経反射や蠕動運動が過剰になる

胃を切除することで、食べ物が十分に消化されないまま、急に小腸に食べ物が入ってくることになり、胆汁や膵液の分泌が遅れ、たんぱく質や脂肪の消化吸収が阻害されることで下痢を起こしやすくなります。また、それによって神経反射が起こったり、腸の蠕動運動が過剰になることで起こるとも考えられています。

対処法
栄養分の高い食事を回数を多くしてゆっくり少量ずつ食べる

下痢のときは、栄養分の高い食事を回数を増やして、ゆっくり少量ずつ食べるのがコツ。ただし、極端に冷たいジュースやアイス、牛乳、脂っこいものもやじゃがいも、生野菜サラダは避けるようにしましょう。腸に刺激を与えることになります。栄養価の高い料理を少しずつ、をポイントに対処していきましょう。

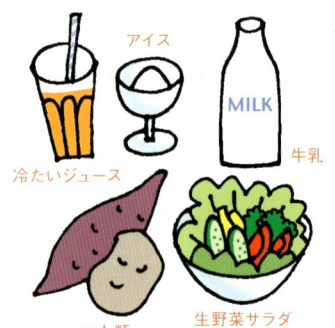

下痢にNGな食材
アイス
冷たいジュース
牛乳
いも類
生野菜サラダ

126

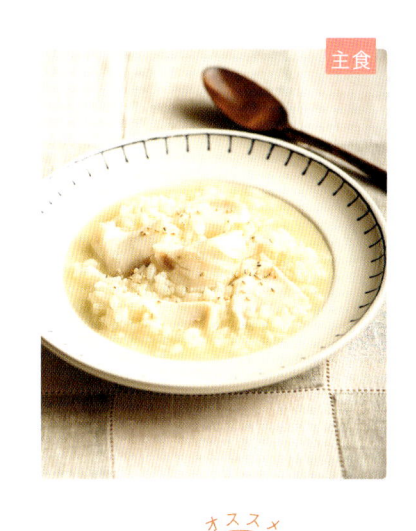

症状別対処法＆おすすめレシピ　下痢

下痢対策レシピ

主食

魚介雑炊(ぞうすい)

材料：1人分
やわらかいごはん　茶碗1/2杯分
生たらなどの白身魚の切り身
　1/2切れ
塩・ポン酢しょうゆ　各適量
A ［水　1カップ
　　顆粒和風だしの素
　　　小さじ1/2
　　酒　小さじ1］

作り方
❶ 鍋にAをひと煮たちさせ、白身魚を加えて煮たて、アクを取る。
❷ 白身魚を一度取り出し、皮や骨を取り除いて鍋に戻し、❶を弱火にして、やわらかいごはんを加えてコトコト煮込む。
❸ 塩で味をととのえ、器に盛る。お好みでポン酢しょうゆをかけていただく。

※お好みで刻んだゆずの皮や青ねぎをトッピングしても。

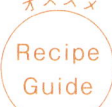

オススメ Recipe Guide　下痢に効くおいしいレシピ。腸にやさしいおかゆや雑炊をメインに、豆乳煮、けんちん汁などの根菜をじっくり煮ているやさしい汁物、煮物がおすすめ。

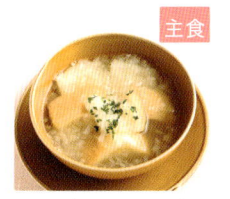

主食	主食	主食
ちぎりパンスープ →P81	ふんわり卵雑炊 →P79	おかか梅＆おかかじょうゆ →P78

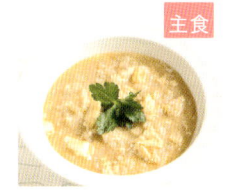

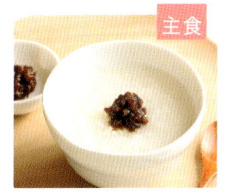

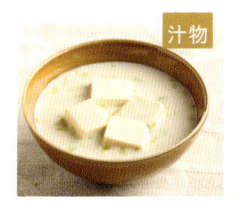

汁物	汁物	汁物
豆腐とキャベツのミルクシチュー →P89	豆乳パンスープ →P87	けんちん汁 →P85

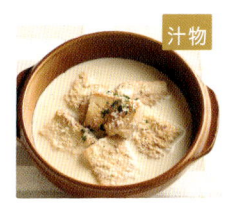

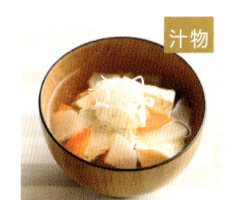

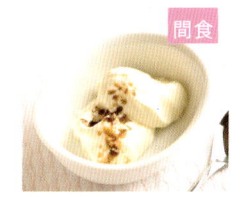

間食	主菜	主菜
マスカルポーネの黒糖がけ →P116	かぶのコンソメ煮 →P104	ダブル豆乳鍋 →P96

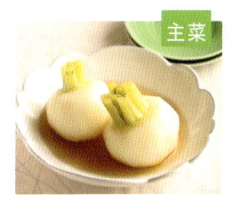

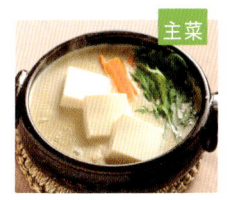

症状別対処法＆おすすめレシピ 5

貧血

鉄分とビタミンB12の吸収率の低下が原因

鉄分やビタミンB12の不足で、めまいや動悸などの貧血状態に。食事面と薬や注射で対処していくことがベストです。

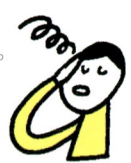

胃の全摘出術をした人は年に2回ビタミンB12注射を

症状 動悸や息切れ、疲れやすい、めまいなどの症状

胃を切除した人の約70％、全摘出した人の約30％に貧血が現れると言われています。これは、術後2～3カ月後ぐらいから起こることがほとんど。動悸や息切れ、めまい、疲れやすいなどの症状や、口内炎、口角炎、他にもしびれを感じたり、若い人だと白髪が増えたりなどの症状も出ることがあります。

原因 胃を切除したことによる鉄やビタミンB12の吸収力の低下

赤血球を合成するために、鉄分とビタミンB12が欠かせませんが、鉄分を食べ物から吸収するためには、胃酸の働きが必要。また、ビタミンB12の吸収には、胃粘膜で分泌されています。胃切除手術をすることにより、それらの機能が落ち、鉄分とビタミンB12の吸収が不足して赤血球の合成に支障をきたして貧血を起こすことに。

対処法 鉄やビタミンB12を多く含む食事や鉄剤、ビタミンB12を投与する

胃を切除したことによって、消化吸収率が下がった鉄分やビタミンB12を、普段の食生活からも、もっと積極的に食べましょう。食材の中では、レバーがダントツに鉄分とビタミンB12を豊富に含むので、レバーペースト（P63）のように作り置きして、毎日食べるように工夫を。その他に、鉄剤やビタミンB12を注射するなどして、改善をはかりましょう。

貧血に効果的な食材

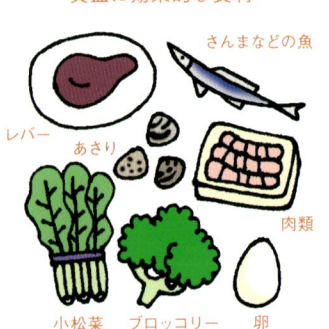

レバー
さんまなどの魚
あさり
肉類
小松菜
ブロッコリー
卵

128

症状別対処法＆おすすめレシピ　貧血

貧血対策レシピ

主食

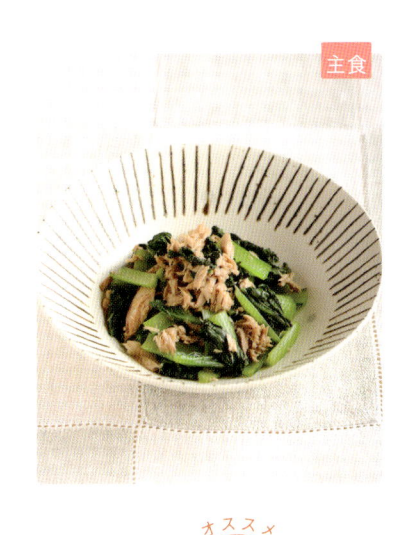

かつおの水煮缶と小松菜のあえもの

材料：1人分
小松菜 2株
かつおの水煮缶（80g缶）1缶
顆粒和風だしの素 小さじ⅓
しょうゆ 適量

作り方
❶ 小松菜はゆでてしっかり水けを絞り、みじん切りにする。
❷ 汁けをきったかつおの水煮缶と❶をあえる。
❸ ❷に顆粒和風だしの素を加えてさっとあえ、しょうゆで味をととのえる。

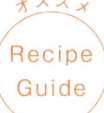

オススメ Recipe Guide

青菜や卵、はまぐり、さんまなどビタミンB12を多く含む食材や、鉄がもともと多いレバー、肉類を使った消化にやさしいおかずをご紹介します。

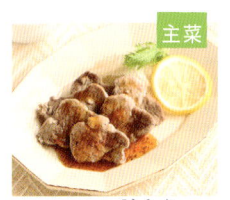

主菜
豚ヒレ肉の香味(こうみ)蒸し
→P100

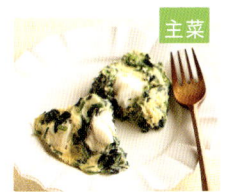

主菜
白身魚とほうれん草の洋風オムレツ風
→P93

主菜
グリーンポタージュでグラタン
→P88

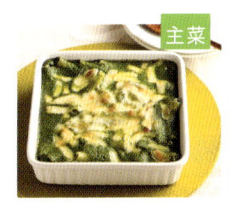

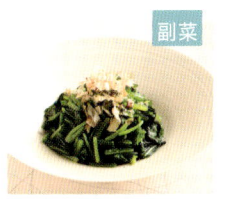

副菜
ほうれん草のおひたし
→P106

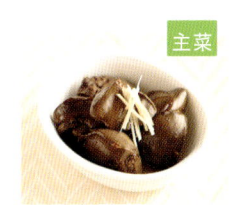

主菜
レバーの甘露煮
→P101

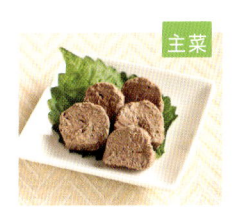

主菜
レバーペーストであんきも風
→P101

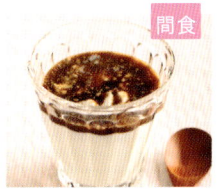

間食
プルーンヨーグルト
→P116

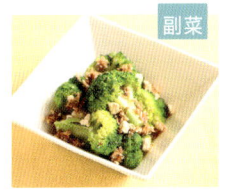

副菜
ブロッコリーとカッテージチーズのあえもの
→P112

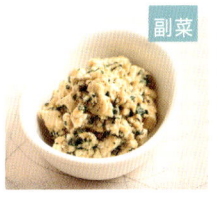

副菜
モロヘイヤの白あえ
→P106

症状別対処法＆おすすめレシピ 6

げっぷやおなら
胃を切除して小さくなった胃に空気が入る

食事をしたり、おしゃべりするときに空気を飲み込むことがげっぷとおならの原因。スプーンで食べるなど、空気の入らない工夫を。

あまり気にせず、回復を待つのが一番

症状
手術前よりも頻繁にげっぷやおならが出る

げっぷとおならは、空気とガスがたまることで、体外に排出する症状です。胃を切除して一番に多い後遺症は、げっぷやおならが以前よりも俄然と増えるということ。ごはんを口にするだけで、すぐにおならやげっぷが出てしまいがちですが、その原因がどこにあるのか、改善できる点はないか、などをチェックしてみましょう。

原因
胃が小さくなったことや話したり、ごはんを食べるときに空気を飲み込むため

げっぷやおならは、胃を切除するにより、胃が小さくなったために起こる症状。呑気症といって、気づかないうちに大量の空気を吸い込み、その空気が胃腸にたまることで、おなかの膨満感が起こったり、げっぷやしゃっくり、おならがよく出るようになります。早食いや一気飲み、神経質な性格の人にも多いと言われ

てます。ゆっくりよく噛んで食べることも重要です。

対処法
スプーンを使って食べるなど、空気を飲み込まない工夫を。おならは根菜を避けること

食べるときに空気を飲み込んでしまうために起こるので、なるべく空気が入らないように、スプーンに料理をのせたら、口を少し開けてすぐに食べる練習をしましょう。また、おならは空気の飲み過ぎも多少ありますが、食物繊維の多い根菜もなるべく避けるようにしましょう。

● げっぷ・おなら対策の食べ方

げっぷは、スプーンを使った食事を
スプーンは先も丸いもの。口にあった大きさのスプーンを用意して。

おならは根菜の代わりに繊維のある食材をバランスよく
にんじんやアボカド、納豆など繊維のある食材を取り入れて。

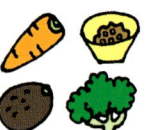

130

牛乳不耐症

牛乳を飲むとおなかがゴロゴロ鳴って下痢をする

乳製品の代わりにカルシウム補給の食材を

胃酸の低下で乳糖を分解する酵素が低下するため、牛乳や乳製品を摂取すると腹痛、下痢を起こす。

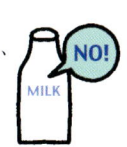

症状
牛乳を飲むとおなかがゴロゴロする腹痛や下痢などの症状も

胃を切除したあと、起こりやすいのが牛乳不耐症。それまでは牛乳を飲んでも問題がなかったのに、胃の切除術後は、おなかがゴロゴロ、すぐに下痢をするという症状です。胃切除術をした10〜15％にもおよび、手術後1〜3カ月後に現れます。

原因
胃を切除したことで、たんぱく質の分解、吸収力が低下したことによる

胃を切除したことで、胃が小さくなる、または全摘出から、胃酸の低下に伴い、小腸での乳糖を分解する酵素が低下しておきます。また、たんぱく質、脂肪の分解、吸収力も落ち、腸内細菌のバランスの崩れもひとつの要因として見られています。

対処法
乳製品を避けるのが基本。代わりにカルシウムを補給できる食材を積極的に食べる

牛乳不耐症になったら、まずは牛乳、乳製品を避けることが基本。ただし、胃切除後はカルシウムが吸収されにくくなっているので、他の食材から、カルシウムを摂取するように心がけましょう。かぼちゃ大根の葉、小松菜、豆乳、豆腐、納豆、みそなどの大豆類などを食事に取り入れて。

Recipe Guide オススメ

牛乳の代わりに豆乳をメインに使ったレシピがおすすめ。カルシウムを含む青菜も適度にトッピングで加えるとさらによいでしょう。

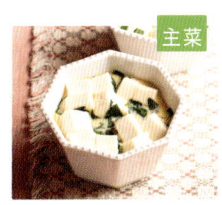

主菜
豆乳茶碗蒸し
→P96

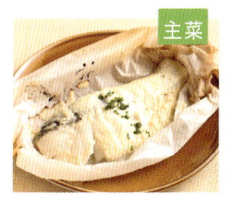

主菜
白身魚のホワイトソース包み焼き
→P94

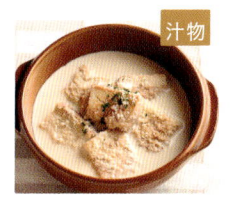

汁物
豆乳パンスープ
→P87

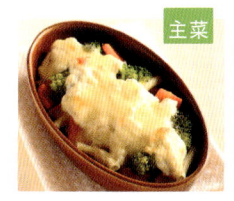

主菜
マカロニグラタン
→P55

適度な運動を日課にしよう

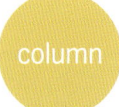

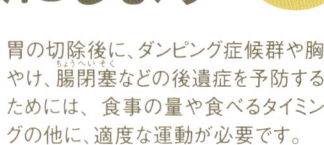

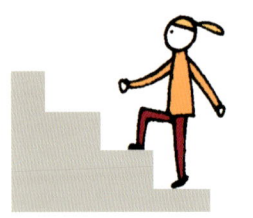

column

胃の切除後に、ダンピング症候群や胸やけ、腸閉塞などの後遺症を予防するためには、食事の量や食べるタイミングの他に、適度な運動が必要です。

適度な運動の例

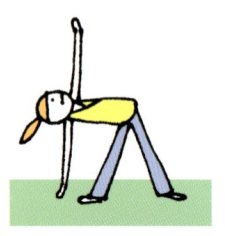

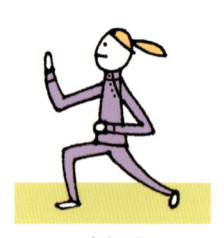

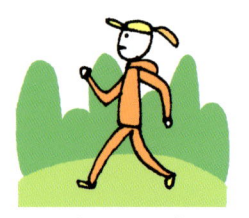

- 階段の上がり下がり
- ヨガ
- 太極拳
- ウォーキング

食後15～20分ほど休んだら軽い運動を取り入れることが大切

全身を動かすことによって、胃腸の働きがよくなることがわかっています。食後はすぐ横にならず、15～20分ほど休んでから、ウォーキングや散歩など軽い運動をしましょう。退院直後は家の中の階段の上り下がりをするのもいいでしょう。自分の体調や回復具合と相談しながら、適度な運動を取り入れていくことが大切です。医師に運動を制限されている場合は、主治医と相談しながらすすめましょう。

適度な運動を自分のペースで長く続けましょう

全身の運動は、胃腸の働きをよくするだけでなく、代謝を上げて、全身の血行促進、心肺機能の維持・向上、食欲増進、熟睡、気分転換など心身ともに健全に保つ効果があります。胃切除術後は思ったよりも体力が落ちているものです。だるいからと横になってばかりでは筋肉も落ちてしまいます。がんの悪液質を増やさないためにも、効果的な栄養素を取り入れ、適度な運動で筋力をつけることが大切です。

PART 4

退院して３カ月からの

食事のすすめ方 & おいしいレシピ

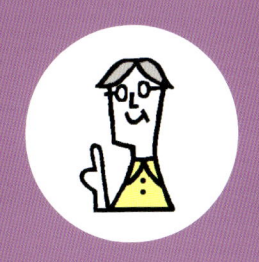

退院して3カ月からの食事のこと。胃切除前と同じ食生活はまだNG。がんを抑える栄養素を含む料理をどんどん取り入れていきましょう。

退院して3カ月からの

知っておきたい
食事のすすめ方

食べることに慣れ、食べる量も増える時期。この時期からおさえておきたいポイントを紹介。

退院してから3カ月からは、EPAなどの栄養を意識して1日3食に戻していく時期

退院して3カ月が過ぎたら、1日5～6食を1日3食になるように徐々に1食の量を増やしていきましょう。これからは、EPAなどの慢性炎症に効果的な栄養素を意識して取り入れる工夫が大切です。

《 退院から 100日後 》 《 退院から 90日後 》

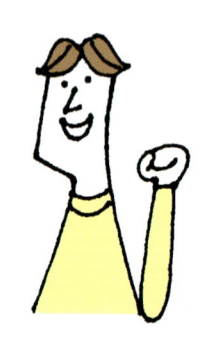

体の様子

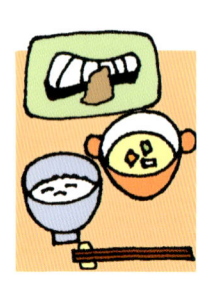

体力も回復して普通の生活も可能になる

しっかりといろいろなものが食べられるようになり、量も増えてくると、体力もほぼもとに戻り、体調もよくなります。会社に復帰するのもこの時期が最適でしょう。

食べられる量も増えるがときどき不調を訴えることも

食べられる量や、食べられる食材も増えてきますが、消化に時間がかかる食材を食べたりすると、下痢、胸やけ、貧血などの後遺症はまだ続きます。

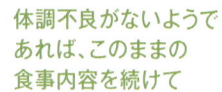

食事内容

体調不良がないようであれば、このままの食事内容を続けて

今までは1日5～6食だったら、1日3食になるように1食の分量を増やしていきましょう。繊維の多いものは細かく刻むなどして調理の工夫をして取り入れます。

少しずつ、EPAの豊富な青背魚、スパイスを効かせた食事を楽しむ

退院してから3カ月以降は、消化のよい食材だけでなく、EPAの豊富な青背魚やえび、かに、かきや脂の少ない肉やのり、とろろ昆布も取り入れて。油も使ってみましょう。

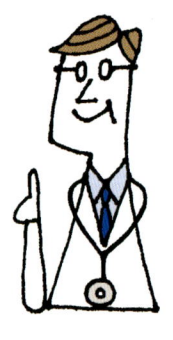

ポイント

気をつけて食べるものも調理の工夫で少しずつ

退院して3カ月からは、少しずつ手術前の食事に戻すように工夫していきましょう。たけのこやごぼうも細かく刻んでやわらかく煮たりしながら少しずつ試してみましょう。

食べる種類を少しずつ増やすときは無理せず、自分の体調に合わせて

新たに食べるものを増やすときは、少しずつ試しながら、がポイントです。いきなりたくさん食べたりせず、体調と相談しながら少しずつ取り入れていきましょう。

134

体重減少を防ぐための食事のポイント

胃がん術後の体重減少は当たり前とされてきましたが、体重減少は合併症を引き起こしたり、予後に影響を及ぼすので、食事の工夫で解消しましょう。

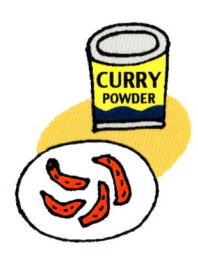

POINT 1
食事の中に赤い色のおかずを取り入れる

赤い色の食材をプラスすることで食欲もアップ。赤の他にもオレンジ、黄色などの暖色も効果的です。補色の緑を添えれば、より赤が引き立ち、彩りのよい料理に仕上げる効果があります。

POINT 2
スパイスを使って食欲を増進！

胃の切除術後に食べる料理は、あっさりとした薄味が定番ですが、それだけでは、食欲がわかず、食欲減退の原因に。赤唐辛子やカレー粉などのスパイスは、食欲を増進する効果があるので、積極的に使いましょう。

POINT 3
揚げ物は揚げ焼きにすれば、おいしく食べられる！

とんかつやあじフライ、コロッケなどの揚げ物も食べたくなる時期ですが、油を少なく使えば、おいしい揚げ物風おかずもできます。少量の油で揚げ焼きやオーブンで焼き上げるなどの工夫でおいしく食べましょう。

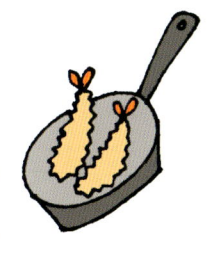

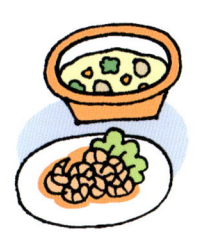

POINT 4
EPA、たんぱく質豊富な青魚料理を取り入れる

体重減少を防ぐ栄養素として、EPAや質の高いたんぱく質を取り入れる必要性があります。EPAはさば、いわし、あじなどの青背魚に多く含まれ、高たんぱくなので、筋肉をつくるためにも積極的に食べましょう。

POINT 5
少しずつ普通食に近づけて食べるのを楽しみに

退院後3カ月が過ぎたら、食事の内容、量も普通食に近づけていきましょう。胃切除手術の前に好きでよく食べていた料理なども作ってあげると、もっと食べることが楽しみになります。油の量だけは気をつけましょう。

POINT 6
和・洋・中とバラエティーに富んだ食事を

食べることが楽しみになるように、メニューも和、洋、中とバラエティーに富んだ内容に。油の量には気をつけながら、シチュー、ハンバーグなどの洋食やえびチリや回鍋肉などの中華なども取り入れましょう。

退院して3カ月からの

おさえておきたい
基本の献立

いろいろなものが食べられるようになり、偏った食生活にならないように注意が必要です。

退院して3カ月からは、肉や青背魚も食べて栄養をしっかり吸収させて

退院してから3カ月までは、食べることに慣れること、量を徐々に増やすこと、そして、その中で栄養バランスを整えながら食べることで、徐々に消化機能や体力を回復させていきます。肉などのたんぱく質や脂肪が体になじんでくるのは3カ月をすぎてからなのでこの時期から青背魚や肉などのたんぱく質と野菜をバランスよく取り入れ、栄養をしっかり吸収させるつもりで食べま

退院して3カ月からの

献立のポイント

主食、主菜、副菜、汁物の一汁二菜が基本。質のいいたんぱく質を増やし、EPAを取り入れることを意識して献立を立ててみましょう。少しずつ、かみ応えのある料理もプラスするのもおすすめ。

気にしてとりたい
栄養のこと

やはりこの時期に気にしてとりたいのは体重減少を防ぐEPAと質の高いたんぱく質。他にも貧血を防ぐ鉄とビタミンB12、骨粗鬆症を防ぐためのカルシウム、味覚障害予防の亜鉛などを取り入れて。

摂取カロリーはどのくらい増える?

退院して3カ月までは1日1500kcalでしたが、3カ月以降は1日2000kcalに近づけるように食事量を徐々に増やし、基本は1日3食に切り替えていきますが、当分の間は間食もはさんで食べてみましょう。

《 AM 10:00

間食

カルシウムの多い杏仁豆腐をデザートに

朝、あまり食が進まなかったら、カルシウムが豊富な杏仁豆腐を食べましょう。牛乳も添えていただきます。牛乳不耐症の人は別のデザートでもOK。

飲み物	牛乳200ml
間食	フルーツたっぷり杏仁豆腐→P180

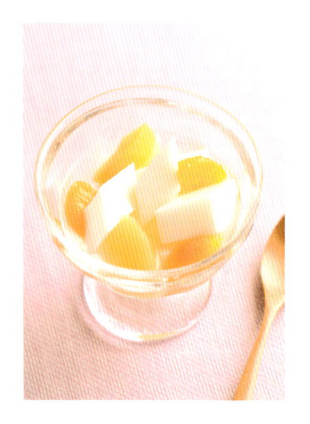

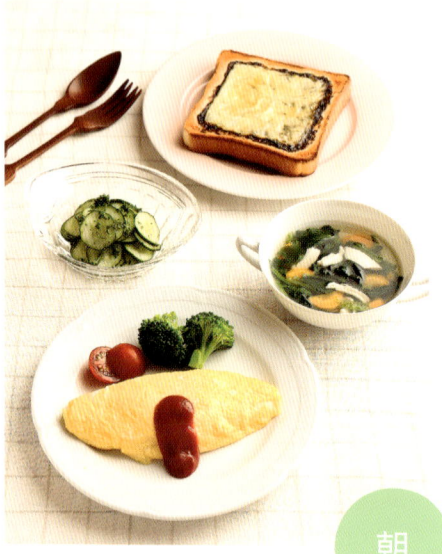

《 AM 7:00

朝

トーストにオムレツ、たっぷり野菜の洋食の定番献立

サクサクのトーストとトロトロの半熟がおいしいオムレツ、野菜たっぷりスープとマリネのバランス献立。ケチャップの赤やプチトマトの赤が、料理自体をおいしそうにみせてくれます。きゅうりや野菜はよくかんで。食べ過ぎないように腹8分目を守りましょう。

主食	和風トースト→P150
汁物	ほうれん草とにんじんのコンソメスープ→P157
主菜	チーズinオムレツ→P91
副菜	きゅうりのパセリマリネ→P175

136

退院して3カ月からのおさえておきたい基本の献立

手術前の食事に徐々に戻して食べる楽しみも見い出して

しょう。だからといって過剰に食べ過ぎると下痢を起こし、栄養失調気味になるので注意して。適量をゆっくりと時間をかけて食べること、よくかんで食べることは引き続き続けていきましょう。

3カ月を過ぎてからは、徐々に手術前の食事に戻していきます。胃がんになる前に好きだった料理も、油を控え食材を選んで作ってあげましょう。そうすることで食べることが楽しみになり、食欲もさらに湧いてきます。ピリッと辛い赤唐辛子やスパイスを使えば、味にアクセントがつき、和、洋、中とバラエティに富んだ食事をとることも大切です。赤い食材を効果的に効かせるなど彩りにも気を配ってみましょう。

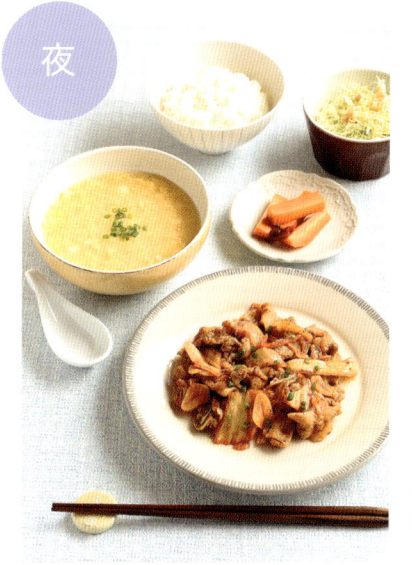

PM 12:00 昼

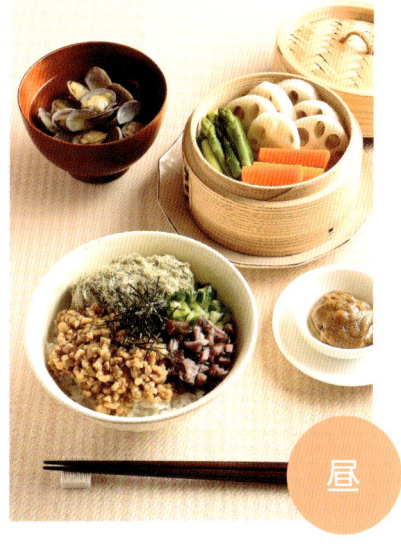

ビタミンB12と鉄分たっぷりのボリューム和食献立

不足しがちなビタミンB12、鉄分を多く含む納豆とあさりを使った和風献立。どんぶりのごはんは体調に合わせて量を調整しましょう。蒸し野菜もよくかむことを忘れずに。蒸し野菜のごまだれもビタミンB12と鉄が豊富なので、たっぷりつけて食べましょう。

主食	五色納豆丼→P147
汁物	あさりのお吸い物→P155
副菜	蒸し温野菜→P173

PM 3:00 間食

ビタミンやたんぱく質の豊富なお手軽カナッペで栄養補給

ちょっと小腹がすいたときにおすすめの間食。ビタミンEが豊富なアボカドとリコペンが豊富なトマトをのせて食べるだけで手軽にビタミン補給が可能です。

| 飲み物 | 牛乳200ml |
| 間食 | アボカドカナッペ→P179 |

PM 7:00 夜

豚キムチ炒めをメインにした食欲アップの中華献立

豚キムチを中心にした中華献立。発酵食品も取り入れて消化を促しましょう。キムチは刺激があるのでは、と思いがちですが、問題は唐辛子ではなく塩辛い味つけ。野菜もバランスよく取り入れ、マイルドなスープで全体にバランスをとりましょう。

主食	やわらかいごはん
主菜	豚キムチ→P168
副菜1	キャベツの中華サラダ→P176
副菜2	にんじんの酢漬け→P177
汁物	かき玉スープ→P158

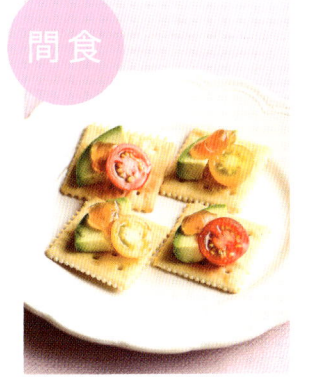

退院して3カ月からの

作り置きでカンタン！
3日間献立

食べる量やメニューバリエーションも増えて、食事づくりも大変になりますが、作り置きを活用すれば簡単です。

退院して3カ月からはメニューバリエーションが増えるから、どんどん活用！

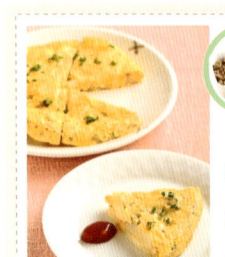

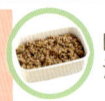

毎日のことだから、メニューを考えるのが面倒という人こそ、作り置きおかずをどんどん活用しましょう。バリエーションを増やそうと思うと、使う食材、味つけなどにも気を配りますが、ある程度味のついた作り置きおかずがあれば、それを基本として、あとは混ぜて焼く、トーストではさむ、あえるなどのひと手間で簡単にごはんを作ることができます。

1日目

朝
肉そぼろを卵液に混ぜてオムレツに!
- 主食 和風トースト →P150
- 主菜 スペイン風オムレツ →P59
- 副菜 ラタトゥイユ →P174

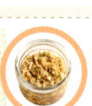

昼
薬味和風ソースをつくねにかけるだけ!
- 主食 釜玉うどん →P153
- 主菜 つくね団子の薬味和風ソースがけ →P57
- 副菜 小松菜とゆばのおひたし →P173

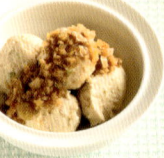

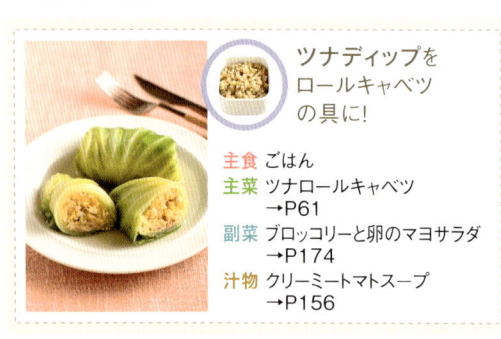

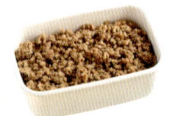

夜
ツナディップをロールキャベツの具に!
- 主食 ごはん
- 主菜 ツナロールキャベツ →P61
- 副菜 ブロッコリーと卵のマヨサラダ →P174
- 汁物 クリーミートマトスープ →P156

作るのはこれだけ!

1 肉そぼろ
作り方 →P59

肉そぼろはできれば、豚の赤身肉をフードプロセッサーか包丁で叩いてひき肉を作り、甘辛く煮ます。和、洋、中とバリエーションも豊富に。

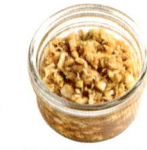

2 薬味和風ソース
作り方 →P57

たっぷりの長ねぎと白ごまがたっぷりの和風ソース。豆腐や魚のマリネ焼きにも。お好みで七味唐辛子をプラスしてもおいしい。

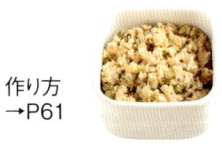

3 ツナディップ
作り方 →P61

ツナと玉ねぎ、絹ごし豆腐で作るふんわりディップ。スティック野菜のディップとしてはもちろん、パンにはさむのもおすすめ。

肉そぼろやツナディップなどたんぱく質の作り置きが便利

食べる量や食べられる種類が増えてきた3カ月以降は、肉そぼろやツナディップなどたんぱく質をメインにした作り置きおかずがあると便利です。体重減少を予防するためにも質のいいたんぱく質を常に取り入れるようにしましょう。肉そぼろは、そのままごはんにのせてどんぶり風にしたり、野菜とあえたり、卵液に混ぜてオムレツにしたりと、何かと重宝するでしょう。ツナディップも同様に使いこなしましょう。

とめて作って、日々の献立作りに役立てましょう。

2日目

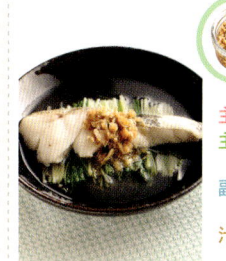

薬味和風ソースを蒸し魚にかけるだけ！

- 主食 ごはん
- 主菜 白身魚の薬味和風ソースかけ →P57
- 副菜 じゃがいもとにんじんのさっと炒め →P172
- 汁物 大根と油揚げのみそ汁 →P155

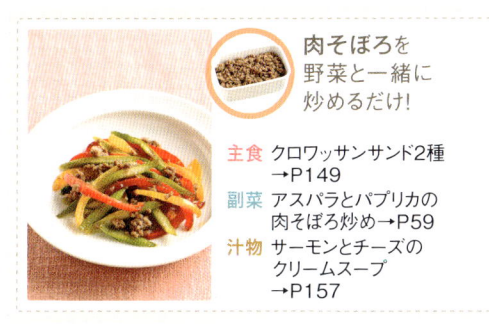

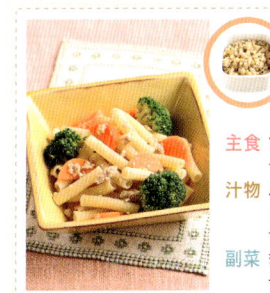

ツナディップをゆでたマカロニと野菜にあえるだけ！

- 主食 ツナマカロニ →P61
- 汁物 パプリカ&チキンのカレースープ →P156
- 副菜 きゅうりのパセリマリネ →P175

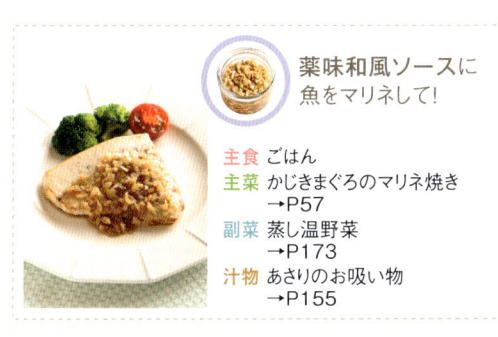

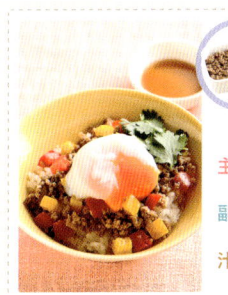

肉そぼろを使ってエスニックのそぼろ丼に変身！

- 主食 ガパオ風丼 →P59
- 副菜 キャベツの中華サラダ →P176
- 汁物 かき玉スープ →P158

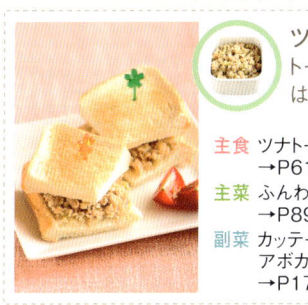

3日目

ツナディップをトーストにはさむだけ！

- 主食 ツナトースト →P61
- 主菜 ふんわりスクランブルエッグ →P89
- 副菜 カッテージチーズとアボカドのサラダ →P175

肉そぼろを野菜と一緒に炒めるだけ！

- 主食 クロワッサンサンド2種 →P149
- 副菜 アスパラとパプリカの肉そぼろ炒め →P59
- 汁物 サーモンとチーズのクリームスープ →P157

薬味和風ソースに魚をマリネして！

- 主食 ごはん
- 主菜 かじきまぐろのマリネ焼き →P57
- 副菜 蒸し温野菜 →P173
- 汁物 あさりのお吸い物 →P155

退院して3カ月からの作り置きでカンタン！3日間献立

139

退院して3カ月からの

おすすめ 症状別献立の立て方

この頃はまだ後遺症が出る時期です。新たに気になる症状に対処できるメニューと献立のポイントをおさえましょう。

退院して3カ月以降も起こる胸やけ、ダンピング症候群になったら献立を考えて

回復の目安は3カ月、半年、1年の単位でみることが基本ですが、退院して3カ月は、まだまだ回復の途中です。不快な後遺症はなくなるのでは？と思いがちですが、まだまだ油断は禁物。食べる量が増えることや新しい食材を取り入れることによるダンピング症候群や、胸やけ、下痢などは引き続き起こります。繊維の多いものを食べるようになることも。

体重減少 ▽

体重減少は、免疫力を下げ、慢性炎症を引き起こしがち。高たんぱく、高栄養のものをなるべく取り入れましょう。

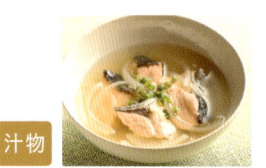

汁物 鮭の塩麹汁→P155

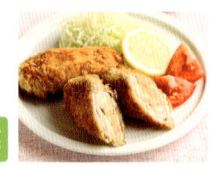

主菜 ヘルシーとんかつ風→P160

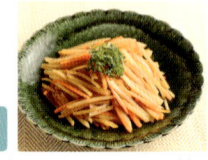

副菜 じゃがいもとにんじんのさっと炒め→P172

主食 ごはん

献立のpoint
少量でも高エネルギーのもの、高タンパク、EPAの多い献立を

たくさん食べられないときは、同じ量でもエネルギー量が高い料理を作りましょう。油やバター、マヨネーズなどを効果的に使ってみましょう。高タンパクとEPAの豊富な食品を取り入れましょう。

胸やけ ▽

胸やけも術後半年までは起こりやすい症状。夜寝る前に油っぽいものや刺激の強いものを食べるのは避けましょう。

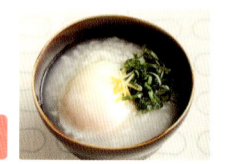

主食 おかゆの温泉卵のせ→P79

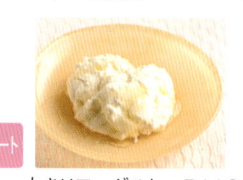

デザート 水きりヨーグルト→P116

献立のpoint
気持ち悪くても、少量で栄養価が高いものを少しずつ取り入れて

気持ち悪いからといって、何も食べないのではなく、なるべく少量でも栄養価の高いものを食べるように心がけましょう。消化がよくて高タンパクなヨーグルトや卵、牛乳などを取り入れましょう。温泉卵やミルクスープ、グラタンなどを少しずつ食べましょう。

ダンピング症候群 ▽

半年ぐらいまでは、起こりやすいダンピング症候群。低糖質と高たんぱく質、高脂肪のものを食べて予防して。

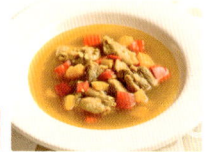

汁物 パプリカ＆チキンのカレースープ→P156

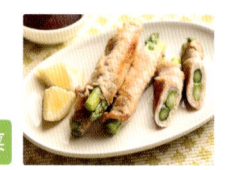

主菜 アスパラの肉巻きソテー→P166

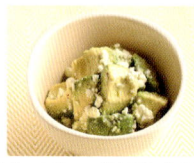

副菜 カッテージチーズとアボカドのサラダ→P175

献立のpoint
高たんぱく、油ものを先に食べて

ダンピング症候群の原因は、一度にたくさん食べることから始まります。食べられるからといって、一度にたくさん食べるのはNG。高たんぱく、油ものを先に食べることを心がけましょう。

体重減少、ビタミンB12、カルシウム不足をカバーする献立を

退院してから3カ月までは、食べることに慣れるために量を少しずつ増やしてきたので、体重減少が見られることもあるでしょう。3カ月をすぎれば、たんぱく質や脂質も体になじむようになるので、質のいいたんぱく質やEPAを含む青背魚、肉などのたんぱく質を食べるようにしましょう。また、ビタミンB12、カルシウムなど不足がちな栄養素も積極的に取り入れていきましょう。

退院して3カ月からのおすすめ症状別献立の立て方

ビタミンB12欠乏症

ビタミンB12が吸収されにくくなるので、悪性貧血を起こしやすくなります。ビタミンB12を多く含む食材を取り入れて。

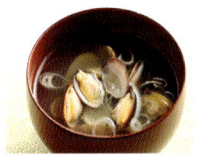

汁物
あさりのお吸い物→P155

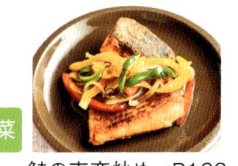

主菜
鮭の南蛮炒め→P163

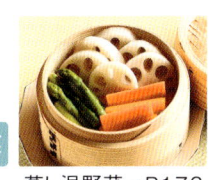

副菜
蒸し温野菜→P173

主食 ごはん

献立のpoint
ビタミンB12の多い食材を組み合わせた献立

鮭やごま、あさりにはビタミンB12が豊富。なるべく、ビタミンB12を豊富に含む食材を食べるようにしましょう。それでも足りないときは、ビタミンB12の注射などをする必要があります。

骨粗しょう症

カルシウムの吸収も悪くなるため、骨密度が低下し、骨折しやすくなります。ビタミンDと一緒に取るのがポイント。

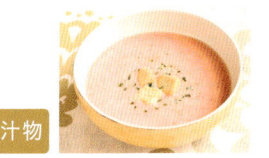

汁物
クリーミートマトスープ→P156

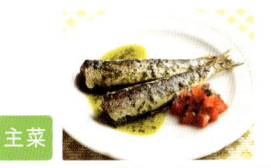

主菜
いわしのバジルソテー→P167

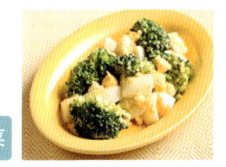

副菜
ブロッコリーと卵のマヨサラダ→P174

主食 バゲット

献立のpoint
カルシウムの多い魚、野菜、乳製品を取り入れて

カルシウムの多い魚や野菜、乳製品を取り入れるのと一緒に、卵やいわしにも豊富に含まれるビタミンDを組み合わせるのがポイント。牛乳不耐症の人は魚や野菜などから摂取する工夫を。

おなら

根菜類を食べられるようになってから、さらに起こりやすくなる症状。ごぼうやれんこん、じゃがいもは控えめに。

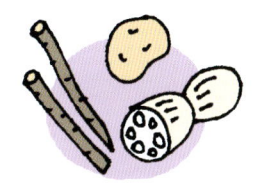

献立のpoint
根菜類は避けてなるべく繊維の多い食事をバランスよく

根菜類は食物繊維が多く、おならが出やすくなるので食べ過ぎに注意して。根菜の中でもにんじんやかぶなど水分の多い野菜や、アボカド、納豆、ブロッコリーなどがおすすめです。

---

column

気をつけたい腸閉塞（イレウス）

胃の切除後、数ヶ月から数年たってから突然の腹痛に襲われるという症状は、腸閉塞の疑いがあります。手術の際に腹腔内に癒着が生じたり、食べる量が多くなることにより起こりやすいので注意が必要です。大食いや早食い、消化の悪いものやきのこや昆布などの水を吸って膨張するものは避けましょう。

がんの炎症を抑える！
EPAたっぷり ごはん＆おかず

がん細胞の増殖と炎症を抑えるEPA（エイコサペンタエン酸）が大注目。EPAが多く含まれる青背魚をおいしく食べましょう。

青背魚(あおせさかな)のレシピ

さばのみそ煮

1人分 307 kcal 塩分 2.4 g

| 症状 | ダンピング | 体重減少 | 味覚 | 栄養 | たんぱく質 | EPA |

材料：1人分
- さばの切り身 1切れ
- 酒 大さじ1
- 水 ½カップ
- 長ねぎ（4cm長さ） ¼本
- しょうが（薄切り） 1片
- A［みそ・はちみつ 各大さじ1
   しょうゆ 小さじ1］

作り方
1. さばは皮目に切り目を入れる。
2. 鍋に酒と水をひと煮立ちさせてから、長ねぎ、❶、しょうがを入れて強火で煮立ててアクを取り、落とし蓋をして中火でコトコト煮る。
3. 仕上げにAを溶き入れ、煮汁にとろみがつくまで煮る。

POINT
さばはEPA含有量のトップクラス。脂ののったさばは塩焼きやみそ煮にして。

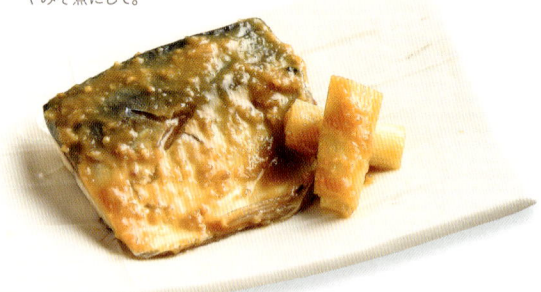

---

column
EPAはがんによる体重減少を防ぐ

がんになると「がん性悪液質」という炎症反応を起こし、脂肪や筋肉が減り、体重が減っていきます。魚油に含まれる不飽和脂肪酸EPAは、がんの炎症を抑え、それによる体重減少を防ぐ効果があるので、積極的に取り入れましょう。

いわしのつみれ汁

1人分 214 kcal 塩分 2.8 g

| 症状 | ダンピング | 胸やけ | 体重減少 | 栄養 | たんぱく質 | EPA | カルシウム |

材料：1人分
- いわしのすり身 80g
- A［長ねぎ（みじん切り） ¼本
   しょうが（みじん切り） 1片
   片栗粉 小さじ1
   塩 少々］
- B［水 1カップ
   顆粒和風だし汁の素 小さじ½
   酒・みりん 各小さじ1
   塩 少々］
- 白髪ねぎ 適量

作り方
1. ボウルにいわしのすり身を入れ、Aを加えてよく練り合わせる。
2. 鍋にBをひと煮立ちさせ、❶を丸めて入れて煮る。
3. 仕上げに白髪ねぎを散らす。

POINT
いわしは栄養価の高い青背の魚。カルシウム、ビタミンDの他、EPAが多く含まれる。

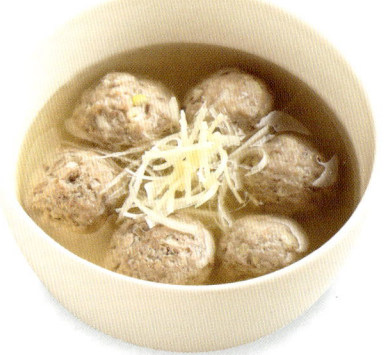

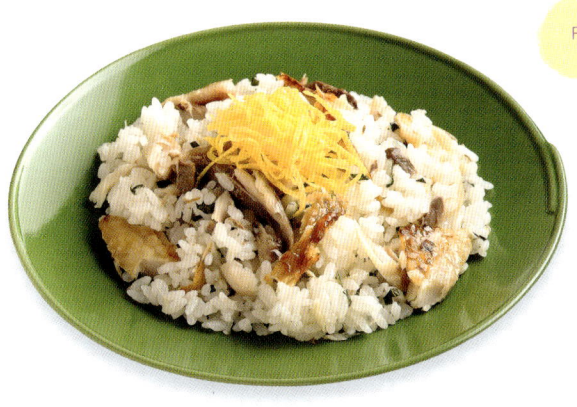

EPAたっぷりごはん＆おかず

POINT
あじの干物はよくほぐして、すし飯と混ぜ合わせるだけ。小骨も注意して取り除くこと。

column

EPAの効果的な取り入れ方
EPA含有量が多い青背魚は、頻繁に取り入れるようにしましょう。他のまぐろや鮭にも多く含まれます。ただ、1日あたり2gのEPAを摂取すると体重減少を抑制できるといわれますが、普通に食べてとろうとしても大変なので、EPA配合機能性食品を上手に利用するといいでしょう。

あじの混ぜ寿司

1人分 377 kcal　塩分 1.9g

| 症状 | ダンピング | 体重減少 | 味覚 | 栄養 | たんぱく質 | EPA |

材料：1人分
あじの干物　小1枚
やわらかいごはん　茶碗1杯
市販のすし酢　大さじ1
青じそ　2枚
錦糸卵　適量

作り方
❶ あじの干物はよく焼いて皮と骨を取り除く。
❷ ボウルに炊きたてのやわらかいごはんにすし酢を加えてすし飯を作る。
❸ ❷に❶、刻んだ青じそを加えてよく混ぜ合わせる。
❹ お好みで錦糸卵を散らす。

さんまのかば焼き

1人分 364 kcal　塩分 1.8g

| 症状 | ダンピング | 体重減少 | 味覚 | 栄養 | たんぱく質 | EPA |

材料：1人分
さんま　1尾
塩・小麦粉・サラダ油　各適量
市販の蒲焼きのたれ　適量

作り方
❶ さんまは内臓を取り除き、きれいに洗って開く。または開きを用意する。
❷ ❶のさんまの身に塩を少しふりしばらく置いてから水分をふき取る。
❸ フライパンを熱し、サラダ油をなじませてからペーパータオルなどでふき取り、小麦粉を薄くまぶした❷のさんまを身から入れて両面こんがり焼きながら中心まで火を通す。
❹ ❸に蒲焼きのたれを回し入れ、たれをからめて器に盛る。

POINT
しっかりとした味つけが、ごはんによく合う。旬のさんまは、脂がよくのっているので、効果的に取り入れる。

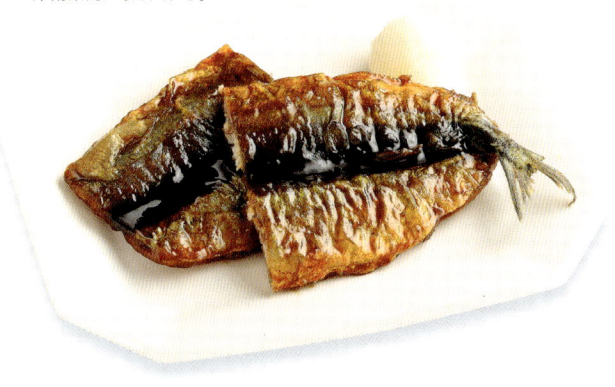

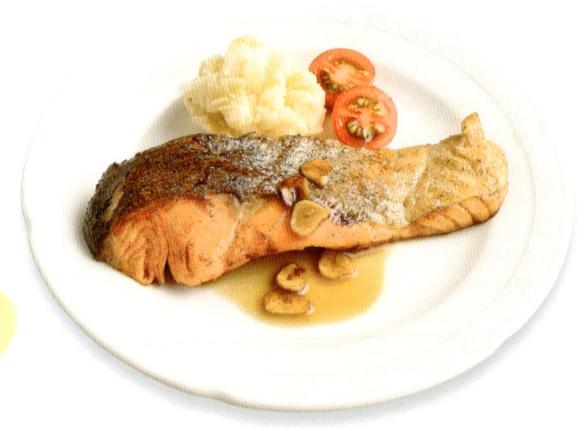

鮭・たらのレシピ

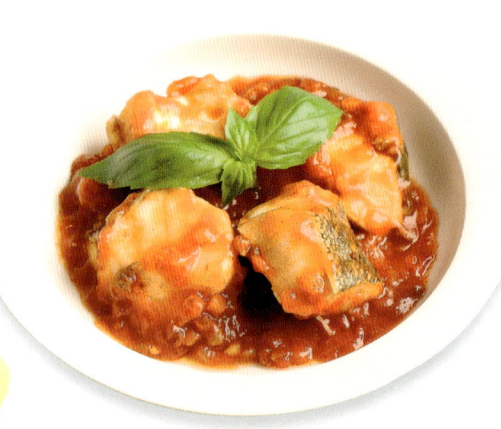

鮭のにんにくじょうゆソテー

1人分 207 kcal　塩分 1.4 g

| 症状 | ダンピング | 味覚 | 体重減少 | 栄養 | たんぱく質 | EPA |

POINT
白身魚を食べ慣れてきたら、生鮭に進みましょう。にんにくじょうゆの風味が食欲をそそります。

材料：1人分
生鮭 1切れ
酒 小さじ1
塩 少々
にんにく（薄切り） 1片分
バター 小さじ1
しょうゆ 小さじ1
マッシュポテト・プチトマト 各適宜

作り方
① 生鮭に酒、塩をふってしばらくおいてから水けをふき取る。
② フライパンにバターとにんにくを炒め、①を入れる。
③ 鮭をこんがりと、中までしっかり火を通したらしょうゆを加え、器に盛る。
※体調を診てパセリのみじん切りなどをふってください。

たらのミートソース煮

1人分 209 kcal　塩分 2.5 g

| 症状 | ダンピング | 味覚 | 体重減少 | 栄養 | たんぱく質 | EPA | ビタミンC |

POINT
ミートソースの代わりにトマトソースでもおいしい。

材料：1人分
生たら 1切れ
酒 小さじ1
塩 少々
市販のパスタ用ミートソース 1人分

作り方
① 生たらに酒、塩をふってしばらくおいてから水けをふき取る。
② ①のたらをひと口大に切る。
③ 鍋に市販のパスタ用ミートソースを温め、②を加えてよく煮込む。
※体調を診てバジルなどを添えてください。

---

column

たらや生鮭にもEPAが豊富だから毎日おいしく食べる工夫を

青背の魚だけでなく、たらや生鮭にもEPAが豊富。さらに生鮭にはアスタキサンチンやビタミンA、ビタミンDが豊富です。だからこそ、和風の味つけだけでなく、洋風の味つけで魚料理も飽きない工夫をしましょう。

EPAたっぷりごはん&おかず

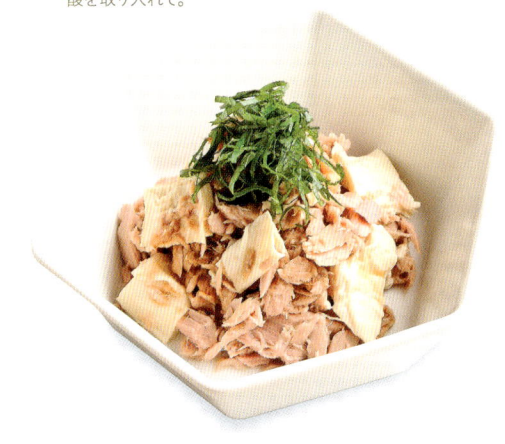

α-リノレン酸のレシピ

POINT
えごま油はあえ物で使うと効果的。α-リノレン酸を取り入れて。

かつお水煮缶と湯葉のあえもの
1人分 235 kcal　塩分 2.8g

| 症状 | 胸やけ | ダンピング | 貧血 | 栄養 | たんぱく質 | EPA | α-リノレン酸 |

材料：1人分
かつおの水煮缶（80g缶）1缶
さしみ湯葉 1人分
青じそ 適量
A［ポン酢しょうゆ 大さじ1
　　えごま油 小さじ½］

作り方
① 汁けをきったかつおの水煮缶とさしみ湯葉を器に盛り合わせる。
② ①にAをかけ、刻んだ青じそを添える。

column
α-リノレン酸の多い食品も意識的に取り入れて

α-リノレン酸とは多価不飽和脂肪酸で、体内で合成することができないため、食品から摂取しなくてはいけない必須脂肪酸です。体内に取り入れられると、代謝されてEPAやDHAに変換されるので、意識的に取り入れましょう。α-リノレン酸を多く含む食品としては、えごま、くるみ、ゆば、きな粉、かつお（缶詰）、まぐろ（缶詰）、豆みそ、えごま油、しそ油、アマニ油など。

まぐろ缶のタルタルステーキ風
1人分 169 kcal　塩分 2.2g

| 症状 | 胸やけ | ダンピング | 貧血 | 栄養 | たんぱく質 | EPA | α-リノレン酸 |

材料：1人分
まぐろの水煮缶（80g缶）1缶
きゅうり ¼本
玉ねぎ ¼個
塩 少々
A［マヨネーズ 小さじ½
　　えごま油 小さじ½
　　しょうゆ 小さじ½］
レタス、ディルなどお好みのハーブ 適量

作り方
① きゅうりは細かく刻み、玉ねぎもみじん切りにして水にさらしてザルにあげる。
② ボウルに汁けをきったまぐろの水煮缶、①、Aを混ぜ合わせる。
③ 塩で味をととのえる。
④ レタスを添えた器に③を盛り、ディルなどを添える。

POINT
まぐろの水煮缶はα-リノレン酸を多く含むので、あえ物、サラダに。えごま油をふりかけて。

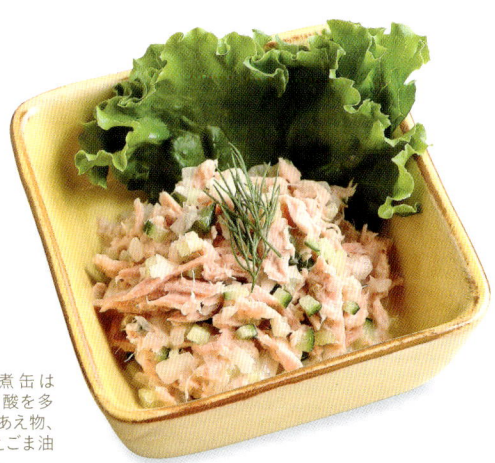

ごはんのレシピ

カレーも食べられるようになりますが、カレールウは脂肪分が多いので、カレー粉、デミグラスソースを使って本格キーマカレーを作ってみましょう。カレー粉の量はお好みで増やしてOK。

おすすめ献立 ＋ 副菜07 ＋ 汁物05

退院して3カ月からの

主食
～ ごはん・パン・麺 ～

術後3カ月を過ぎると、だんだん食べられるものも増え、カレーやハヤシライスなどの一般食に近づいてきます。スパイスなどの辛さは体調や食欲に合わせて調整を。

食材と栄養のこと

パスタやそば、クロワッサンなどを少しずつ取り入れて

退院直後は、おかゆやうどん、そうめんがメインでしたが、3カ月以上はカレーやチャーハン、クロワッサンなど普通の食事に近づきます。様子を見ながら、食べられる食材を広げていきましょう。

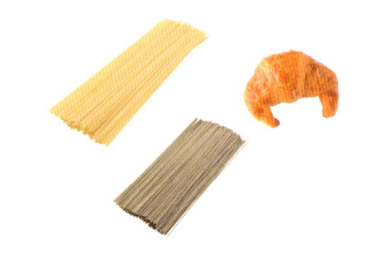

主食01 特製キーマカレー

1人分 650 kcal
塩分 1.6g

症状：味覚／体重減少
栄養：炭水化物／たんぱく質／ビタミンB₁

材料：1人分
A［玉ねぎ（みじん切り）1個分
　にんにく（みじん切り）1片分
オリーブ油 小さじ1
カレー粉 小さじ1
豚赤身ひき肉 100g
B［水 1/2カップ
　顆粒コンソメスープの素 小さじ1/2
市販のデミグラスソース 50g
塩 少々
ごはん 茶碗1杯分

作り方

❶ 鍋にオリーブ油を熱し、Aを炒める。玉ねぎがしんなりしたらカレー粉を加えて炒め合わせ、さらに豚ひき肉を加えてポロポロに炒め合わせる。

❷ ❶にBを加えひと煮たちさせてアクを取り除く。市販のデミグラスソースを加えて味がなじむよう煮込み、塩で味をととのえる。

❸ 器にごはんを盛り、❷をかけていただく。

調味でアレンジ

辛みが足りなければ、カレー粉で調整してOK！

カレーに使う肉は、脂肪分の少ない赤身の肉を使うのがポイント。辛みが足りなければカレー粉の量を調整しましょう。

146

退院3カ月後〜

主食 ごはん

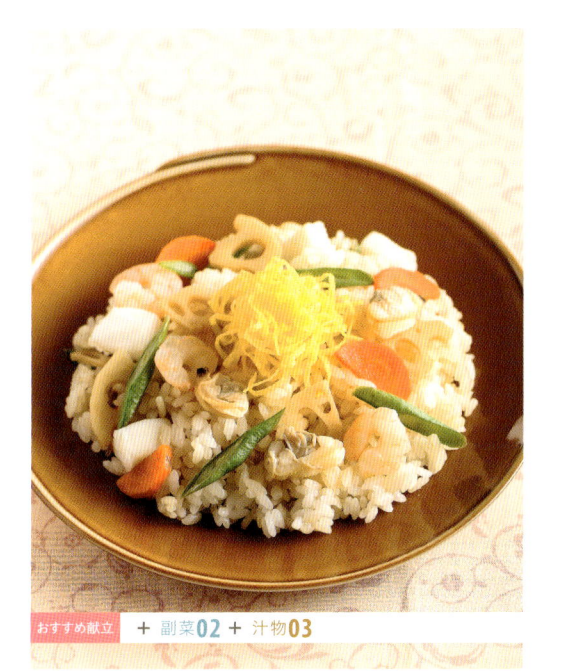

主食 03　魚介ちらし寿司

1人分　379 kcal　塩分 3.0 g

おすすめ献立 ＋ 副菜02 ＋ 汁物03

症状：胸やけ・味覚
栄養：たんぱく質・βカロテン・ビタミンC

材料：1人分
- 炊きたてごはん　茶碗1杯分
- 市販のすし酢　大さじ1
- 冷凍魚介ミックス　50g
- 市販の錦糸卵　適量
- めんつゆ（3倍希釈用）・水　各大さじ2
- A
  - にんじん（半月切り）1/8本
  - さやいんげん（斜め薄切り）2本
  - れんこん（いちょう切り）40g

作り方
1. 鍋にめんつゆ、水をひと煮たちさせ、Aを加えて煮て粗熱をとっておく。
2. 冷凍魚介ミックスは熱湯でゆでてザルにあげておく。
3. ボウルに炊きたてごはん、すし酢をよく混ぜ合わせ、汁をきった❶、❷を加えてよく混ぜ合わせる。
4. 器に❸を盛り、体調を診て刻みのり、錦糸卵を添える。

食材でアレンジ
魚介ミックスの代わりにえびやほたてを使っても

魚介ミックスは手軽ですが、えびやほたてを使ってもOK。食べやすく小さめに切って使いましょう。

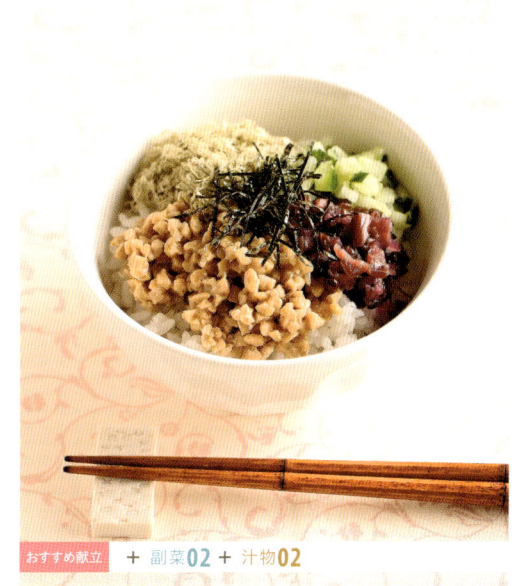

主食 02　五色納豆丼

1人分　369 kcal　塩分 2.2 g

おすすめ献立 ＋ 副菜02 ＋ 汁物02

症状：貧血・味覚
栄養：たんぱく質・カルシウム・食物繊維

材料：1人分
- ごはん　茶碗1杯分
- ひき割り納豆　1パック
- しば漬け　20g
- きゅうりの浅漬け　2切れ
- とろろ昆布　ひとつまみ
- めんつゆ（ストレート）　適量

作り方
1. 丼にごはんを盛り、ひき割り納豆（添付のたれを混ぜておく）、刻んだしば漬けときゅうりの浅漬け、とろろ昆布を盛り合わせる。
2. めんつゆ適量をまわしかけ、お好み（体調をみて）で刻みのりを添え、混ぜ合わせていたく。

食材でアレンジ
慣れてきたら、ひきわりの代わりに小粒の納豆でもOK！

納豆は少し消化しにくい食品。術後3カ月を過ぎたら、ひき割り納豆を取り入れてみましょう。慣れてきたら小粒の納豆を取り入れてもOK。

おすすめ献立 ＋ 副菜06 ＋ 汁物05

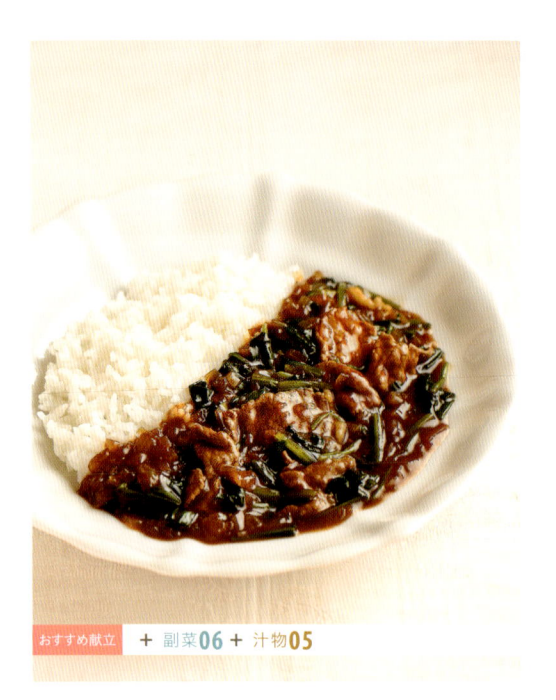

主食 05　ほうれん草のハヤシライス

1人分 494 kcal　塩分 1.9 g

症状：味覚／貧血
栄養：たんぱく質／ビタミンC／鉄

材料：1人分
ほうれん草 5株
サラダ油 適量
玉ねぎ ½個
牛もも薄切り肉 50g
A ┌ 水 1カップ
　├ 顆粒コンソメスープの素
　└ 　小さじ1
市販のデミグラスソース
　50g
やわらかいごはん
　茶碗1杯

作り方
❶ ほうれん草はゆでてから水けを絞って細かく刻む。
❷ フライパンを熱してサラダ油をなじませてからペーパータオルなどでふき取る。
❸ ❷にみじん切りにした玉ねぎを加えてしんなりするまで炒め、食べやすい大きさに切った牛肉を加えて炒める。Aを加えてひと煮たちさせてアクを取り、デミグラスソースを溶き入れる。
❹ 器にごはんを盛り、❸をかける。

食材でアレンジ
トマトを加えれば、さっぱりとした味に
ほうれん草が入ったハヤシライスは栄養満点。湯むきしたトマトを加えてもおいしい。牛肉の代わりに、鶏ひき肉もおすすめ。

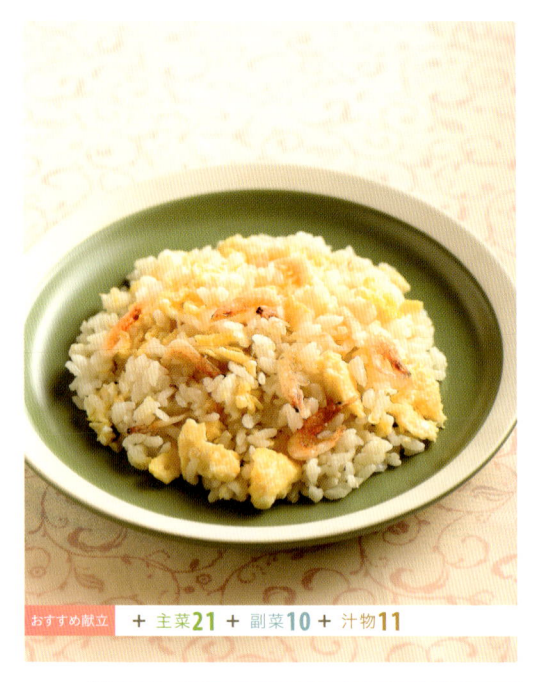

おすすめ献立 ＋ 主菜21 ＋ 副菜10 ＋ 汁物11

主食 04　本格派の中華チャーハン

1人分 395 kcal　塩分 2.4 g

症状：味覚／骨粗しょう症
栄養：たんぱく質／ビタミンB₂／カルシウム

材料：1人分
干しえび 大さじ1
にんにく・しょうが
　各½片
ごま油 小さじ1
炊きたてごはん
　茶碗1杯
卵 1個
A ┌ 顆粒鶏ガラスープ
　│　小さじ1
　├ しょうゆ 小さじ½
　└ 塩 少々

作り方
❶ 干しえびは水⅓カップで戻しておく。
❷ にんにく、しょうがはみじん切りにする。
❸ フライパンにごま油を温めて❷を炒め、炊きたてごはんを加えて炒め合わせる。
❹ ❸に❶の汁ごと加えて炒め合わせ、Aで味をととのえる。
❺ ❹のごはんを端に寄せ、溶いた卵を流し入れてやわらかな炒り卵を作り、ごはんと炒め合わせる。
❻ ❺は塩（分量外）で味をととのえ、器に盛る。

148

退院3カ月後〜

主食 ごはん／パン

04
05
06

パンのレシピ

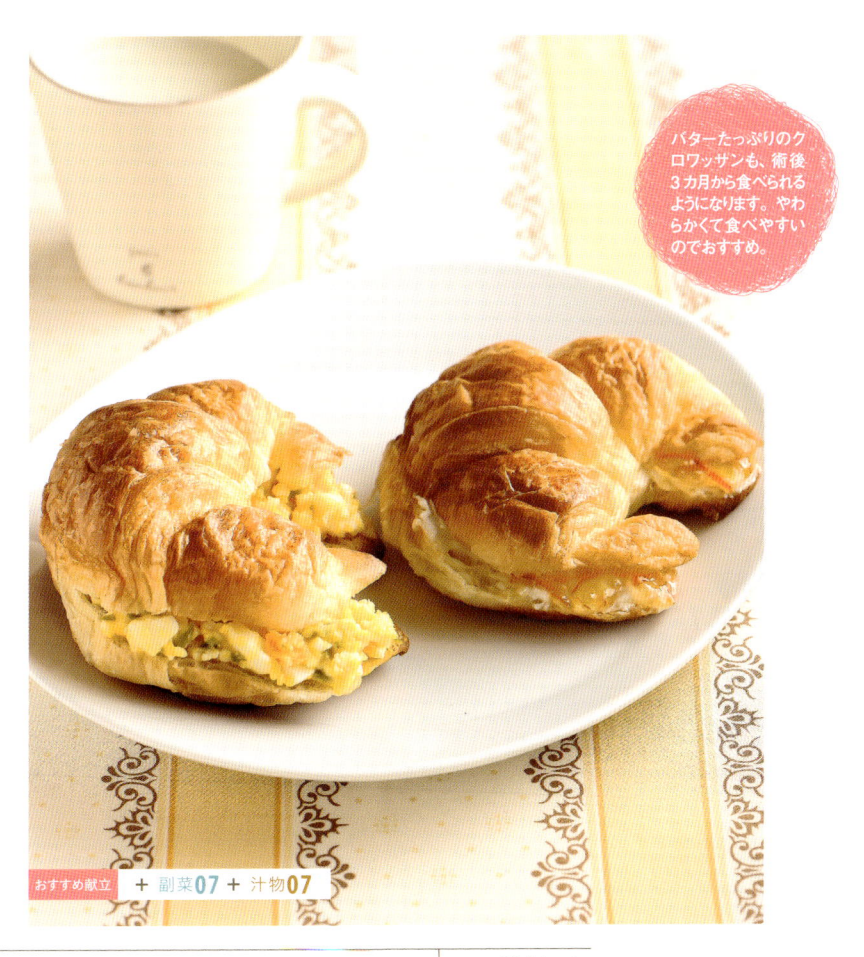

バターたっぷりのクロワッサンも、術後3カ月から食べられるようになります。やわらかくて食べやすいのでおすすめ。

おすすめ献立　＋副菜07　＋汁物07

主食06 クロワッサンサンド2種

1人分 604 kcal
塩分 2.3 g

症状　味覚　体重減少　骨しょう症
栄養　炭水化物　たんぱく質　ビタミンE　カルシウム

材料：1人分
クロワッサン 2個
クリームチーズ 小さじ1
マーマレード 小さじ1
＊卵ディップ
ゆで卵（刻む）1個分
きゅうりのピクルス（みじん切り）小½本
顆粒コンソメスープの素 小さじ⅓
マヨネーズ 小さじ1
塩 少々

作り方

❶ クロワッサンは横に切り目を入れてお好みで温める。

❷ ❶の片方にはクリームチーズとマーマレードを塗る。

❸ ❶のもうひとつには卵ディップの材料を混ぜ合わせたものをはさむ。

食材でアレンジ

クロワッサンにはさむ具はハム、きゅうりなどバリエーションを広げて

クロワッサンにはクリームチーズとジャム、卵ディップとの相性はバツグン。他にもきゅうりの薄切りや鶏ハム（P99）の薄切りをはさんでもおいしい。

おすすめ献立 ＋ 副菜07 ＋ 汁物08

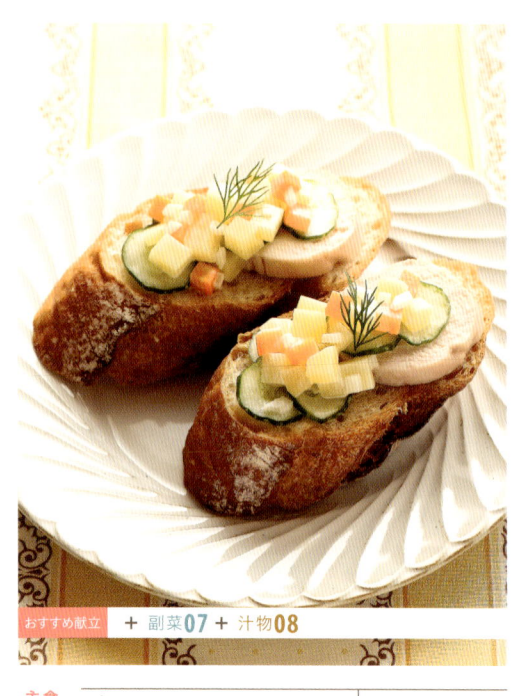

主食 08 ポテトサラダのせオープンサンド

1人分 318 kcal
塩分 2.4 g

症状：味覚・体重減少
栄養：炭水化物・たんぱく質・ビタミンC

材料：1人分
バゲット（斜め3cm厚さ切り）2枚
じゃがいも（角切り）中½個分
にんじん（角切り）⅛本分
きゅうり（輪切り）¼本分
玉ねぎ（みじん切り）⅛個分
A ┌ 顆粒コンソメスープの素 小さじ½
　└ マヨネーズ 小さじ1
塩 少々
鶏ハム（P99参照）2枚

作り方
❶ 🍳 バゲットはトースターなどであたためておく。
❷ じゃがいも、にんじんはゆでてザルにあげ、きゅうりは塩（分量外）少々でもむ。玉ねぎは水にさらして水けをきる。
❸ ボウルに❷を入れてAであえ、塩で味をととのえる。
❹ ❶のバゲットに鶏ハムをのせ、❸のポテトサラダをのせる。
※彩りとしてディルなどを添えても。

食材でアレンジ：ポテトサラダにカレー粉をプラスして食欲増進に

術後3カ月を過ぎるとバゲットもおいしく食べられます。ポテトサラダは、カレー粉を混ぜるとグンと風味が増し、食欲アップ。

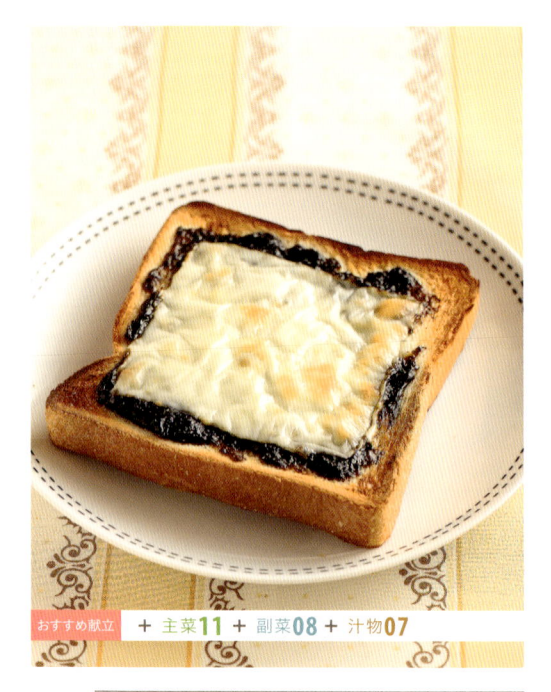

おすすめ献立 ＋ 主菜11 ＋ 副菜08 ＋ 汁物07

主食 07 和風トースト

1人分 262 kcal
塩分 2.0 g

症状：貧血・骨粗しょう症
栄養：炭水化物・鉄・カルシウム

材料：1人分
食パン（6枚切り）1枚
バター 小さじ½
市販ののりのつくだ煮 小さじ2
とろけるスライスチーズ 1枚

作り方
❶ 🍳 食パンにバターを塗り、のりのつくだ煮、スライスチーズをのせる。
❷ ❶をトースターに入れてこんがり焼きあげる。

食材でアレンジ：のりの佃煮の上にちりめんじゃこやごまをトッピングもおすすめ

和風ののりの佃煮とチーズの組み合わせには、じゃこやごまのトッピングがよく合います。お好みで加えてこんがりと焼きあげましょう。

退院３カ月後〜

主食 パン

07
08
09

おすすめ献立 ＋ 副菜06 ＋ 汁物06

主食 09 クロックマダム

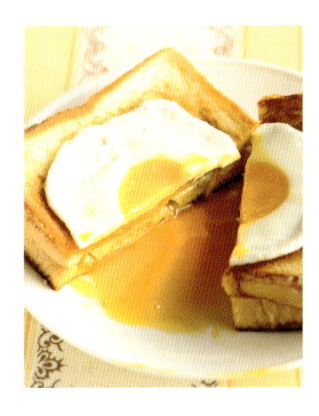

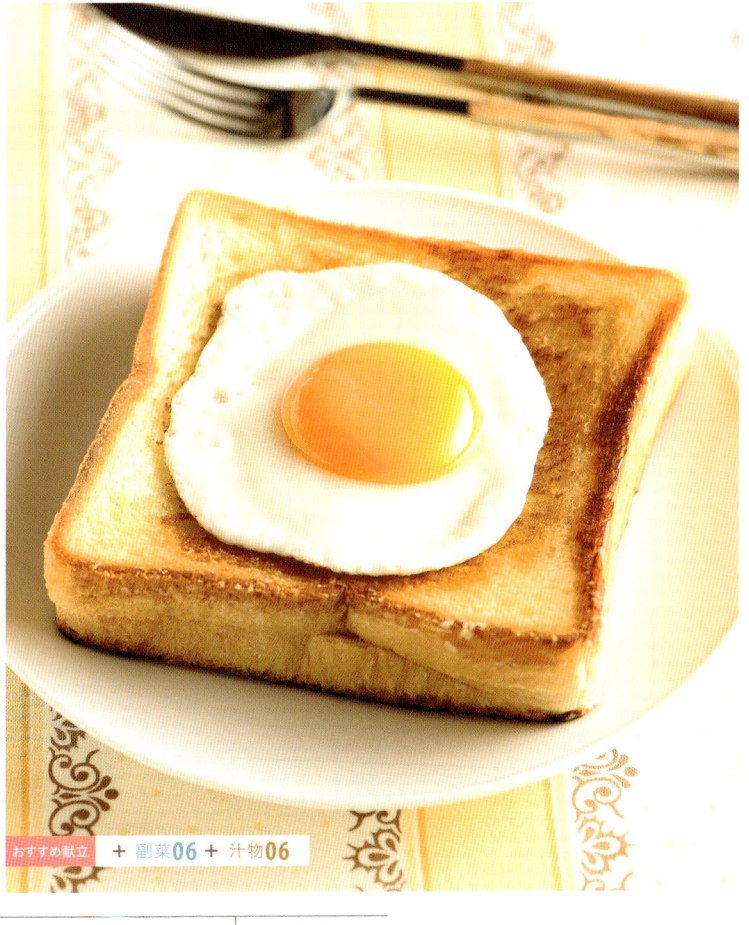

1人分 461 kcal
塩分 2.3 g

| 症状 | ダンピング | 体重減少 | 味覚 | 骨粗しょう症 | 栄養 | 炭水化物 | たんぱく質 | カルシウム | ビタミンA |

材料：1人分
食パン(8枚切り) 2枚
バター 小さじ1
とろけるスライスチーズ 1枚
鶏ハム(P99参照) 2切れ
卵 1個

作り方
❶ 食パン2枚それぞれにバター小さじ１/４ずつ塗る。
❷ ❶の食パン1枚にとろけるスライスチーズ、鶏ハムをのせもう1枚の食パンではさむ。
❸ フライパンにバター小さじ１/２を溶かして❷のパンを両面こんがり焼きあげ、器に盛る。
❹ ❸のフライパンで目玉焼きを作り、❸にのせる。

目玉焼きをポーチドエッグにしても！

調理でアレンジ

ハムとチーズを食パンではさんで、半熟の目玉焼きをのせて食べるクロックマダム。半熟の目玉焼きの代わりにポーチドエッグもおすすめ。

151

そば・うどん・パスタのレシピ

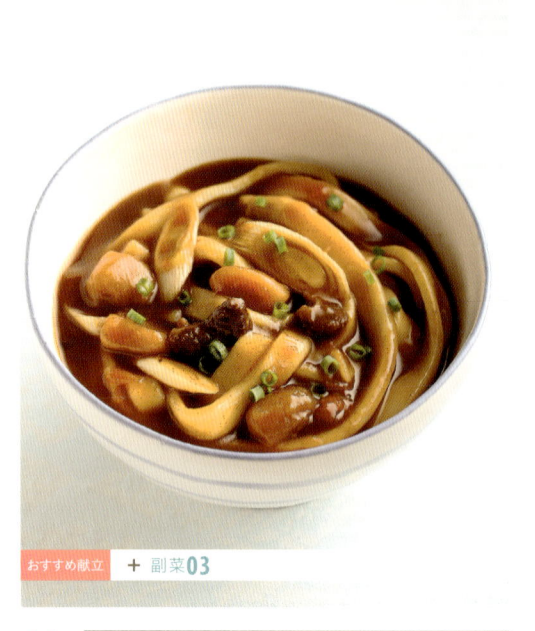

主食 11 カレーうどん

1人分 554 kcal
塩分 2.9 g

症状：味覚／体重減少
栄養：炭水化物／たんぱく質／ビタミンC

材料：1人分
- きしめん（うどん）1玉
- レトルトカレー 1人分
- めんつゆ（ストレート）大さじ2
- 長ねぎ（斜め切り）¼本分
- 水溶き片栗粉 適量
- 万能ねぎ（小口切り）適量

作り方
1. きしめん（うどん）はゆでておく。
2. 鍋にレトルトカレー、めんつゆを温める。
3. ❷に❶、長ねぎを加えて煮る。
4. 器に盛り、万能ねぎを散らす。

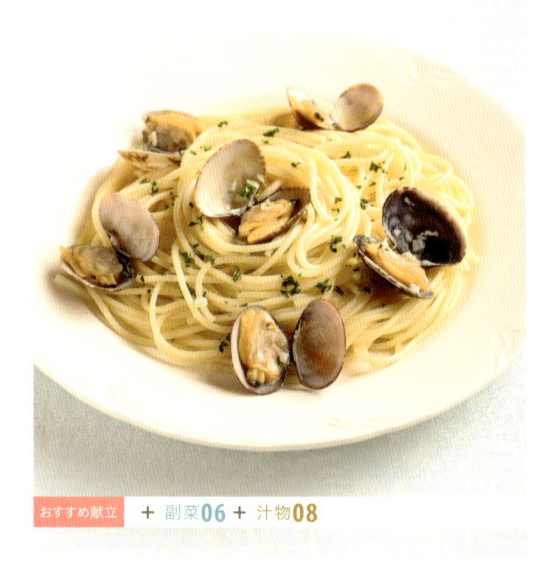

食材でアレンジ
レトルトカレーでなくても、残ったカレーがあればOK。

残ったカレーがあれば、めんつゆを加えてカレーうどんに。うどんの代わりにそばでもおいしい。

主食 10 ボンゴレパスタ

1人分 437 kcal
塩分 2.1 g

症状：胸やけ／貧血
栄養：炭水化物／たんぱく質／鉄

材料：1人分
- あさり（殻つき）100g
- スパゲッティ 100g
- オリーブオイル 小さじ1
- にんにく（みじん切り）1片分
- 顆粒コンソメスープの素 小さじ½
- 塩 少々
- パセリ（みじん切り）適量

作り方
1. あさりは砂抜きをしておく。
2. スパゲッティは塩（分量外）適量を加えたたっぷりの湯でゆでる。
3. フライパンにオリーブオイル、にんにくを温め、よく洗った❶のあさりを加えて炒め合わせる。
4. ❸に湯をきった❷、顆粒コンソメスープの素を加えて炒め合わせ、塩で味をととのえる。器に盛り、パセリを散らす。

食材でアレンジ
トマトソースやミルク味もおすすめ

あさりのうまみたっぷりのボンゴレにトマトソースを加えたり、牛乳をプラスしてスープスパゲッティにしてもおいしい。

152

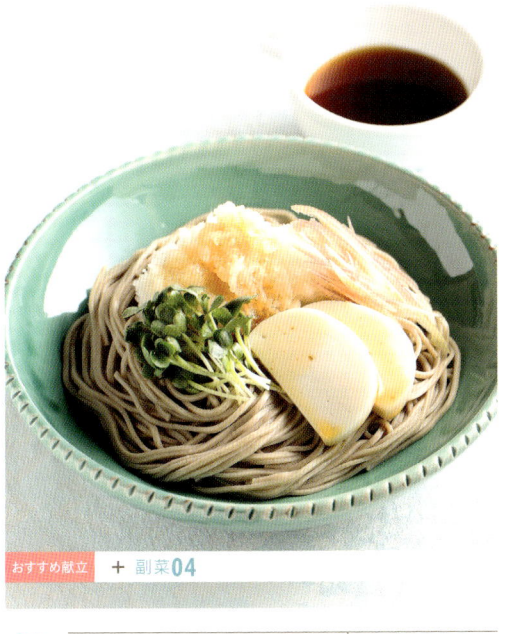

退院3カ月後〜

主食 そば・うどん・パスタ

10
11
12
13

主食 13 おろしそば

1人分 454 kcal　塩分 2.6 g

症状：胸やけ／体重減少
栄養：炭水化物／たんぱく質／ビタミンC

おすすめ献立 ＋ 副菜04

材料：1人分
そば 100g
大根おろし 1/2カップ
貝割れ大根 1/4パック
かまぼこ 2切れ
みょうが（せん切り）
　適量
めんつゆ（ストレート）
　1/4カップ

作り方
❶ そばはやわらかめにゆでて冷水にとり、ザルにあげておく。
❷ 器に❶、大根おろし、根を切り落とした貝割れ大根、かまぼこ、みょうがを盛り合わせる。
❸ ❷にめんつゆをかけていただく。

食材でアレンジ

温かいおろしそばもおすすめ

術後3カ月が過ぎると、冷たいおそばもおいしく食べられます。体調や食欲に合わせて、あたたかいそばもおすすめ。大根おろしは消化を助けるのでなるべく添えていただきましょう。

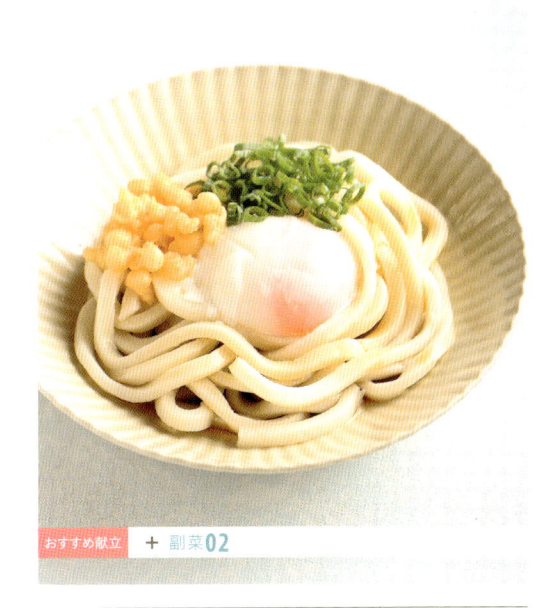

主食 12 釜玉うどん

1人分 345 kcal　塩分 2.5 g

症状：胸やけ／体重減少
栄養：炭水化物／たんぱく質／ビタミンA

おすすめ献立 ＋ 副菜02

材料：1人分
ゆでうどん 1玉
温泉卵 1個
天かす（揚げ玉） 大さじ1
青ねぎ（小口切り）
　適量
めんつゆ（3倍希釈用）
　大さじ1〜適量

作り方
❶ うどんはゆでて湯をきって器に盛る。
❷ ❶に温泉卵、天かす（揚げ玉）、青ねぎを盛り合わせる。
❸ めんつゆをかけ、ざっくりかき混ぜていただく。

食材でアレンジ

トッピングで楽しめる釜玉うどん

天かすや青ねぎのトッピングの他に、納豆やマヨネーズ、レタス、しょうが、キムチなどもおすすめ。好みや体調に合わせて楽しみましょう。

和風のレシピ

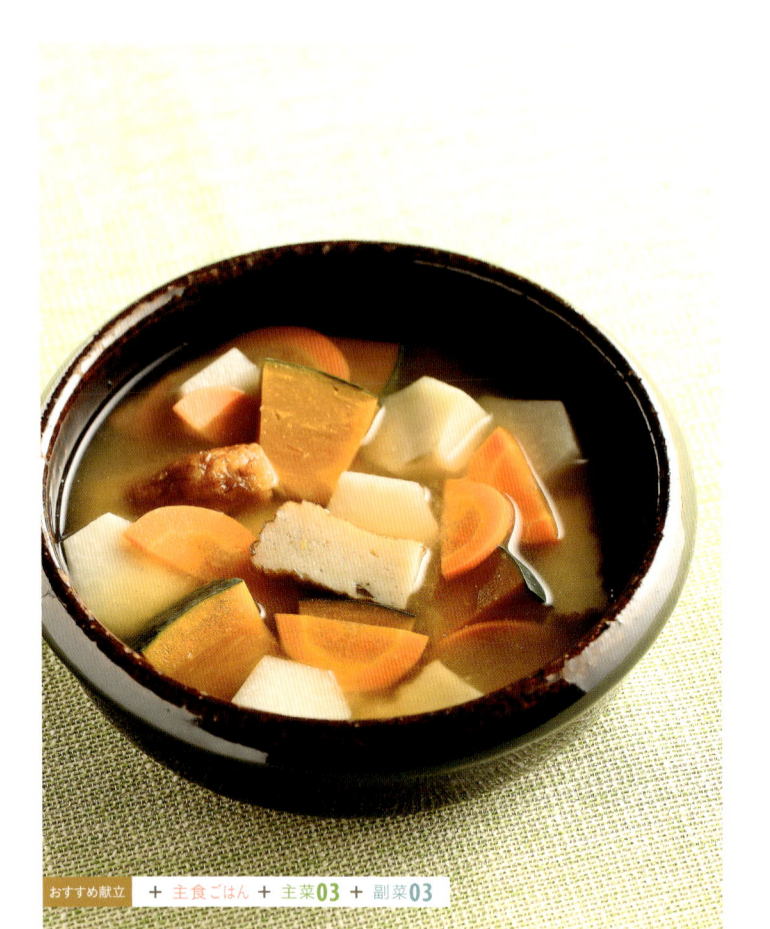

おすすめ献立 ＋ 主食ごはん ＋ 主菜03 ＋ 副菜03

退院して3カ月からの

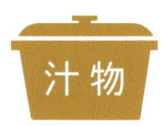

汁物

～ 胃にやさしい ～
スープ・みそ汁・吸い物

退院3カ月後からは、普通食に近づくので汁物も充実させたいもの。和風、洋風、中華風とスープのバリエーションを増やしておくと便利です。

食材と栄養のこと

油揚げや貝類も入れて うまみを味わう汁物を

退院直後には食べられなかった油揚げや貝類などを、3カ月すぎてから少しずつ取り入れていきましょう。コクやうまみをプラスします。食べるときはよくかむことがポイントです。

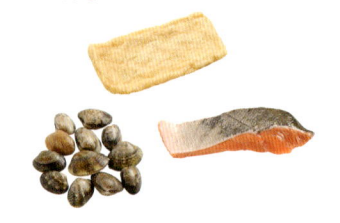

汁物01 ほうとう風汁

1人分 153 kcal
塩分 1.3 g

| 症状 | 胸やけ | ダンピング | 下痢 | 栄養 | たんぱく質 | βカロテン | ビタミンC | ビタミンE | 食物繊維 |

材料：1人分
- かぼちゃ（正味）50g
- にんじん ¼本
- 里いも 小2個
- さつま揚げ 小½枚
- 水 1カップ
- 顆粒和風だしの素 小さじ½
- みそ 小さじ1

作り方
❶ かぼちゃは皮と種を取り、ひと口大に切る。
❷ にんじんは半月に切り、里いもは皮をむいて下ゆでしておく。
❸ さつま揚げは食べやすい大きさに切る。
❹ 鍋に水、顆粒和風だしの素、❶〜❸を加えてよく煮込む。
❺ 仕上げにみそを溶き入れる。

食材でアレンジ

鶏肉や豚肉、うどんを加えても

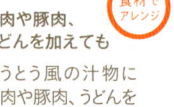

ほうとう風の汁物に鶏肉や豚肉、うどんを加えれば、ボリュームアップ。かぼちゃは煮崩れるほど煮込むと消化もよいのでおすすめ。

退院3カ月後〜

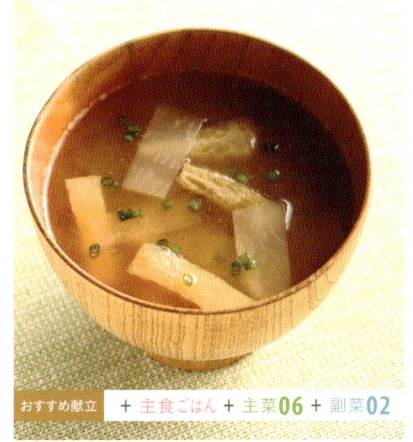

汁物 和風

汁物 02 大根と油揚げのみそ汁

1人分 44 kcal / 塩分 1.0 g

| 症状 | 胸やけ | ダンピング | 下痢 | | 栄養 | たんぱく質 | ビタミンB₂ | ビタミンC |

材料：1人分
- 大根 50g
- 油揚げ 1/4枚
- 水 1カップ
- 顆粒和風だしの素 小さじ1/2
- みそ 小さじ1
- 万能ねぎ(小口切り) 少々

作り方
1. 大根は短冊に切る。
2. 🎵油揚げは熱湯をかけてザルにあげておく。
3. 鍋に水、顆粒和風だしの素、①の大根を入れて火にかけ、ひと煮たちさせる。
4. 仕上げにみそを溶き入れる。器に盛り、万能ねぎを散らす。

食材でアレンジ：にんじん、豆腐を加えても
退院3カ月以降は、油揚げも食べられるようになります。大根の他に、にんじんや豆腐を入れてもおいしい。

おすすめ献立 ＋ 主食ごはん ＋ 主菜06 ＋ 副菜02

汁物 03 あさりのお吸い物

1人分 17 kcal / 塩分 1.4 g

| 症状 | 胸やけ | ダンピング | 下痢 | 貧血 | 栄養 | たんぱく質 | 鉄 | ビタミンB₁₂ |

材料：1人分
- あさり(殻つき) 80g
- 水 150ml
- 顆粒和風だしの素 小さじ1/3
- 酒 小さじ1
- 塩 少々
- 長ねぎ(小口切り) 少々

作り方
1. あさりは砂抜きし、殻をこすり合わせてよく洗う。
2. 鍋に水、顆粒和風だしの素、①のあさり、酒を入れて、🎵あさりの殻があくまで加熱する。
3. 塩で味をととのえる。
4. 器に盛り、長ねぎを散らす。

調味でアレンジ：みそを溶いて、みそ汁にしても
あさりのうまみがたっぷり出ただしに、おぼろ豆腐や青ねぎを加えても。みそを溶けば、おいしいあさりのみそ汁の出来上がり。

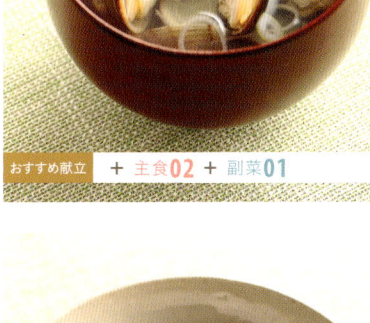

おすすめ献立 ＋ 主食02 ＋ 副菜01

汁物 04 鮭の塩麹汁

1人分 97 kcal / 塩分 1.0 g

| 症状 | 胸やけ | ダンピング | 下痢 | 骨粗しょう症 | 栄養 | たんぱく質 | ビタミンB₂ | ビタミンD |

材料：1人分
- 生鮭 50g
- 玉ねぎ 1/4個
- 水 1カップ
- 酒 小さじ1
- 顆粒和風だしの素 小さじ1/3
- 塩麹 小さじ1
- しょうゆ 数滴
- 万能ねぎ(小口切り) 適量

作り方
1. 生鮭はひと口大のそぎ切りにする。
2. 玉ねぎは薄切りにする。
3. 鍋に水、酒、顆粒和風だし汁の素を入れてひと煮たちさせ、②を加えて煮る。
4. 🎵③に①を加えて鮭に火を通し、塩麹、しょうゆで味をととのえる。
5. 器に盛り、万能ねぎを散らす。

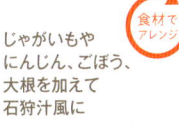

食材でアレンジ：じゃがいもやにんじん、ごぼう、大根を加えて石狩汁風に
シンプルな塩麹汁にじゃがいも、にんじん、ごぼう、大根を加えると石狩汁風に。みその代わりに塩麹でコクたっぷりです。

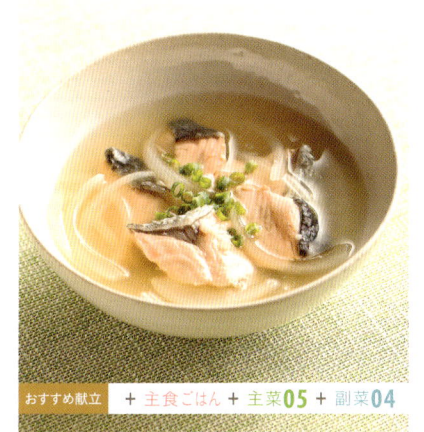

おすすめ献立 ＋ 主食ごはん ＋ 主菜05 ＋ 副菜04

155

洋風のレシピ

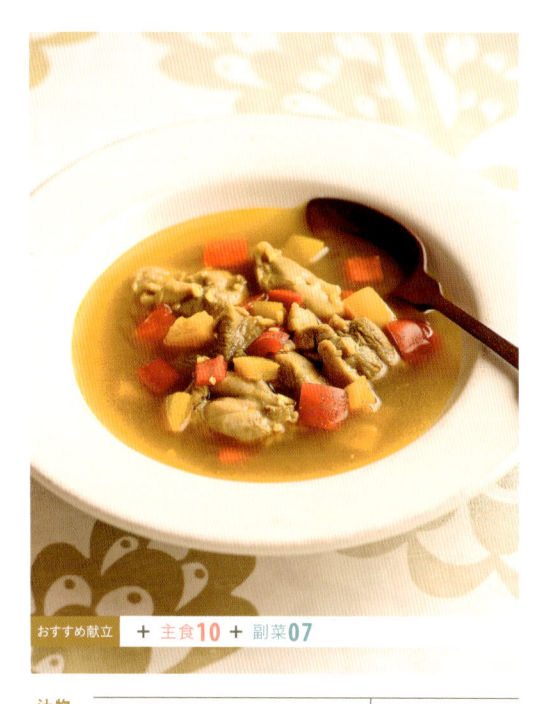

おすすめ献立 + 主食10 + 副菜07

汁物 06　パプリカ＆チキンのカレースープ
1人分 185 kcal　塩分 2.8 g

症状：ダンピング・味覚
栄養：たんぱく質・βカロテン・ビタミンC

材料：1人分
鶏もも肉 ½枚
A［酒 小さじ1
　　塩 小さじ⅓］
パプリカ（お好み2色）各¼個
サラダ油 小さじ½
にんにく（みじん切り）1片分
カレー粉 小さじ1〜適量
B［水 2カップ
　　顆粒コンソメスープの素 小さじ½］
塩・こしょう 各少々

作り方
❶ 鶏もも肉は皮と余分な脂を取り除き、Aをまぶしておく。
❷ パプリカはヘタと種を取り除き、1cm角に切っておく。
❸ 鍋にサラダ油を熱し、にんにくとカレー粉を炒め、香りを引き出す。
❹ ❶、❷を入れてよく油をなじませるように炒め合わせ、Bを入れて、水分が半分くらいになるまで煮込む。塩、こしょうで味をととのえて器に盛る。

食材でアレンジ
カレー粉の代わりにいろいろスパイスを配合しても
カレー粉は複合スパイスですが、もっと味に深みを与えたいときは、ガラムマサラ、コリアンダー（粉末）、クミン（粉末）などを加えてみましょう。

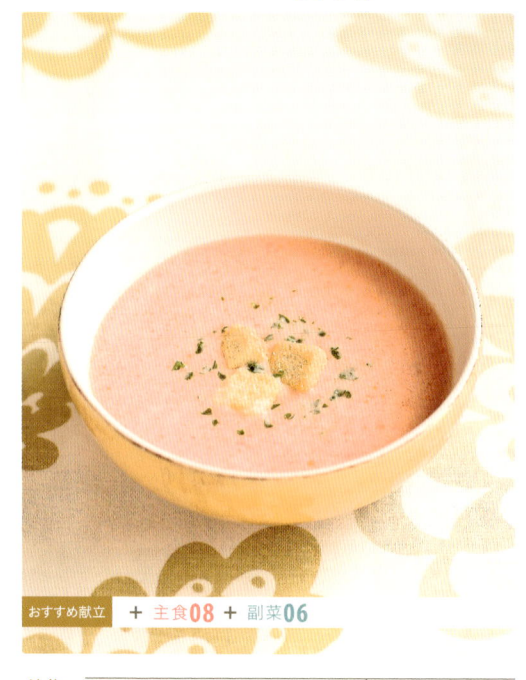

おすすめ献立 + 主食08 + 副菜06

汁物 05　クリーミートマトスープ
1人分 147 kcal　塩分 1.0 g

症状：胸やけ・ダンピング
栄養：たんぱく質・βカロテン・ビタミンC

材料：1人分
トマト 中1個
にんにく 1片
オリーブオイル 小さじ½
A［牛乳 ½カップ
　　顆粒コンソメスープの素 小さじ½］
塩・こしょう 各少々
パセリ（みじん切り）・市販のクルトン 適量

作り方
❶ トマトは湯むきをしてすりおろしておく。
❷ にんにくはみじん切りにする。
❸ 鍋にオリーブオイルと❷のにんにくを温め、香りが出てきたら❶のトマト、Aを加えて煮る。
❹ 塩、こしょうで味をととのえ、器に盛る。お好みでパセリ、クルトンを浮かせて。

食材でアレンジ
具にかにや鶏肉を加えても
トマトクリームスープに合う具として、鶏もも肉と玉ねぎを加えてシチュー風に。他にもかにやえび、ブロッコリーを加えるのもおすすめ。

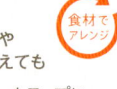

退院3カ月後〜

汁物　洋風

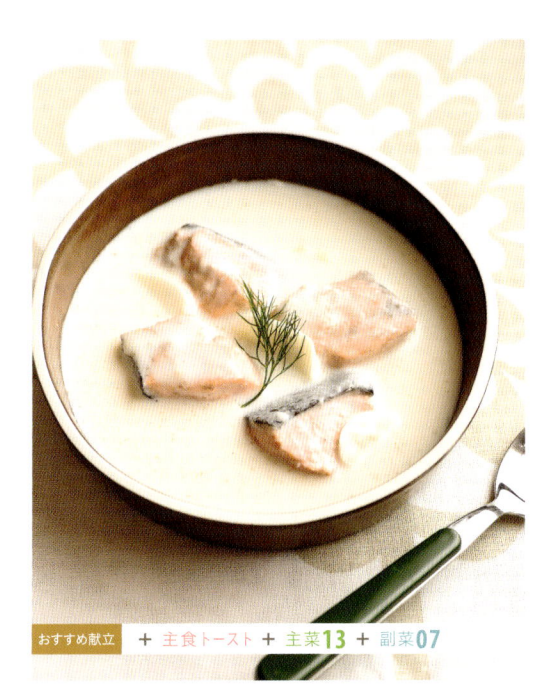

おすすめ献立　＋ 主食トースト　＋ 主菜13　＋ 副菜07

汁物08　サーモンとチーズのクリームスープ

1人分 282 kcal　塩分 1.1g

症状：ダンピング／骨粗しょう症
栄養：たんぱく質／ビタミンD／カルシウム

材料：1人分
- 生鮭（サーモン）½切れ
- 塩・こしょう 各適量
- 白ワイン 大さじ1
- サラダ油 小さじ½
- にんにく（薄切り）½片
- 牛乳 ⅔カップ
- A ┌ 市販のホワイトソース 50g
　　└ ミックスチーズ 大さじ1
- ディルなどのハーブ 適量

作り方
❶ 生鮭はひと口大に切って塩、こしょう各少々、白ワインをふる。
❷ 鍋にサラダ油を熱し、にんにくを炒め、❶を汁ごと炒め合わせる。
❸ ❷に牛乳を入れて温め、Aをなめらかになるように混ぜ合わせる。器に盛り、ディルなどを添える。

食材でアレンジ
玉ねぎやほうれん草をトッピングしても
クリームスープはどんな材料でもよく合います。玉ねぎやほうれん草をプラスすれば、栄養満点。また、鮭の代わりに鶏肉や豚肉でもOK。

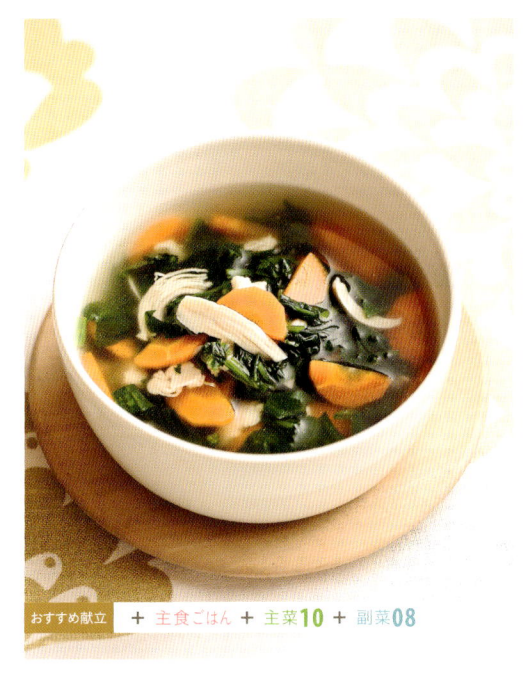

おすすめ献立　＋ 主食ごはん　＋ 主菜10　＋ 副菜08

汁物07　ほうれん草とにんじんのコンソメスープ

1人分 70 kcal　塩分 1.3g

症状：胸やけ／貧血
栄養：たんぱく質／βカロテン／鉄

材料：1人分
- ほうれん草 ⅓束
- にんじん ¼本
- 鶏ハム（P99参照）2切れ
- 水 1½カップ
- 顆粒コンソメスープの素 小さじ½
- 塩・こしょう 各少々

作り方
❶ ほうれん草はゆでて冷水に取り、水けをしっかり絞ってから細かく刻む。
❷ にんじんは半月切りにする。
❸ 鶏ハムは手で裂いておく。
❹ 鍋に水を入れて沸騰させ、顆粒コンソメスープの素を入れて溶かし、❷をやわらかく煮る。❶のほうれん草、❸の鶏ハムを入れて煮込み、塩、こしょうで味をととのえる。

食材でアレンジ
鶏ハムの代わりに鶏もも肉でもOK
熟成させた鶏ハムを加えるとおいしくなりますが、ない場合は鶏もも肉を小さく切って加えてもおいしい。

05　06　07　08

157

中華風のレシピ

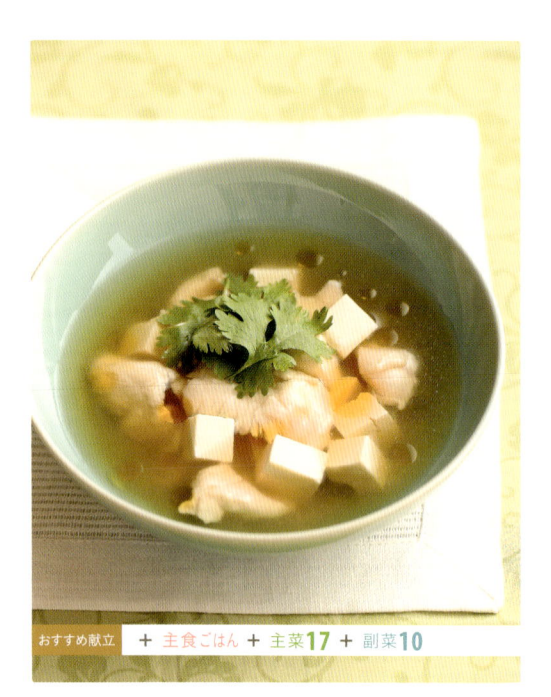

汁物 10 豆腐のサンラータン風

1人分 105 kcal / 塩分 1.9 g

症状：胸やけ／ダンピング
栄養：たんぱく質／ビタミンB₂／カルシウム

おすすめ献立 ＋ 主食ごはん ＋ 主菜17 ＋ 副菜10

材料：1人分
- 鶏ささみ 1本
- A：酒・片栗粉 各小さじ½ / 塩 小さじ¼
- B：水 1カップ / 顆粒鶏ガラスープの素 小さじ1
- 絹ごし豆腐 ¼丁
- 塩・こしょう 各少々
- 香菜 適宜
- C：酢 小さじ1 / しょうゆ 小さじ½ / ラー油 数滴

作り方
❶ 鶏ささみは筋をとって薄いそぎ切りにし、Aをもみ込んでおく。
❷ 鍋にBを沸かし、❶を加えて強火で煮たたせる。
❸ 鶏肉に火が通ったら、水きりをしっかりして1cm角に切った豆腐、Cを入れて煮る。
❹ 塩、こしょうで味をととのえて器に注ぎ、お好みで香菜を添える。

食材でアレンジ：卵でとじてもおいしい
豆腐やささみの他に、小松菜、長ねぎを加えてやわらかく煮込み、水溶き片栗粉を加えてとろみをつけ、溶き卵を回し入れればさらに本格的に。

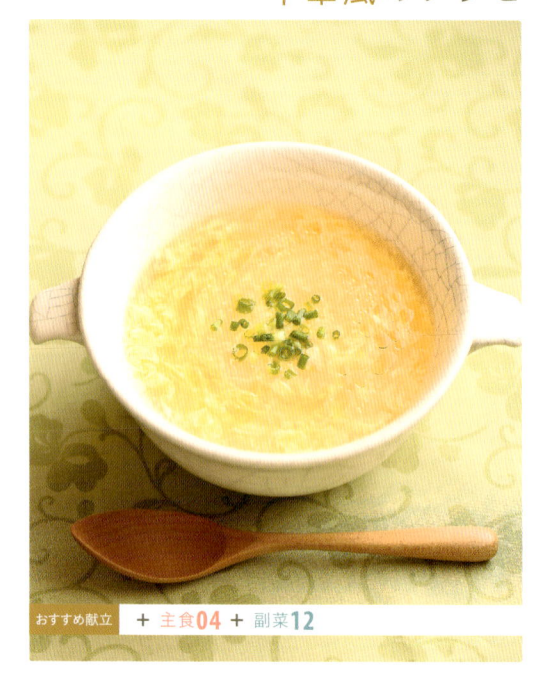

汁物 09 かき玉スープ

1人分 89 kcal / 塩分 1.4 g

症状：胸やけ／ダンピング
栄養：たんぱく質／ビタミンA／ビタミンB₂

おすすめ献立 ＋ 主食04 ＋ 副菜12

材料：1人分
- 水 1カップ
- 顆粒鶏ガラスープの素 小さじ1
- 水溶き片栗粉 適量
- 卵 1個
- 万能ねぎ 少々
- お好みでラー油やごま油・酢 各適宜

作り方
❶ 鍋に水、顆粒鶏ガラスープの素をひと煮たちさせる。
❷ ❶に水溶き片栗粉でとろみをつけ、溶き卵を細く流し入れる。
❸ さっくりかき混ぜて器に盛り、小口切りにした万能ねぎを散らす。

調味でアレンジ：お好みでラー油やごま油、酢を数滴たらして、食欲増進!
やさしい味わいのかき玉スープにラー油や酢を加えれば、カンタン酸辣湯風に。ラー油の分量は体調や食欲で加減しましょう。

158

退院3カ月後〜

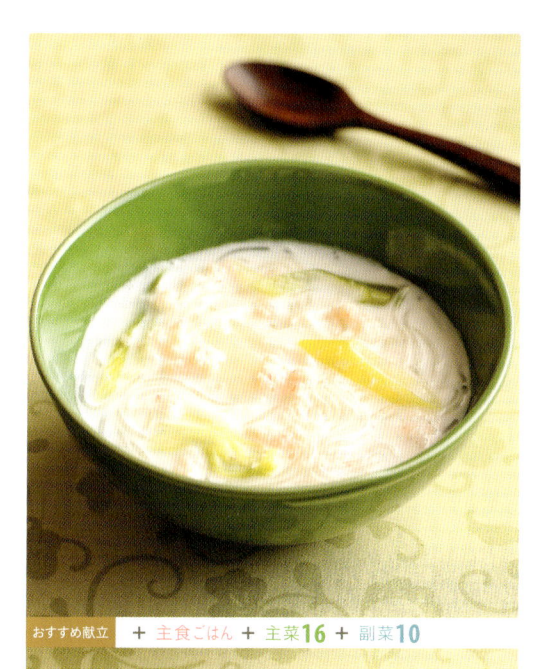

汁物 中華風

おすすめ献立 ＋ 主食ごはん ＋ 主菜16 ＋ 副菜10

汁物 12 白菜とかに、春雨の中華スープ

1人分 155 kcal
塩分 2.0 g

症状：胸やけ・下痢
栄養：たんぱく質・ビタミンC・カルシウム

材料：1人分
白菜 ½枚
長ねぎ ⅛本
春雨(乾) 10g
A [水・牛乳 各½カップ
    顆粒鶏ガラスープの素 小さじ1]
かに缶 40g
塩・こしょう 各少々
水溶き片栗粉 適量

作り方
❶ 白菜はひと口大のそぎ切りにする。長ねぎは斜め薄切りにする。
❷ 春雨はゆでてざく切りにしておく。
❸ 鍋にAを沸かし、❶、❷を加えて煮込む。
❹ ❸にかに缶を加えて塩、こしょうで味をととのえ、水溶き片栗粉でとろみをつける。

調味でアレンジ
お好みで仕上げにごま油を数滴たらして！
やわらかく煮込んだ春雨と白菜、かにがおいしいミルク仕立ての胃にやさしいスープ。ごま油を少量たらすと、うまみとコクがアップ！

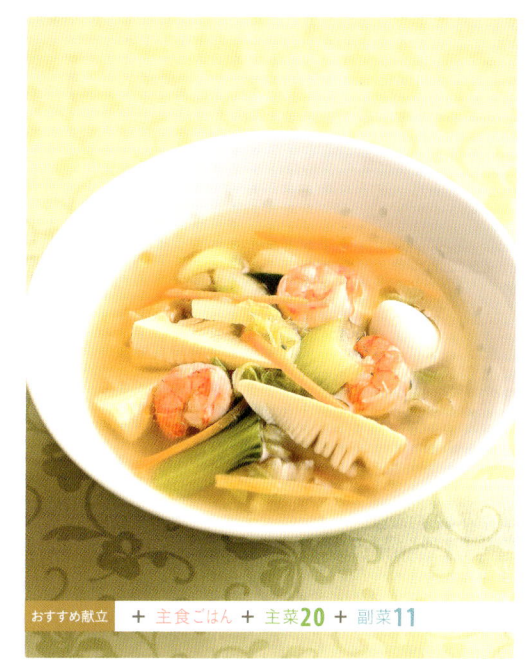

おすすめ献立 ＋ 主食ごはん ＋ 主菜20 ＋ 副菜11

汁物 11 五目スープ

1人分 111 kcal
塩分 2.4 g

症状：胸やけ・味覚
栄養：たんぱく質・βカロテン・食物繊維

材料：1人分
白菜 ½枚
にんじん ⅛本
ゆでたけのこ 30g
チンゲン菜 ¼株
ごま油 小さじ½
むきえび 40g
うずらの卵(市販ゆで) 1個
オイスターソース 小さじ1
A [水 1カップ
    顆粒鶏ガラスープの素 小さじ1]
塩・こしょう 各少々

作り方
❶ 白菜は繊維を断ち切るようにせん切りにする。
❷ にんじん、ゆでたけのこは細切りに、チンゲン菜は葉をざく切り、茎は縦3等分に切る。
❸ 鍋にごま油を熱し、❶、❷の野菜を炒め合わせる。さらにむきえび、うずらの卵、オイスターソースを加えて炒め合わせる。
❹ ❸にAを加えて煮込み、塩、こしょうで味をととのえる。

食材でアレンジ
具が大きくて食べにくいときは、せん切りにして
たけのこは繊維が多いので、穂先のやわらかい部分を使います。具が大きくて食べにくいときは、ごく細いせん切りにして煮込みましょう。

159

和風のレシピ

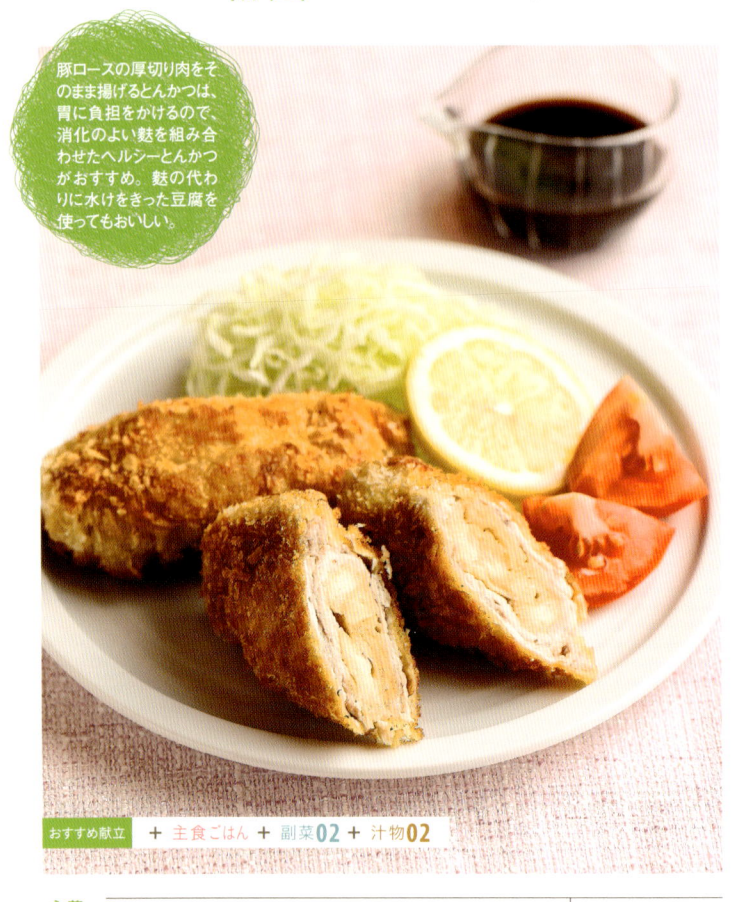

豚ロースの厚切り肉をそのまま揚げるとんかつは、胃に負担をかけるので、消化のよい麩を組み合わせたヘルシーとんかつがおすすめ。麩の代わりに水けをきった豆腐を使ってもおいしい。

おすすめ献立　＋ 主食ごはん ＋ 副菜02 ＋ 汁物02

退院して3カ月からの

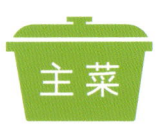

主菜

～ たんぱく質のおかず ～

退院3カ月後からは、食べられるたんぱく質の種類が増えます。少しずつ脂身のある部位も取り入れて。和、洋、中とおいしいおかずがこんなにも食べられます！

食材と栄養のこと

少し脂身のある肉や魚などが食べられるように。メニューバリエーションを増やして

少し脂身のある肉や青背魚などもおいしく食べられるようになります。余分な脂はなるべく取り除きながら、少しずつ慣らしていきましょう。和、洋、中とメニューバリエーションを広げて食べることをもっと楽しみましょう。

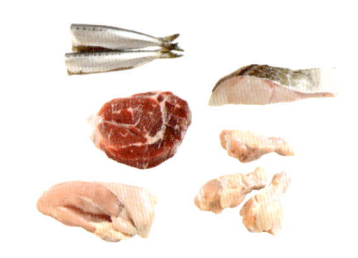

主菜 01　ヘルシーとんかつ風

1人分　520 kcal　塩分 2.7g

| 症状 | ダンピング | 味覚 | 体重減少 | 栄養 | たんぱく質 | ビタミンB | ビタミンC |

材料：1人分
車麩 2枚
A ┌ めんつゆ（3倍希釈用）大さじ1
　 └ 水 大さじ3
塩・こしょう 各少々
豚ロース薄切り肉 4枚
小麦粉 大さじ2
卵 1個
パン粉 1カップ
サラダ油 大さじ1
キャベツ（せん切り）・レモン・トマト・ソース 各適量

作り方
❶ 車麩は水で戻してから水けをしっかり絞り、鍋に入れてAを加えて煮絡めておく。
❷ 塩、こしょうをふった豚ロース肉2枚で粗熱をとった❶の車麩1枚を包む。同様にあと1つ作る。
❸ ❷に小麦粉を薄くまぶし、溶き卵をからめてからパン粉をまぶす。
❹ フライパンにサラダ油を熱し、❸を両面こんがり焼きあげ、しっかり油をきる。
❺ 器にせん切りキャベツ、レモン、トマトを添え、❹を盛り合わせる。とんかつソースなどのお好みのソースをかけていただく。

食材でアレンジ

麩の代わりに豆腐を肉で巻いて揚げても

麩をめんつゆで煮て、豚薄切り肉で巻き、パン粉をつけて少量の油で焼くとんかつ。やわらかくてジューシーなおいしさです。

160

退院3カ月後〜

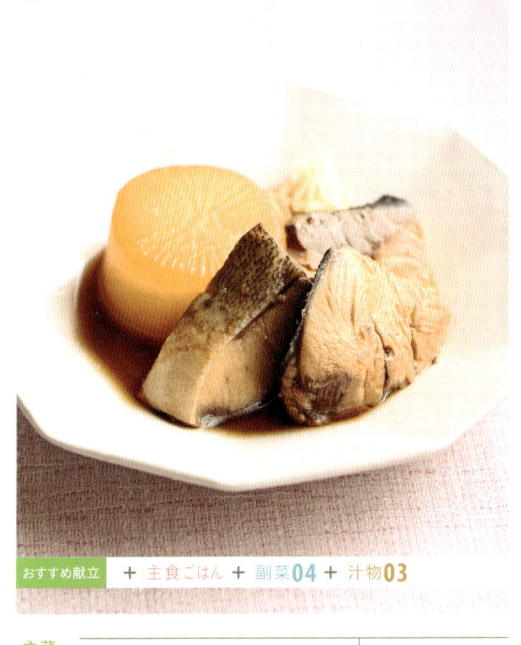

主菜　和風

主菜 03 ぶり大根

おすすめ献立 ＋ 主食ごはん ＋ 副菜04 ＋ 汁物03

1人分 350 kcal　塩分 3.1 g

症状：ダンピング／味覚
栄養：たんぱく質／ビタミンB₂／ビタミンC

材料：1人分
- 大根（4cm厚さの輪切り）1切れ
- ぶり 1切れ
- A
  - 水 1½カップ
  - 顆粒和風だしの素 小さじ⅓
  - はちみつ 大さじ1
  - 酒・みりん 各小さじ2
- しょうが（薄切り）1片分
- しょうゆ 大さじ1
- 針しょうが 適量

作り方
1. 輪切り大根は皮をむいて下ゆでする。
2. ザルにぶりをのせて熱湯をかけておく。
3. 小さめの鍋にA、しょうが、①を加えてひと煮たちさせ、②を加えて15分ほど煮る。
4. しょうゆを加えてさらに15分ほど煮る。
5. 器に盛り、針しょうがを添える。

食材でアレンジ：大根の代わりにかぶでもOK！
大根はやわらかく煮込んでみずみずしい仕上がりに。大根の代わりにかぶを使えば、煮込む時間も短くてすみます。

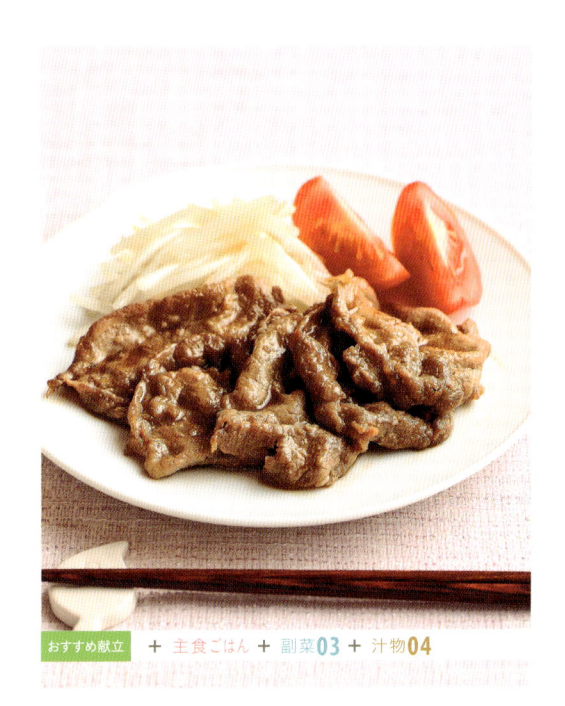

主菜 02 豚しょうが焼き

おすすめ献立 ＋ 主食ごはん ＋ 副菜03 ＋ 汁物04

1人分 288 kcal　塩分 3.0 g

症状：ダンピング／味覚
栄養：たんぱく質／βカロテン／ビタミンB₁

材料：1人分
- 豚ロース肉（薄切り肉）100g
- A
  - しょうゆ・みりん 各大さじ1½
  - おろししょうが 小さじ1
- サラダ油 小さじ½
- もやし ¼袋
- 塩・こしょう 各少々
- トマト 適宜

作り方
1. 豚肉は余分な脂を取り除き、Aに漬けておく。
2. フライパンにサラダ油を熱し、もやしを炒め、塩、こしょうをして器に盛る。
3. ②の空いたフライパンに①を入れてよく炒め②に盛り合わせる。
4. ③のフライパンに残ったたれを煮詰め、豚肉に回しかける。お好みでトマトを添えて。

食材でアレンジ：同じ味付けで、鶏もも肉でもおいしい！
しょうが焼きのタレは、豚肉以外にも鶏もも肉やさばの味つけに使うのもおすすめ。小麦粉をまぶしてから焼き、たれを加えればよく味が絡みます。

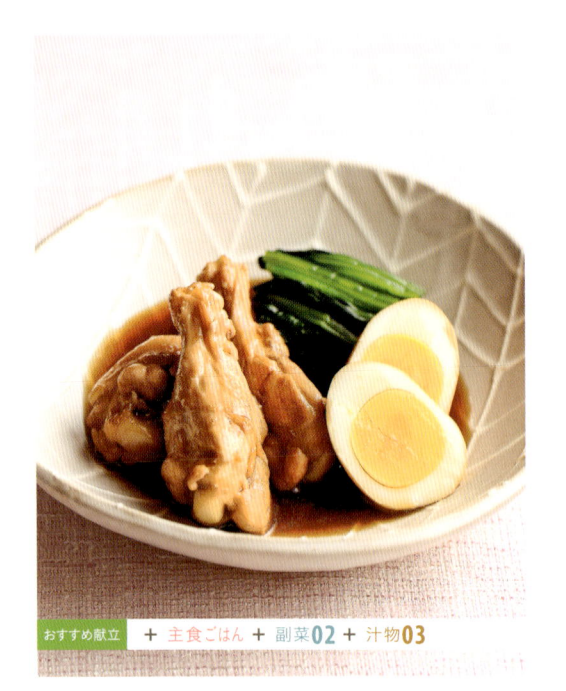

主菜 05 鶏手羽元のお酢煮

1人分 381 kcal　塩分 3.9 g

おすすめ献立 ＋ 主食ごはん ＋ 副菜02 ＋ 汁物03

症状：ダンピング、貧血
栄養：たんぱく質、βカロテン、ビタミンC

材料：1人分
鶏手羽元 3本
にんにく 1片
ごま油 小さじ½
A ┌ めんつゆ(ストレート) 2カップ
　│ 酢 大さじ3
　│ しょうゆ 大さじ2
　└ はちみつ 大さじ1
塩・こしょう 各少々
ゆで卵 1個
ゆでほうれん草 適量

作り方
❶ 鍋にごま油を熱し、薄切りにしたにんにくを炒めてから鶏手羽元を加えて塩、こしょうをふる。
❷ ❶の全体に油がなじんだらAとゆで卵を加えてコトコト煮る。
❸ 煮汁が⅓量ほどになったらお好みで塩、こしょうで味をととのえて器に盛る。
❹ ゆでほうれん草をお好みで添える。

手羽元の代わりに手羽先でも（食材でアレンジ）

酢を加えて煮ることで、骨から肉がはずれるほどやわらかく仕上がるのでおすすめ。鶏手羽先なら、さらにやわらかくうまみたっぷり！

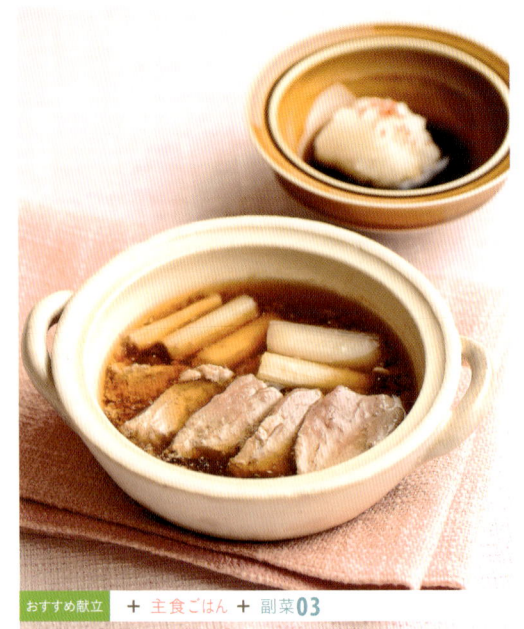

主菜 04 ねぎま鍋

1人分 176 kcal　塩分 3.1 g

おすすめ献立 ＋ 主食ごはん ＋ 副菜03

症状：ダンピング、胸やけ
栄養：たんぱく質、ビタミンB₂、EPA

材料：1人分
長ねぎ ½本
まぐろ赤身 100g
大根おろし・ポン酢しょうゆ・七味唐辛子 各適量
A ┌ 水 1カップ
　│ 顆粒和風だしの素 小さじ½
　└ しょうゆ・みりん 各大さじ1

作り方
❶ 鍋にAをひと煮たちさせる。
❷ ❶に4cm長さのぶつ切りにした長ねぎを入れてやわらかくなるまで煮る。
❸ ❷にそぎ切りにしたまぐろを入れてさっと煮る。
❹ お好みで大根おろし、ポン酢しょうゆ、七味唐辛子にからめていただく。

ゆずやかぼす、すだちなどを添えて（調味でアレンジ）

ねぎま鍋を食べるなら、ゆずやかぼす、酢橘などを添えて、さっぱりいただきます。せりや水菜などを加えてもおいしい。

退院3カ月後～

主菜　和風

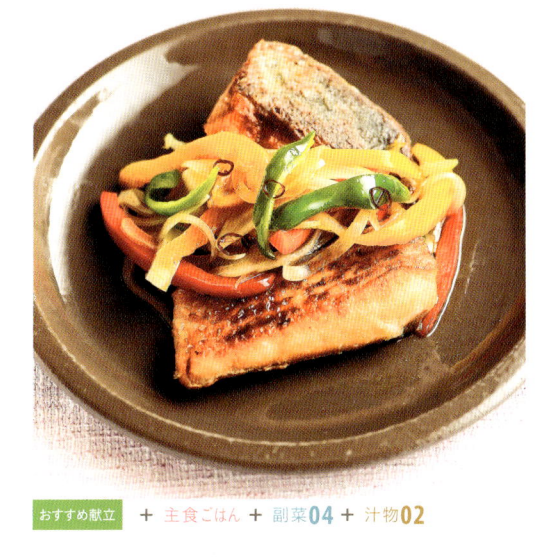

主菜 07 鮭の南蛮炒め

1人分 311 kcal　塩分 3.3 g

おすすめ献立 ＋ 主食ごはん ＋ 副菜04 ＋ 汁物02

症状：ダンピング・体重減少
栄養：たんぱく質・EPA・ビタミンC

材料：1人分
- 生鮭 1切れ
- A［しょうゆ・みりん 各大さじ½］
- 玉ねぎ ¼個
- パプリカ（お好みの色2色） 各¼個
- ピーマン ½個
- サラダ油 小さじ1＋小さじ½
- 片栗粉 適量
- 塩・こしょう 各少々
- B［しょうゆ 大さじ1／酢 大さじ1／はちみつ 大さじ1／顆粒和風だしの素 小さじ⅓／赤唐辛子（輪切り）少々］

作り方
1. 生鮭はAで下味をつけておく。
2. 玉ねぎ、パプリカ、ピーマンは薄切りにする。
3. フライパンにサラダ油小さじ1を熱して片栗粉を薄くまぶした❶の生鮭を両面こんがり焼き、中まで火を通して油をよくきって器に盛る。
4. ❸のフライパンをさっとふき、サラダ油小さじ½を熱して❷の野菜を炒め、塩、こしょうをふって❸の鮭にのせる。
5. ❹のフライパンにBを入れ、ひと煮たちさせて❹に回しかける。

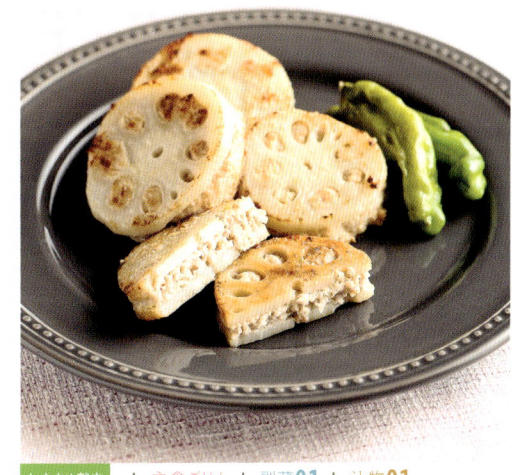

主菜 06 れんこんのはさみ焼き

1人分 322 kcal　塩分 2.6 g

おすすめ献立 ＋ 主食ごはん ＋ 副菜01 ＋ 汁物01

症状：ダンピング・体重減少
栄養：たんぱく質・βカロテン・ビタミンC

材料：1人分
- A［豚赤身ひき肉 80g／卵 ½個分／おろししょうが 小さじ1／長ねぎ（みじん切り）大さじ1／めんつゆ（3倍希釈用）大さじ1／塩・こしょう 各少々］
- れんこん（薄切り）8枚
- サラダ油 小さじ1
- しし唐辛子 2本ほど
- 塩・こしょう 各少々

作り方
1. ボウルにAをよく練り合わせる。
2. れんこんの薄切り2枚で❶の¼量をはさむ。同様にあと3つ作る。
3. フライパンにサラダ油を熱し、❷を両面こんがり焼きながら、中まで火を通す。
4. ❸の空いたスペースでしし唐辛子を焼きながら、全体に塩、こしょうをふって仕上げる。

食材でアレンジ　豚赤身ひき肉の代わりにえびのすり身でも

歯ごたえがおいしいれんこんのはさみ焼き。豚赤身ひき肉の代わりに、えびのすり身、鶏ひき肉に替えてもおいしい。れんこんは薄めに切ってアレンジして。

洋風のレシピ

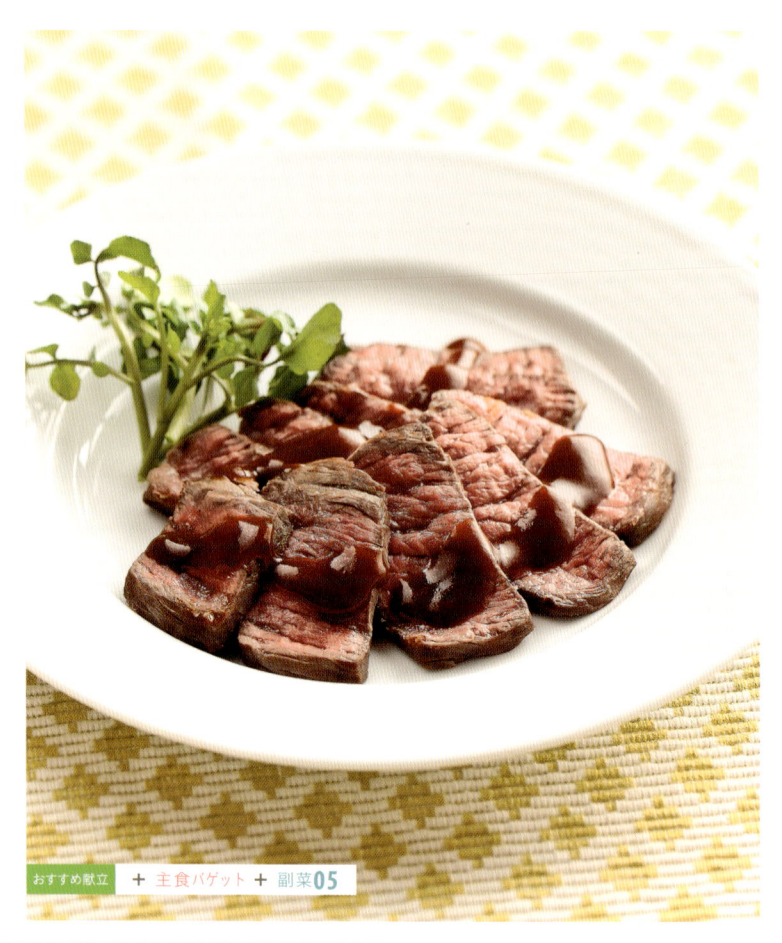

おすすめ献立 ＋ 主食バゲット ＋ 副菜05

主菜 08 ローストビーフ風

1人分 241 kcal
塩分 1.9 g

症状：ダンピング／貧血／体重減少
栄養：たんぱく質／ビタミンB₂／ビタミンB₁₂／鉄

材料：1人分
- 牛ももかたまり肉 100g
- A
  - 白ワイン 大さじ2
  - 塩・こしょう 各少々
  - ローリエ 小さじ1
- サラダ油 小さじ1
- B
  - 市販のデミグラスソース 50g
  - 顆粒コンソメスープの素 小さじ½
  - 塩・こしょう 各少々
- クレソン 適量

作り方
❶ 牛もも肉にAをすりこみ、しばらくおく。
❷ フライパンにサラダ油を熱し、❶を入れて、表面に焼き色をつける。取り出してアルミホイルに包み、粗熱がとれるまでそのままおく。
❸ フライパンに❶の煮汁を入れ、Bを加えてひと煮たちさせる。
❹ ❷の牛肉を薄く切り分けて❸をソースをかけ、クレソンを添える。

食材でアレンジ
ポリ袋に入れてお湯に沈める方法も

かなり大きいかたまり肉でない限り、フライパンの表面に焼き色をつけ、アルミホイルで包むだけでOK。焼き色をつけた後、ポリ袋に入れ、お湯に沈めて温める方法も。

退院3カ月後〜

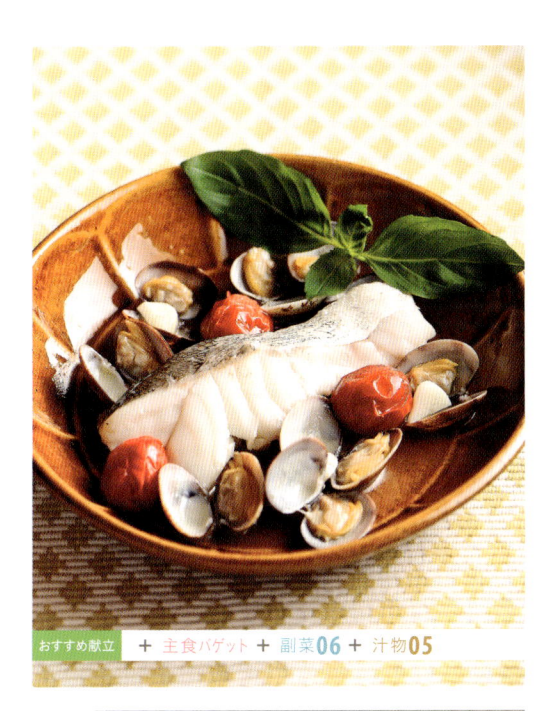

主菜 洋風

主菜 10 たらとあさりのトマト煮

1人分 148 kcal　塩分 1.0g

おすすめ献立 ＋ 主食バゲット ＋ 副菜06 ＋ 汁物05

症状：ダンピング・貧血
栄養：たんぱく質・鉄・ビタミンB12

材料：1人分
生たら(切り身) 1切れ
オリーブオイル 小さじ1
にんにく(薄切り) ½片分
あさり(殻つき) 50g
プチトマト 3個
白ワイン 大さじ1
塩・こしょう 各少々
バジルの葉 適量

作り方
❶ フライパンにオリーブオイル、にんにくを入れて弱火にかけてから、生たら、砂抜きをしてよく洗ったあさり、プチトマトを加える。
❷ ❶に白ワインをふりかけ蓋をして蒸し煮にする。
❸ あさりの殻がすべて開き、たらに火が通ったら塩、こしょうで味をととのえ、器に盛る。
❹ お好みでバジルの葉を添える。

食材でアレンジ
たらの代わりに鯛の切り身でもおいしい
たらの切り身の他に鯛でもうまみたっぷり。あさりのうまみとトマトの酸味がおいしいアクアパッツァ風のおかず。バゲットを添えて。

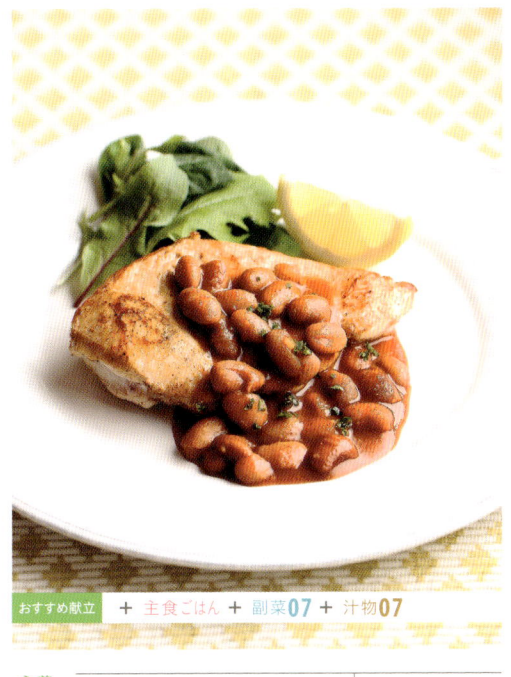

主菜 09 鶏むね肉のスパイスソテー

1人分 182 kcal　塩分 1.3g

おすすめ献立 ＋ 主食ごはん ＋ 副菜07 ＋ 汁物07

症状：ダンピング・味覚
栄養：たんぱく質・ビタミンA・ビタミンB2

材料：1人分
鶏むね肉 ½枚
A ┃ 白ワイン 大さじ1
　 ┃ 塩・こしょう 各少々
　 ┃ 顆粒コンソメスープの素 小さじ½
　 ┃ チリパウダー 小さじ1
サラダ油 小さじ1
市販のチリビーンズ(缶詰) 適量
ベビーリーフ・レモン 各適量

作り方
❶ 鶏むね肉の皮と余分な脂を取り除き、半分に開いてAに漬け込む。
❷ フライパンにサラダ油を熱し、❶を両面こんがり焼き、中まで火を通す。
❸ ❷の油をよくきって器に盛る。
❹ ❸にあたためたチリビーンズをかけ、ベビーリーフ、レモンを添える。

食材でアレンジ
鶏むね肉は食べやすく切ってから焼くのも◎
鶏むね肉を丸ごと焼くとパサパサすることもあるので、食べにくいときは、食べやすい大きさに切って小麦粉をふって焼くのもおいしく焼けるポイント。

165

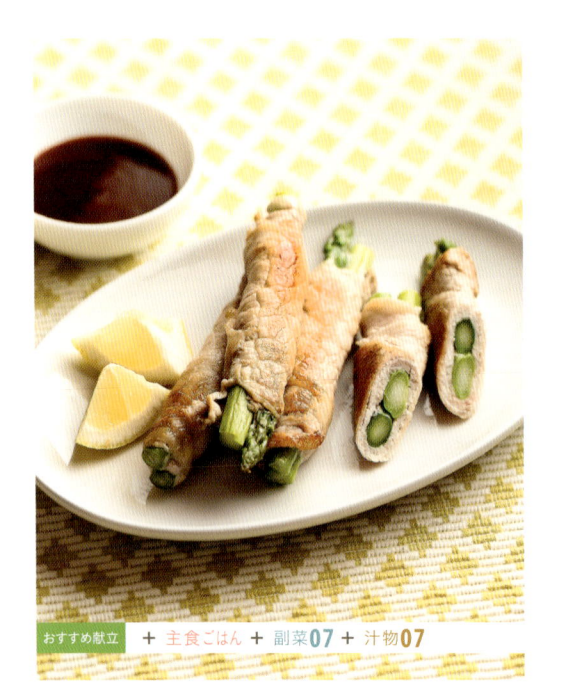

おすすめ献立 ＋ 主食ごはん ＋ 副菜07 ＋ 汁物07

おすすめ献立 ＋ 主食ごはん ＋ 副菜06

主菜 12 アスパラの肉巻きソテー
1人分 335 kcal　塩分 1.4 g

症状：ダンピング／体重減少
栄養：たんぱく質／βカロテン／ビタミンB₂

材料：1人分
豚ロース薄切り肉 4枚
塩・こしょう 適量
グリーンアスパラガス 4本
サラダ油 小さじ1
レモン（くし形切り） 適量
A ┌ 赤ワイン 大さじ1
　├ トマトケチャップ 小さじ2
　└ 中濃ソース 小さじ2

作り方
❶ 豚ロース肉は余分な脂を取り除き、塩、こしょうをふる。
❷ アスパラガスは根元のかたい部分を取り除き、半分に切って塩ゆでしておく。
❸ ❶で❷を巻き、サラダ油を熱したフライパンで焼きあげ、器に盛り、レモンを添える。
❹ ❸のフライパンにAを入れてひと煮たちさせ、❸のソテーにかける。

食材でアレンジ
アスパラの代わりに、にんじんといんげんでもOK！
アスパラは筋のかたい部分は取り除きましょう。アスパラの代わりに、やわらかくゆでたにんじんといんげん、チーズを巻いてもOK。

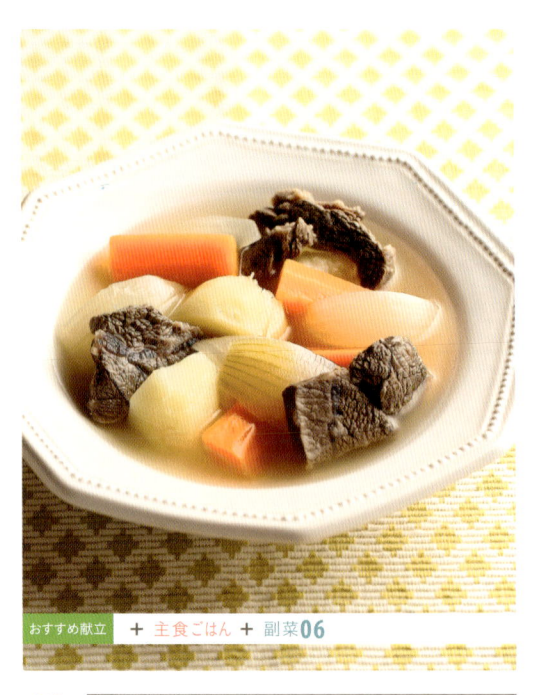

主菜 11 ポトフ
1人分 286 kcal　塩分 1.6 g

症状：ダンピング／貧血
栄養：たんぱく質／βカロテン／ビタミンB₁₂

材料：1人分
牛すね肉 100g
A ┌ 水 3カップ
　├ 白ワイン 大さじ1
　└ 顆粒コンソメスープの素 小さじ1
にんじん ¼本
玉ねぎ ½個
じゃがいも 中½個
塩・こしょう 各少々

作り方
❶ 牛すね肉は2cm厚さに切り分ける。
❷ 鍋にAを入れ、❶を加えて煮たたせ、アクを取り除いて中火にし、牛すね肉がやわらかくなるまでじっくり煮込む。
❸ にんじんは縦に4等分、玉ねぎはくし形、じゃがいもはひと口大に切る。
❹ ❷に❸を加えて野菜がやわらかくなるまで煮込み、塩、こしょうで味をととのえる。

退院3カ月後〜

主菜 洋風

おすすめ献立 ＋ 主食10 ＋ 副菜05

主菜 14 いわしのバジルソテー

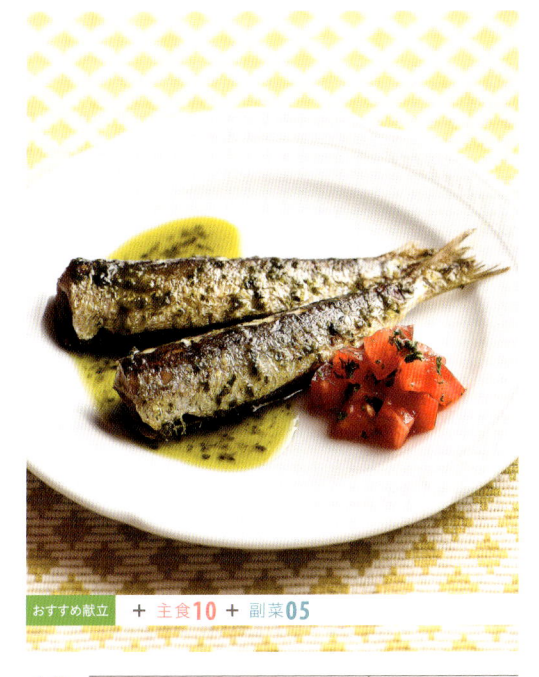

1人分 268 kcal 塩分 1.9g

| 症状 | ダンピング | 体重減少 | 栄養 | たんぱく質 | βカロテン | EPA |

材料：1人分
いわし 1尾（小ぶりであれば2尾）
オリーブオイル 小さじ½
白ワイン 小さじ2
塩・こしょう 各少々
市販のバジルソース 大さじ1
トマト 小1個
パセリ（みじん切り） 小さじ1
市販のフレンチドレッシング 適量

作り方
❶ いわしはウロコ、内臓をとってよく洗い、水けをふく。
❷ ♪フライパンにオリーブオイルを熱して❶を入れ、白ワイン、塩、こしょうをふってよく焼きあげ、バジルソースをさっと炒めからめて器に盛る。
❸ 角切りにしたトマト、パセリをフレンチドレッシングであえ、❷に添える。

🔄 食材でアレンジ

いわしの代わりにさんま、白身魚でも
イタリアンのバジルソースは青背の魚の他、白身魚、鶏肉などどんな食材でも合う万能ソース。焼きあげたバジルソテーをほぐしてパスタにあえてもおいしい。

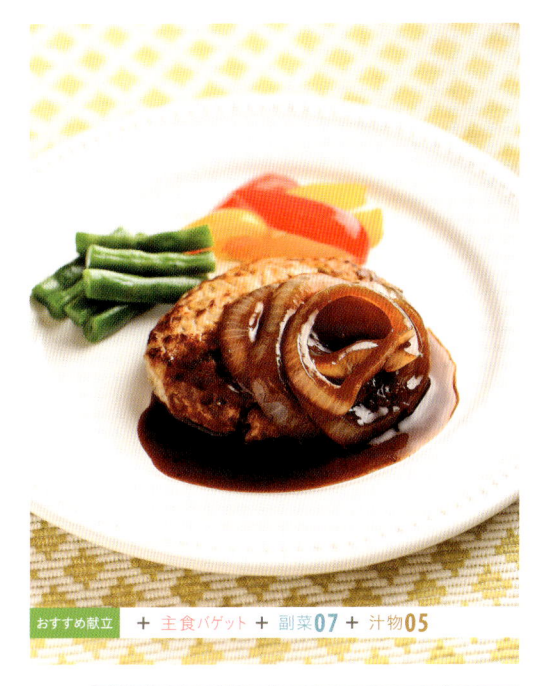

おすすめ献立 ＋ 主食バゲット ＋ 副菜07 ＋ 汁物05

主菜 13 ジューシーハンバーグ

1人分 452 kcal 塩分 2.4g

| 症状 | ダンピング | 味覚 | 栄養 | たんぱく質 | βカロテン | ビタミンB₂ |

材料：1人分
玉ねぎ（みじん切り） ½個分
サラダ油 小さじ2
A ┌ 豚赤身ひき肉 80g
　│ 絹ごし豆腐 ⅛丁
　│ ナツメグ 小さじ1
　│ めんつゆ（3倍希釈用） 小さじ2
　│ パン粉 大さじ1
　└ 塩・こしょう 各少々
市販のデミグラスソース 50g
赤ワイン 大さじ1
塩・こしょう 各少々
玉ねぎ（輪切り） ½個分
さやいんげん・黄・赤のパプリカのソテー 各適宜

作り方
❶ フライパンにサラダ油小さじ½を熱し、みじん切りにした玉ねぎを炒めて粗熱をとっておく。
❷ ♪ボウルにAをよく練り合わせ、❶を加えてよく混ぜ、空気を抜きながらまとめる。
❸ フライパンにサラダ油小さじ½を熱し、❷をじっくり焼きあげて器に盛る。
❹ ❸のフライパンで輪切りにした玉ねぎを炒め、市販のデミグラスソース、赤ワインを加えて煮たたせ、塩、こしょうで味をととのえる。器に盛り、ハンバーグにソースをかける。

167

中華風のレシピ

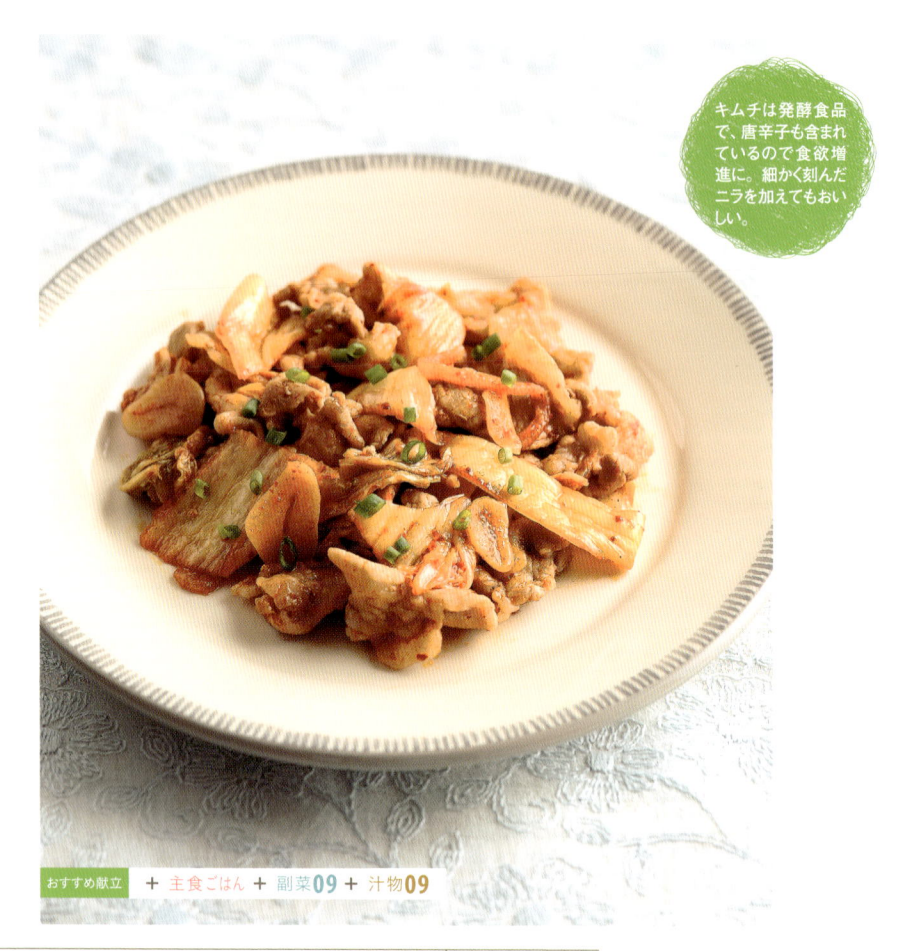

> キムチは発酵食品で、唐辛子も含まれているので食欲増進に。細かく刻んだニラを加えてもおいしい。

おすすめ献立　＋ 主食ごはん　＋ 副菜09　＋ 汁物09

主菜 15　豚キムチ

1人分 252 kcal　塩分 2.5 g

症状	ダンピング	味覚	体重減少

栄養	たんぱく質	ビタミンB₁	ビタミンC

材料：1人分
- 白菜キムチ 50g
- 豚ロース薄切り肉 100g
- 塩・こしょう 各少々
- ごま油 小さじ½
- にんにく（薄切り）½片分
- A ┌ 顆粒鶏ガラスープの素 小さじ½
　 └ しょうゆ 小さじ½
- 万能ねぎ（小口切り）少々

作り方
1. 白菜キムチはざく切りにする。
2. 豚ロース肉はひと口大に切って塩、こしょうをふっておく。
3. フライパンにごま油、にんにくを入れて火にかけ、香りが出たら❷を加えて炒め、❶を炒め合わる。A、塩、こしょうで味をととのえる。
4. 器に盛り、万能ねぎを散らす。

食材でアレンジ：辛みが足りなければ、キムチの量を増やして

食欲や体調に合わせてキムチの量を増やしましょう。赤い色と唐辛子の辛さは、食欲を刺激するのでおすすめです。

168

退院3カ月後～

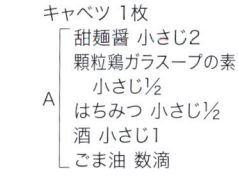

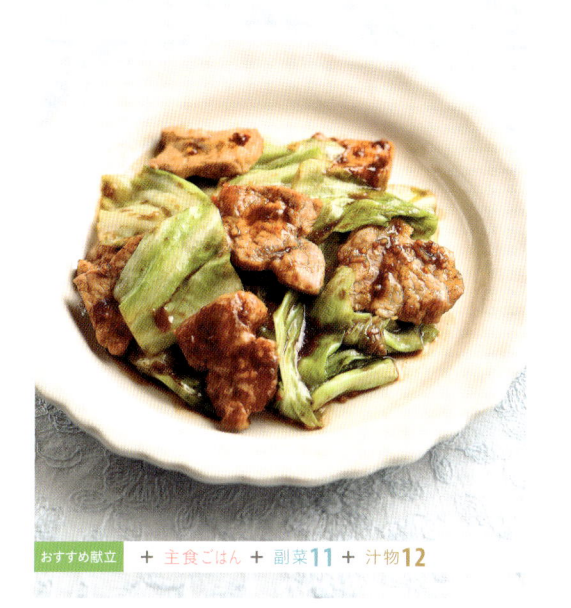

主菜 中華風

主菜 17 回鍋肉（ホイコウロウ）

1人分 306 kcal　塩分 1.7 g

症状：ダンピング／味覚
栄養：たんぱく質／ビタミンB₁／ビタミンC

おすすめ献立 ＋ 主食ごはん ＋ 副菜11 ＋ 汁物12

材料：1人分
- 豚ロース肉 100g
- サラダ油 小さじ½
- しょうが・にんにく（みじん切り）各小さじ1
- 豆板醤 小さじ⅓
- キャベツ 1枚
- A
  - 甜麺醤 小さじ2
  - 顆粒鶏ガラスープの素 小さじ½
  - はちみつ 小さじ½
  - 酒 小さじ1
  - ごま油 数滴

作り方
❶ 豚ロース肉はひと口大に切る。
❷ 鍋にサラダ油を熱し、しょうがとにんにく、豆板醤を炒め、❶を加えて炒め合わせる。
❸ ❷にひと口大に切ったキャベツを炒め合わせAで調味し、器に盛る。

食材でアレンジ：豚ロース肉は薄切り肉や生姜焼き用肉でもお好みで

使う肉は、ロース肉の他に、薄切り肉、しょうが焼き用肉などもおすすめ。キャベツと豚肉を一度ゆでてからさっと炒めて調理するだけで、やわらかく脂質も減らすことができます。

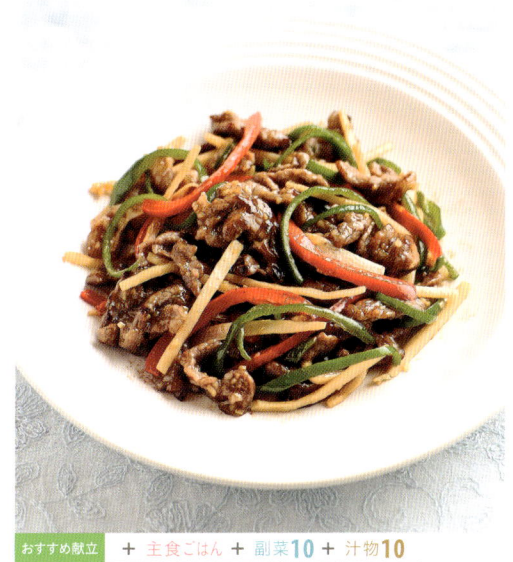

主菜 16 チンジャオロースー

1人分 304 kcal　塩分 3.4 g

症状：ダンピング／貧血
栄養：たんぱく質／ビタミンA／鉄

おすすめ献立 ＋ 主食ごはん ＋ 副菜10 ＋ 汁物10

材料：1人分
- 牛もも薄切り肉 100g
- A
  - 塩・こしょう 各少々
  - しょうゆ・みりん・片栗粉 各大さじ½
- サラダ油 小さじ½
- にんにく・しょうが（みじん切り）各½片分
- たけのこの水煮（細切り）小¼個分
- ピーマン（細切り）1個分
- パプリカ（赤・細切り）¼個分
- B
  - オイスターソース 小さじ2
  - 塩・こしょう 各少々
- ごま油 適量

作り方
❶ 牛もも肉は細切りにし、Aを混ぜ合わせる。
❷ 鍋にサラダ油を熱し、にんにくとしょうがを炒め、たけのことピーマン、パプリカを炒め合わせる。
❸ ❷を一度器にあけてから❶の牛肉を入れて炒め、火が通ったら❷を戻し入れてBで味をととのえる。
❹ ❸にごま油をたらして器に盛る。

食材でアレンジ：たけのこは穂先のやわらかいところから

繊維が多いたけのこは、気をつけて食べたい食材。まずは穂先のやわらかい部分から取り入れましょう。ごく細切りにして炒めるとおいしくなります。

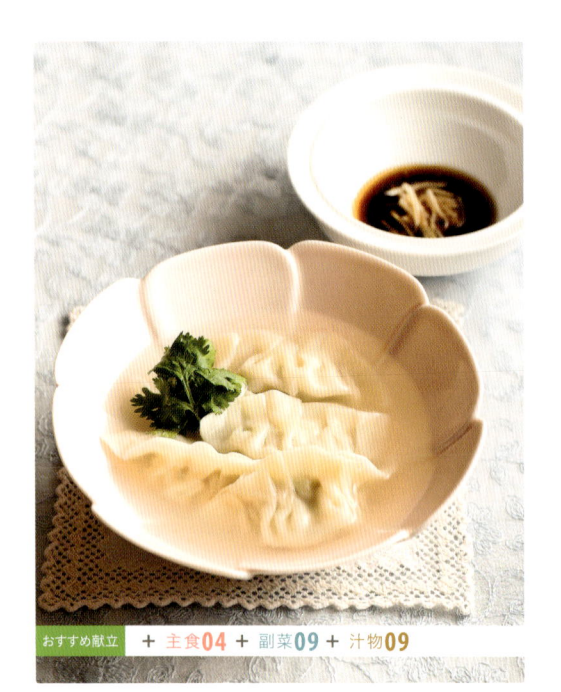

主菜 19 ヘルシー水餃子

おすすめ献立 ＋ 主食04 ＋ 副菜09 ＋ 汁物09

1人分 142 kcal　塩分 2.3 g

症状：胸やけ・ダンピング
栄養：たんぱく質・ビタミンB1・ビタミンC

材料：12個分
キャベツ・白菜 各1枚
豚赤身ひき肉 50g
A ┌ 塩・こしょう 各少々
　│ 顆粒鶏ガラスープの素 小さじ1
　└ はちみつ 小さじ1
しょうが（みじん切り） 1片分
餃子の皮 12枚
B ┌ 水 2½カップ
　│ 顆粒鶏ガラスープの素 小さじ1
　└ 塩・こしょう・ごま油 各少々
しょうが（せん切り）・酢じょうゆ 各適量

作り方
❶ 🖐 キャベツと白菜はゆでて水けをしっかり絞り、みじん切りにする。
❷ ボウルに豚赤身ひき肉、Aを加えてよく練り合わせる。❶としょうがを加えてさっと混ぜ合わせ、餃子の皮で包む。12個作る。
❸ 🖐 鍋にBを沸かし、❷を入れてスープごと器に盛る。せん切りしょうがを加えた酢じょうゆを添える。

食材でアレンジ
ニラのみじん切りを加えても！
キャベツ、白菜、豚赤身ひき肉で肉ダネを作りますが、ここにニラのみじん切りを少量加えれば、よりおいしい仕上がりに。

主菜 18 レバニラ炒め

おすすめ献立 ＋ 主食ごはん ＋ 副菜11 ＋ 汁物11

1人分 239 kcal　塩分 3.1 g

症状：ダンピング・貧血
栄養：たんぱく質・ビタミンA・鉄

材料：1人分
豚レバー 100g
A ┌ 酒・しょうゆ・みりん・片栗粉 各小さじ1
サラダ油 小さじ½
にんにく・しょうが（みじん切り） 各小さじ1
ニラ（みじん切り） ½束
もやし ¼袋
塩・こしょう 各少々
B ┌ 酒・しょうゆ・みりん 各小さじ1
　│ 顆粒鶏ガラスープの素 小さじ½
　└ 塩・こしょう 各少々

作り方
❶ 豚レバーは水洗いをして水けをふき取り、Aをもみ込む。
❷ 🖐 フライパンにサラダ油を熱し、にんにく、しょうがを炒めて香りを出し、ニラ、ひげ根を取ったもやしをさっと炒め、塩、こしょうをして一度器にあける。
❸ ❷のフライパンで❶を炒め、❷を戻し入れてBで味をととのえる。

食材でアレンジ
にんじんをプラスして彩りよくするのもおすすめ！
ニラは繊維が多い野菜。退院してから3カ月までは、気をつけたい食材です。3カ月以降なら、細かく刻んで炒めるなど、少しずつ慣らしていきましょう。

退院3カ月後〜

主菜　中華風

おすすめ献立　＋ 主食ごはん　＋ 副菜10　＋ 汁物12

主菜 21 バンバンジー

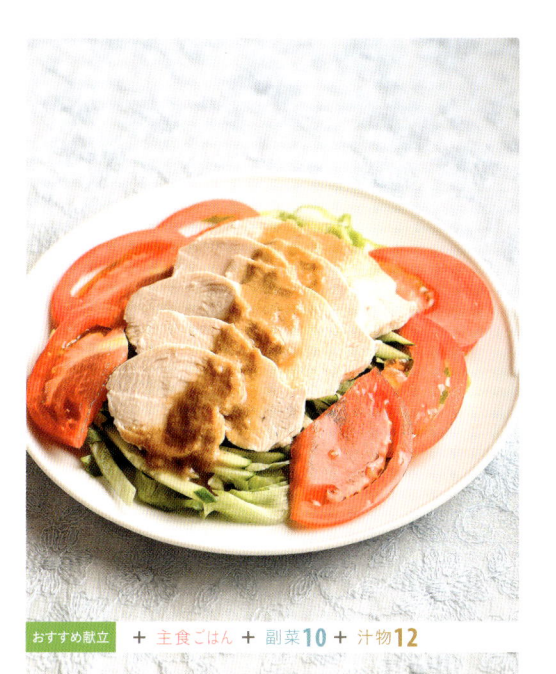

1人分 240 kcal　塩分 2.3 g

症状：胸やけ・ダンピング
栄養：たんぱく質・βカロテン・ビタミンC

材料：1人分
鶏むね肉　½枚
A [水　2カップ
　　長ねぎ（青い部分）2本程度
　　しょうが（薄切り）1片
　　酒　大さじ1]
レタス　1枚
きゅうり　¼本
トマト　¼個
B [白練りごま・酢　各大さじ1
　　しょうゆ　大さじ½
　　はちみつ・顆粒鶏ガラスープの素　各小さじ½
　　塩　少々]

作り方
❶ 鍋にA、皮と余分な脂を取り除いた鶏むね肉を入れ、強火で煮たたせアクを取り除く。中火にして15分ほど加熱してからそのまま冷ます。
❷ 器にせん切りにしたレタスときゅうり、薄切りにしたトマトを盛る。
❸ ❶の鶏肉を取り出して薄切りにして❷に盛る。
❹ 合わせたBをかける。
※鶏肉をゆでたゆで汁に、塩、こしょう、ごま油各少々を加えて鶏スープが出来上がり！

食材でアレンジ
お好みでラー油をプラス！
コクのあるバンバンジーのたれに、お好みでラー油をプラスするのもおすすめ。野菜は薄く切って食べやすい工夫を。

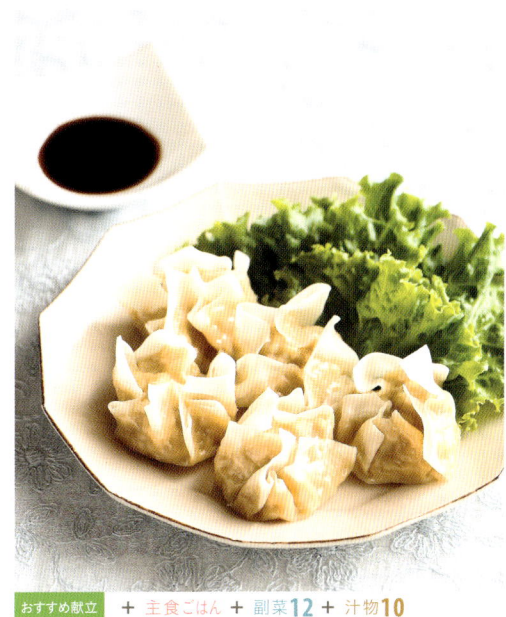

おすすめ献立　＋ 主食ごはん　＋ 副菜12　＋ 汁物10

主菜 20 手作り豆腐シューマイ

1人分 293 kcal　塩分 1.0 g

症状：胸やけ・ダンピング
栄養：たんぱく質・ビタミンB₁・ビタミンC

材料：10個分
豚赤身ひき肉　100g
A [玉ねぎ（みじん切り）½個分
　　絹ごし豆腐　¼丁
　　しょうが（みじん切り）小さじ1]
B [顆粒鶏ガラスープの素　小さじ1
　　酒　小さじ1
　　卵　1個
　　塩・こしょう　各少々
　　はちみつ　小さじ2]
シューマイの皮　10枚
レタス　1〜2枚

作り方
❶ ボウルに豚赤身ひき肉、Aを加えてよく混ぜ合わせる。Bを加えてよく混ぜ合わせる。
❷ シューマイの皮に❶を詰めてレタスを敷いた器に並べる。
❸ 蒸気の上がった蒸し器に❷を入れて15分ほど蒸しあげる。

食材でアレンジ
豚赤身ひき肉の代わりに鶏ひき肉でもOK
鶏ひき肉に玉ねぎ、絹ごし豆腐を加え混ぜ、シューマイの皮に包んでもあっさりとしておいしい。

171

和風のレシピ

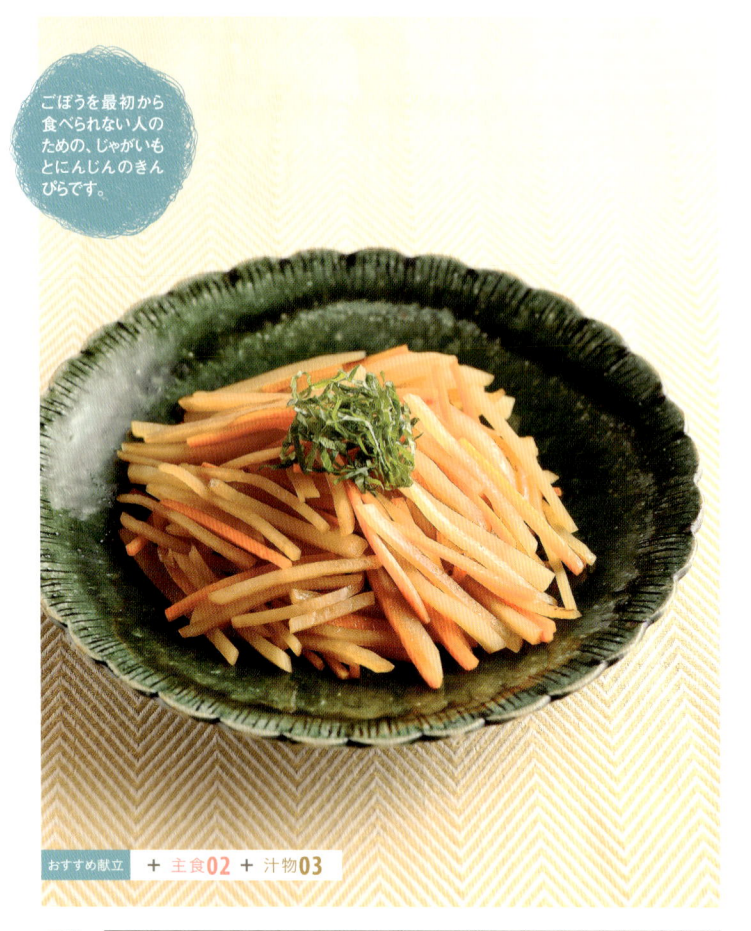

> ごぼうを最初から食べられない人のための、じゃがいもとにんじんのきんぴらです。

おすすめ献立 ＋ 主食02 ＋ 汁物03

副菜 01 じゃがいもとにんじんのさっと炒め

1人分 99 kcal
塩分 2.0 g

| 症状 | 胸やけ | 下痢 | | 栄養 | 炭水化物 | βカロテン | ビタミンC |

材料：1人分
- じゃがいも 中½個
- にんじん ¼本
- サラダ油 小さじ½
- めんつゆ（3倍希釈用）大さじ1
- 塩・こしょう 各少々
- 青じそ 適量

作り方
1. じゃがいも、にんじんはせん切りにする。
2. 🎵フライパンにサラダ油を熱し、①をさっと炒め、めんつゆを煮からめる。
3. 塩、こしょうで味をととのえて器に盛り、お好みでせん切りにした青じそを添える。

退院して3カ月からの

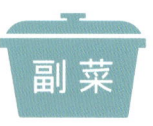

副菜
～野菜の小さなおかず～

退院3カ月目からは、少しずつやわらかいものから、かたいものも挑戦してみましょう。あくまでも、繊維の多いものは気をつけながら、よくかむ習慣を身につけましょう。

食材と栄養のこと

副菜には根菜類をプラスしていきましょう

繊維が多く食べられなかったれんこんやごぼうなどの根菜類。退院後3カ月過ぎたあたりから、少しずつ無理なくおいしく食べましょう。最初は少量ずつ、だんだんと食べる量を増やしていきましょう。

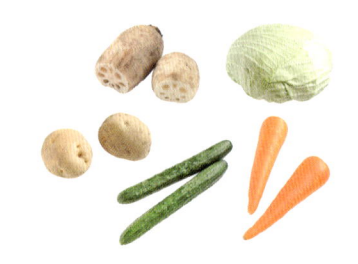

食材でアレンジ

お好みでツナ缶やじゃこを加えても

消化のいいじゃがいもとにんじんのきんぴら風。お好みで、ツナやじゃこを加えても。青じその代わりに、万能ねぎの小口切りを散らすのもおすすめ。

172

退院3カ月後〜

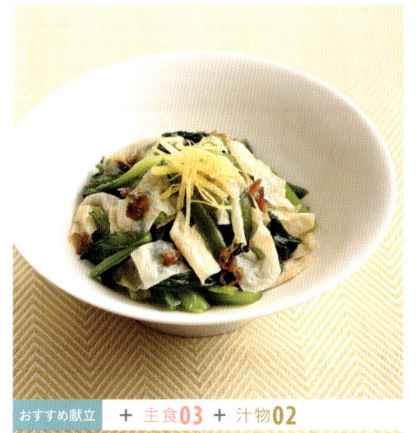

副菜 和風

副菜 02 小松菜とゆばのおひたし

1人分 146 kcal / 塩分 0.9 g

| 症状 | ダンピング | 体重減少 | 骨粗しょう症 | | 栄養 | たんぱく質 | βカロテン | ビタミンC | カルシウム |

材料：1人分
- 小松菜 ¼束
- ゆば（乾燥） 20g
- かつお節 3g
- しょうゆ・みりん 各小さじ1
- ゆずの皮 適量

作り方
1. 小松菜はゆでてざく切りにする。
2. ゆばはゆで、湯をきって食べやすい大きさに切り、①と合わせる。
3. ②にかつお節、しょうゆ、みりんを混ぜ合わせ、器に盛る。
4. お好みでゆずの皮を天盛りにする。

食材でアレンジ
小松菜の代わりに水菜、春菊を

α-リノレン酸が含まれているゆばは、青菜との相性がいいので、いろいろと組み合わせてみましょう。水菜や春菊をゆでて一緒にあえて。ポン酢しょうゆであえてもおいしい。

おすすめ献立 ＋ 主食03 ＋ 汁物02

副菜 03 ししとうの串焼き

1人分 28 kcal / 塩分 0.2 g

| 症状 | ダンピング | 味覚 | | 栄養 | βカロテン | ビタミンC | カプサイシン |

材料：1人分
- しし唐辛子 4本
- A
  - みそ 小さじ½
  - みりん 小さじ1
  - しょうゆ 数滴
  - にんにく（みじん切り） 小さじ⅓
  - 七味唐辛子 少々

作り方
1. しし唐辛子は竹ぐし2本で安定するように刺す。
2. ボウルにAを混ぜ合わせ、①の片面に塗る。
3. ②をオーブントースターでこんがり焼きあげる。

食材でアレンジ
一緒に鶏ささみ肉を串に刺しても

しし唐辛子だけの串焼きもいいけれど、間に鶏ささみ肉などを一緒にさして、ボリュームアップ。にんにくみそ以外にも、柚子こしょうを塗って食べるのもおすすめ。

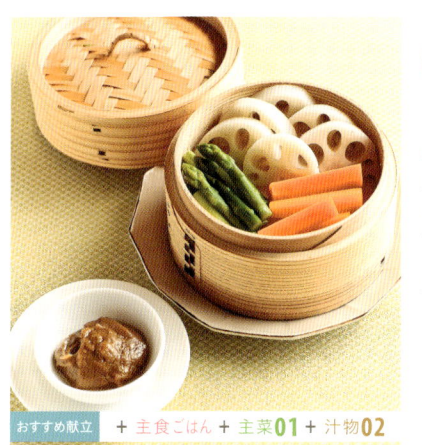

おすすめ献立 ＋ 主食12 ＋ 主菜11

副菜 04 蒸し温野菜

1人分 152 kcal / 塩分 1.3 g

| 症状 | 胸やけ | ダンピング | 下痢 | | 栄養 | βカロテン | ビタミンB₂ | ビタミンC | カルシウム |

材料：1人分
- れんこん 小½節
- にんじん ¼本
- グリーンアスパラガス 2本
- A
  - 白練りごま 大さじ1
  - ポン酢しょうゆ 小さじ2
  - 塩 少々

作り方
1. れんこんは1cm厚さの半月切り、にんじんは棒状に切る。アスパラガスは根元のかたい部分を切り、皮をむいて半分に切る。
2. ①を耐熱皿に並べ、蒸気が上がった蒸し器で野菜がやわらかくなるまで蒸す。
3. Aを混ぜ合わせたたれでいただく。

食材でアレンジ
いろいろな野菜を蒸していただきましょう

少しずつ、繊維のあるものも取り入れて。れんこんは薄めの輪切りにして、食べやすくなる工夫を忘れずに。他にもブロッコリー、じゃがいも、里いもなどもおすすめ。

おすすめ献立 ＋ 主食ごはん ＋ 主菜01 ＋ 汁物02

洋風のレシピ

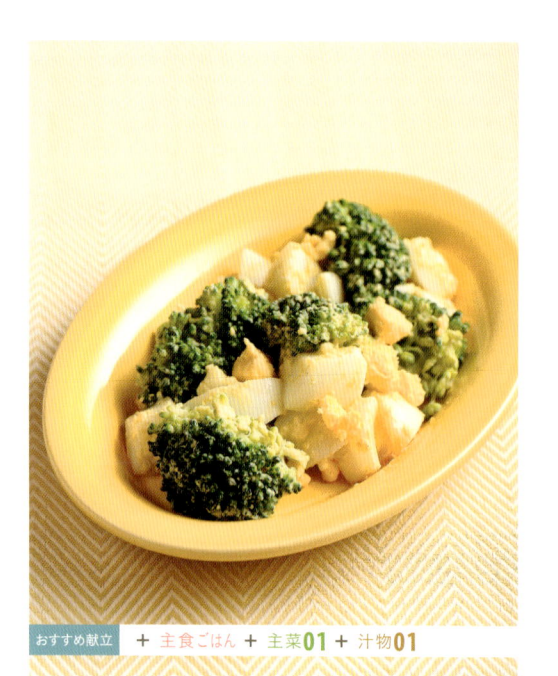

おすすめ献立 + 主食ごはん + 主菜01 + 汁物01

副菜 06 ブロッコリーと卵のマヨサラダ

1人分 141 kcal　塩分 1.1 g

症状: ダンピング・貧血
栄養: たんぱく質・βカロテン・ビタミンC

材料：1人分
ブロッコリー 4房
ゆで卵 1個
A ┌ 顆粒コンソメスープの素 小さじ1/3
　 └ マヨネーズ 小さじ1
塩・こしょう 各少々

作り方
① ブロッコリーは塩ゆでにしてザルにあげておく。
② ゆで卵はざく切りにする。
③ 🎵 ボウルに❶、❷、Aを加えてよく混ぜ合わせ、塩、こしょうで味をととのえる。

食材でアレンジ
ゆでえびを刻んで加えればボリュームアップ！

マヨネーズも少量ならOK。胃に負担をかけません。ゆでじゃがいもの角切りと、ゆでえびを刻んで加えれば、ボリュームアップ。

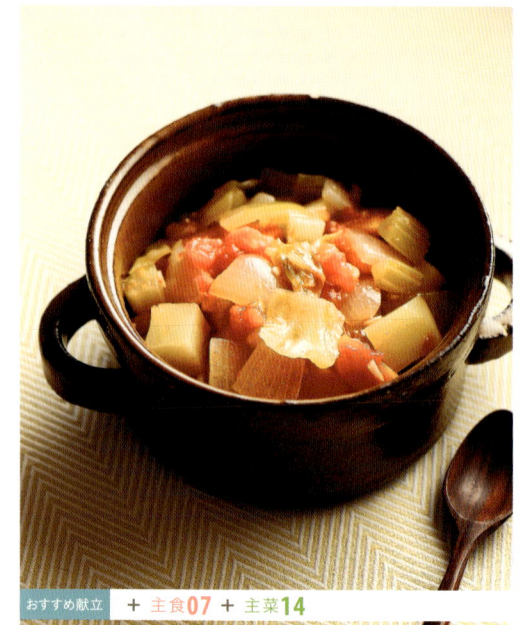

おすすめ献立 + 主食07 + 主菜14

副菜 05 ラタトゥイユ

1人分 158 kcal　塩分 2.6 g

症状: ダンピング・下痢
栄養: βカロテン・ビタミンB2・ビタミンC

材料：1人分
トマト 中1個
玉ねぎ 中1/2個
キャベツ 1/2枚
セロリ 1/4本
じゃがいも 中1/4個
にんじん 中1/4本
オリーブオイル 小さじ1/2
にんにく（みじん切り） 1/2片分
塩 小さじ1/3
A ┌ 白ワイン 大さじ2
　 ├ ローリエ 1枚
　 └ 顆粒コンソメスープの素 小さじ1/2
塩・こしょう 各少々

作り方
① トマトは湯むきをしてざく切りにする。
② 玉ねぎ、キャベツは角切り、セロリは薄切り、じゃがいもはサイコロに、にんじんは半月切りにする。
③ 🎵 鍋にオリーブオイルとにんにくを入れて香りを出し、❷、❶を加えて塩をふり、炒め合わせる。
④ ❸にAを加えて煮込み、塩、こしょうで味をととのえる。

食材でアレンジ
鶏ハムをプラスしても

ベーコンは使わず、野菜だけのうまみでおいしいラタトゥイユ。まとめて作っておきましょう。ベーコンの代わりに鶏ハム（P99）などを刻んでプラスしても。

退院3カ月後〜

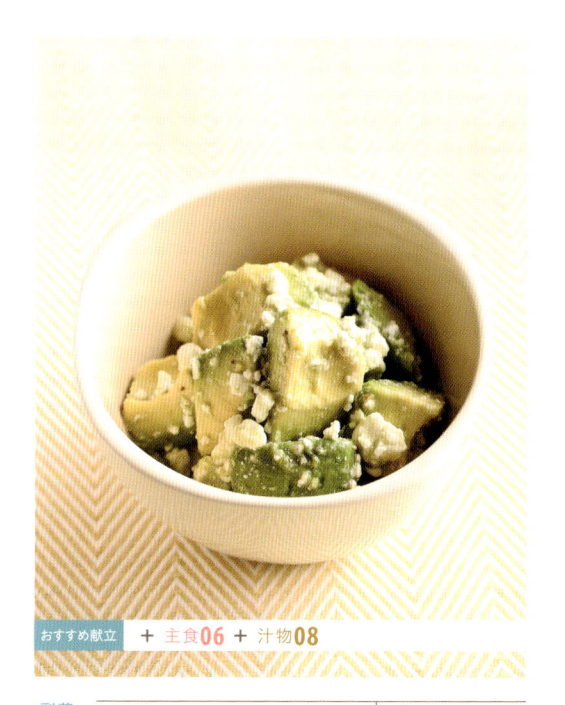

副菜 洋風

05
06
07
08

おすすめ献立 ＋ 主食06 ＋ 汁物08

| 副菜 08 | カッテージチーズと アボカドのサラダ | 1人分 | 173 kcal 塩分 1.2 g |

症状：ダンピング・骨粗しょう症
栄養：たんぱく質・ビタミンE・カルシウム

材料：1人分
アボカド ½個
カッテージチーズ 大さじ1
レモン果汁 小さじ½
ノンオイルしょうゆドレッシング 適量

作り方
❶ アボカドは皮と種を取り除き、角切りにする。
❷ 🥣ボウルにカッテージチーズ、❶、レモン果汁を入れて混ぜ合わせる。
❸ ❶にノンオイルしょうゆドレッシングを加えて混ぜ合わせ、器に盛る。

調味でアレンジ
ポン酢しょうゆと ごま油であえても おいしい
ノンオイルドレッシングをかけてあえる他に、ポン酢しょうゆ＋ごま油であえたり、しょうゆをそのままかけて食べてもおいしい組み合わせ。

おすすめ献立 ＋ 主食02 ＋ 汁物07

| 副菜 07 | きゅうりのパセリマリネ | 1人分 | 27 kcal 塩分 0.3 g |

症状：胸やけ・ダンピング
栄養：βカロテン・ビタミンC・カリウム

材料：1人分
きゅうり ½本
パセリ 2房
オリーブオイル 小さじ½
レモン汁 小さじ⅓
塩・こしょう 各少々

作り方
❶ きゅうりは薄い輪切りにする。
❷ パセリはみじん切りにする。
❸ 🥣ボウルに❶、❷、オリーブオイル、レモン汁を加えて塩、こしょうで味をととのえる。

食材でアレンジ
お好みで 玉ねぎ薄切りや プチトマトを添えても。
きゅうりは薄い輪切りにして、食べやすく。お好みで玉ねぎの薄切りを塩もみして流水で洗い、よく搾って加えても。プチトマトを添えれば彩りアップ。

175

中華風のレシピ

おすすめ献立 ＋ 主食ごはん ＋ 主菜18 ＋ 汁物09

副菜 10 キャベツの中華サラダ

1人分 35 kcal　塩分 1.6 g

症状 胸やけ　味覚
栄養 ビタミンC　ビタミンU

材料：1人分
キャベツ 1枚
塩・こしょう 各少々
A ┌ 長ねぎ（みじん切り）小さじ1
　├ しょうが（みじん切り）小さじ½
　├ 酢 大さじ1
　├ しょうゆ 小さじ1
　├ 顆粒鶏ガラスープの素 小さじ⅓
　└ ごま油 小さじ⅓

作り方
❶ キャベツはせん切りにして器に盛る。
❷ ボウルにAを混ぜ合わせ、塩、こしょうで味をととのえ、❶にかける。

食材でアレンジ
中華ドレッシングは作り置きして
長ねぎやしょうがのみじん切りがピリッとおいしい中華ドレッシングはまとめて作っておくと便利。キャベツのせん切りに、豆腐の角切りを添えて、豆腐サラダにしてもOK。

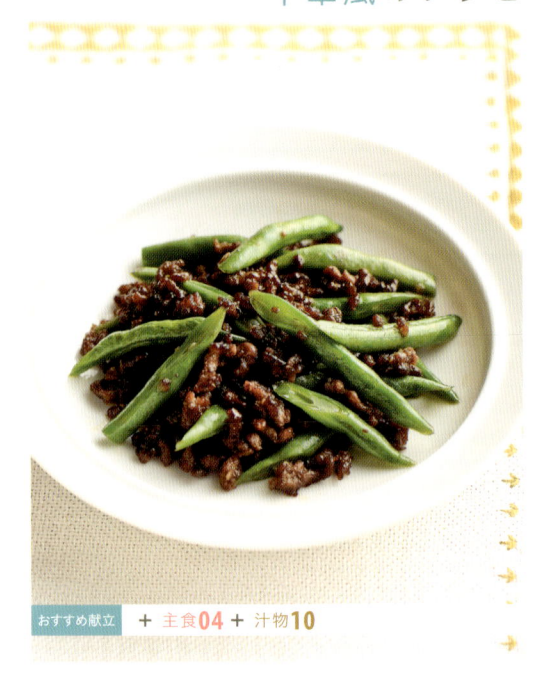

おすすめ献立 ＋ 主食04 ＋ 汁物10

副菜 09 いんげんとひき肉のオイスター炒め

1人分 220 kcal　塩分 1.4 g

症状 ダンピング　味覚
栄養 たんぱく質　βカロテン　ビタミンB₂

材料：1人分
ごま油 小さじ½
しょうが（みじん切り）½片分
牛赤身ひき肉 80g
さやいんげん 4本
A ┌ オイスターソース 小さじ1
　├ しょうゆ・はちみつ 各小さじ⅓
　└ 塩・こしょう 各少々

作り方
❶ フライパンにごま油を温め、しょうが、ひき肉をポロポロに炒める。
❷ ❶にさっとゆでて斜め切りにしたいんげんを加えて炒め合わせる。
❸ Aで味をととのえる。

調味でアレンジ
オイスターソースの代わりにトマトケチャップでも！
いんげんとひき肉炒めは、調味料でいろいろな味に変わる副菜。レシピのようにオイスターソース味なら中華風、トマトケチャップ味なら洋風、しょうゆ味なら和風といろいろアレンジできます。

退院3カ月後〜

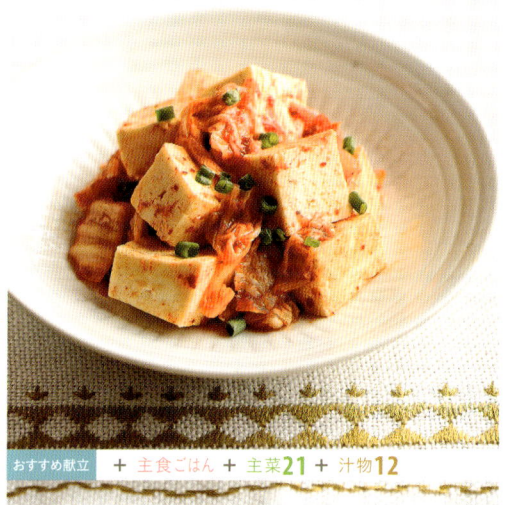

副菜 中華風

おすすめ献立 ＋ 主食ごはん ＋ 主菜21 ＋ 汁物12

副菜 12 豆腐のキムチあえ

1人分 98 kcal 塩分 3.2g

症状：ダンピング／味覚
栄養：たんぱく質／ビタミンC／カルシウム

材料：1人分
- 木綿豆腐 1/4丁
- ごま油 小さじ1/2
- 塩 小さじ1/3
- 白菜キムチ 50g
- しょうゆ 数滴
- 顆粒鶏ガラスープの素 小さじ1/3
- 万能ねぎ（小口切り） 適量

作り方
1. 木綿豆腐は水けをきって1cm角に切る。
2. ①にごま油、塩をからめておく。
3. 白菜キムチをざく切りにして②に加え、しょうゆ、顆粒鶏ガラスープの素であえて器に盛る。
4. お好みで万能ねぎを散らす。

食材でアレンジ
ゆで豚や納豆を加えてボリュームアップ！
キムチは赤唐辛子の辛みがあり、赤い色をしているので食欲増進の効果が期待できます。やわらかくゆでた豚肉や納豆を一緒にあえてもおいしい。

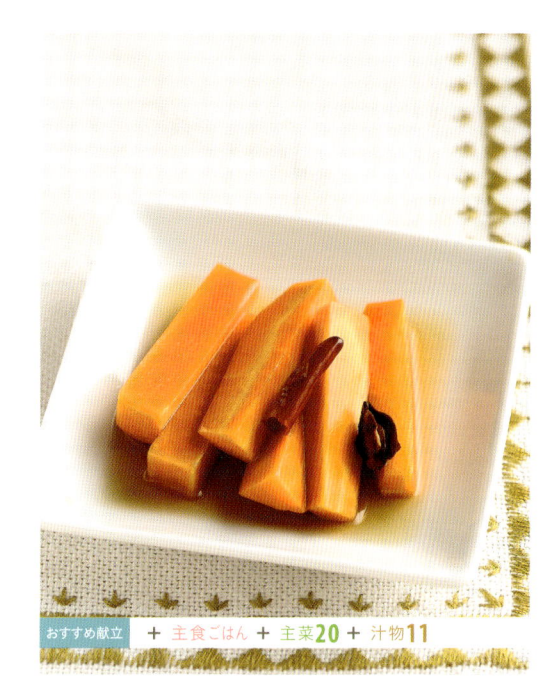

おすすめ献立 ＋ 主食ごはん ＋ 主菜20 ＋ 汁物11

副菜 11 にんじんの酢漬け

1人分 40 kcal 塩分 1.7g

症状：胸やけ／ダンピング
栄養：βカロテン／ビタミンC

材料：1人分
- にんじん 1/2本
- A
  - 酢 大さじ2
  - 赤唐辛子（ヘタと種を取る） 1本
  - はちみつ 小さじ1
  - 塩 小さじ1/2
  - しょうゆ 小さじ1
  - スターアニス（八角） 1片

作り方
1. にんじんは1cm角の棒状に切る。
2. Aに①を漬けて一晩おく。

食材でアレンジ
ごま油、塩各少々に少量つけてもおいしい！
切ってつけておくだけの酢漬けは、カンタンでおいしいのでおすすめ。八角を加えることで、ちょっと中華風に。にんじんの他に大根、きゅうりなどをプラスしても。

退院して3カ月からの

間食

~ 胃にやさしい
間食・デザート ~

3カ月以降になると、3回食に徐々に戻っていきますが、体調などに合わせて間食をとりながら、少しずつ戻していきましょう。

食材と栄養のこと

**食材と栄養のこと
栄養価の高いバナナやチーズなどをおやつに取り入れて**

退院して3カ月が過ぎると、だんだん普通食に戻っていきますが、ここで忘れてはならないのが、体重減少のこと。このころ食べる間食は、栄養価が高い食材を使うことが大切なポイントになります。

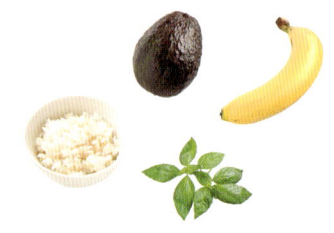

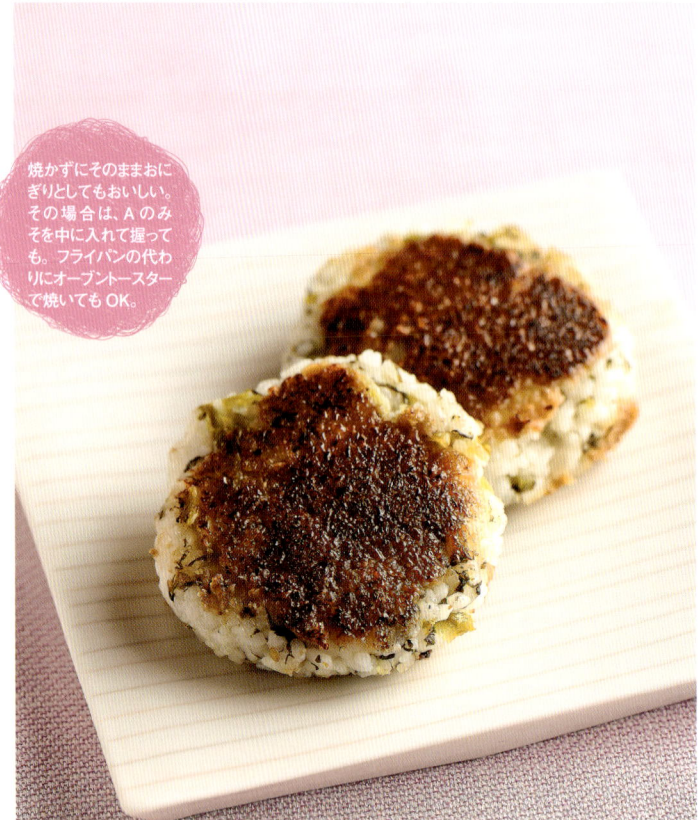

焼かずにそのままおにぎりとしてもおいしい。その場合は、Aのみそを中に入れて握っても。フライパンの代わりにオーブントースターで焼いてもOK。

間食 01　お焼き風高菜飯

1人分 384 kcal / 塩分 2.0 g

症状：胸やけ・体重減少
栄養：炭水化物・βカロテン・カルシウム

材料：1人分
ごはん 茶碗1杯分
市販の高菜漬け 20g
サラダ油 数滴
A ┌ 白すりごま 大さじ1
　│ みそ・はちみつ 小さじ1
　└ しょうゆ 小さじ1/2

作り方
❶ 高菜漬けは細かく刻んで、サラダ油を熱したフライパンでさっと炒めておく。
❷ ボウルにAをよく混ぜ合わせる。
❸ ごはんに❶を丸く平らに包み、両面に❷の合わせみそを塗る。
❹ ❷の空いたフライパンで❸を両面こんがり焼きあげる。

食材でアレンジ

ツナ缶や野沢菜もおすすめ

野沢菜を混ぜたり、ツナ缶と卵を混ぜてみそを塗って焼くのもおすすめ。焼き加減はお好みで。

178

退院3カ月後〜

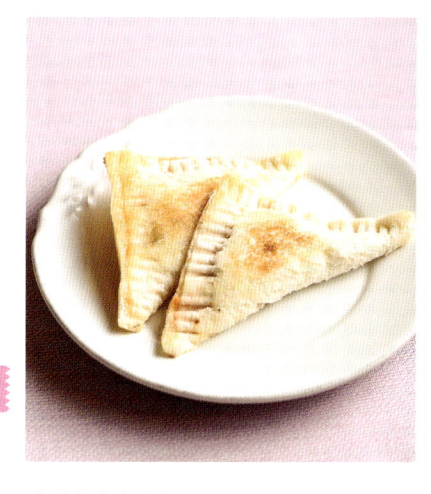

間食

02 パンでカルツォーネ

1人分 100 kcal　塩分 0.5 g

| 症状 | ダンピング | 骨粗しょう症 | 体重減少 | 栄養 | たんぱく質 | ビタミンB₂ | ビタミンC | カルシウム |

材料：1人分
- サンドイッチ用パン 1枚
- ピザ用ソース 大さじ1
- ミックスチーズ 小さじ2
- 牛乳 少々
- オリーブオイル 小さじ½

作り方
❶ サンドイッチ用パンにピザ用ソースを塗り、ミックスチーズをのせる。
❷ ♪❶のパンの縁を牛乳少々で湿らせて三角に包み、端をフォークの先端などでギュッと押し止める。
❸ フライパンにオリーブオイルを熱して❷を両面こんがり焼きあげる。

食材でアレンジ
バジルなどのハーブや鶏ハムをはさんでアレンジ豊富！
サンドイッチ用のパンをピザ生地に見立てて、具を包んで焼くだけ。ピザ用ソースとチーズに、鶏ハムをはさんだり、バジルをふるなどしてアレンジを楽しんで！

---

03 バナナマフィン

1人分 285 kcal　塩分 0.7 g

| 症状 | 味覚 | 体重減少 | 栄養 | 炭水化物 | ビタミンB₂ | ビタミンC | 食物繊維 |

材料：直径4.5cmのマフィン型4個分
- バナナ 1本
- バター 30g
- 砂糖 大さじ1
- 卵 ½個
- ホットケーキミックス 50g
- シナモンパウダー 小さじ1

作り方
❶ バナナの半分はすりつぶし、残りは輪切りにする。
❷ ♪ボウルに室温に戻したバター、砂糖を入れて泡だて器で白っぽくなるまでよく混ぜる。溶き卵を少しずつ加えてなめらかに混ぜ合わせる。
❸ ❷にすりつぶした❶のバナナ、ホットケーキミックス小さじ1を加えてよく混ぜ合わせる。
❹ ❸に残りのホットケーキミックス、シナモンパウダーを加えてゴムベラなどでさっくり混ぜ合わせ、マフィン型に流し入れる。
❺ 輪切りバナナを散らし、180℃に熱したオーブンで15分ほど焼きあげる。

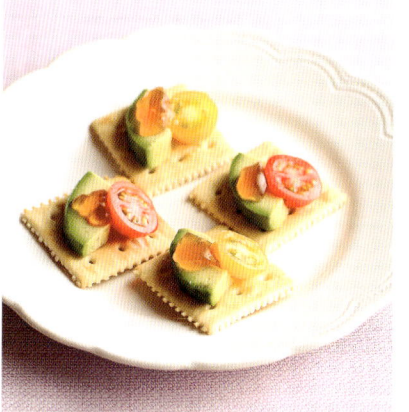

---

04 アボカドカナッペ

1人分 141 kcal　塩分 1.0 g

| 症状 | 胸やけ | ダンピング | 体重減少 | 栄養 | 炭水化物 | βカロテン | ビタミンC | ビタミンE |

材料：1人分
- アボカド ¼個
- レモン汁 適量
- プチトマト(赤・黄) 各1個
- クラッカー 4枚
- 市販のジュレ状ポン酢 適量

作り方
❶ アボカドは種と皮を取り除き、4等分にしてレモン汁をふる。プチトマトは輪切りにする。
❷ ♪クラッカーに❶をのせ、ジュレ状ポン酢をかける。

食材でアレンジ
お好みでトマトやバジルや青じそを加えて。
ポン酢ジュレは、クラッカーをしっとりと食べやすくしてくれます。トマトの他に、カッテージチーズをのせ、はちみつをかけてデザート風にしてもおいしい。

179

間食 05 焼きバナナ

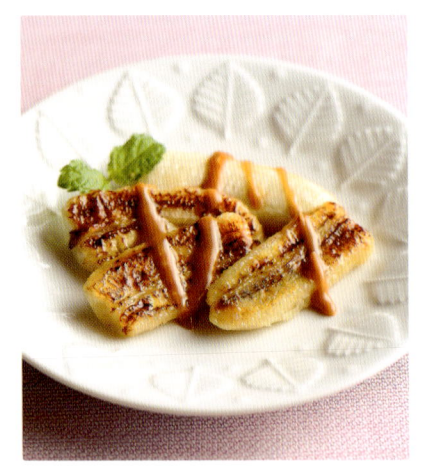

1人分 231 kcal
塩分 0.0 g

症状：胸やけ｜ダンピング｜味覚
栄養：炭水化物｜ビタミンB₁｜ビタミンB₂｜食物繊維

材料：1人分
バナナ 1本
バター 小さじ½
キャラメル 5粒
生クリーム 大さじ1
ミントの葉 1枚

作り方
① バナナは皮をむいて縦半分に切る。
② フライパンにバターを溶かし、①をじっくり焼く。
③ 耐熱ボウルにキャラメルを入れて湯せんで溶かし、生クリームを加えてなめらかに混ぜ合わせる。
④ ①を器に盛り、③をかける。お好みでミントの葉など添えてください。

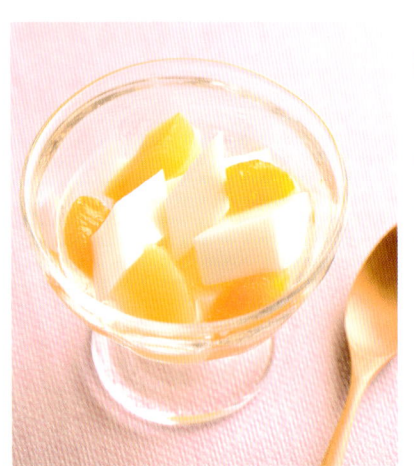

間食 06 フルーツたっぷり杏仁豆腐

1人分 83 kcal
塩分 0.1 g

症状：胸やけ｜ダンピング｜骨粗しょう症
栄養：炭水化物｜たんぱく質｜ビタミンC｜カルシウム

材料：2人分
水 1カップ
粉寒天 2g
砂糖 大さじ2
牛乳 ½カップ
アーモンドエッセンス 数滴
フルーツミックス缶 1缶

作り方
① 鍋に水、粉寒天をふり入れて強火にかけて煮たたせる。弱火にして砂糖を加えて溶かし、牛乳を加えてさっと混ぜて火を止める。
② ①にアーモンドエッセンスを加えて水でぬらした型に流し入れ冷蔵庫で冷やし固める。
③ ②を型からはずしてお好みの大きさに切り分け、シロップごとのフルーツミックス缶を混ぜ合わせる。

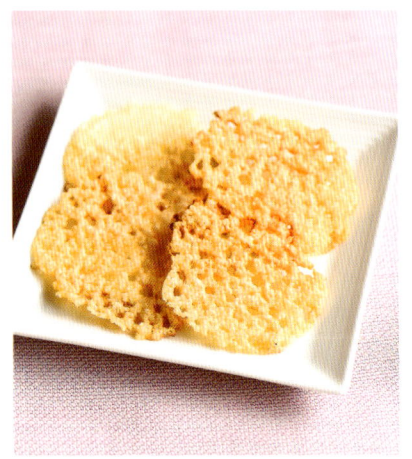

間食 07 パリパリチーズ

1人分 57 kcal
塩分 0.5 g

症状：ダンピング｜骨粗しょう症｜体重減少
栄養：たんぱく質｜βカロテン｜ビタミンB₂｜ビタミンC｜カルシウム

材料：1人分
パルメザンチーズ（粉チーズ） 大さじ2
水 小さじ2

作り方
① ボウルにパルメザンチーズ（粉チーズ）と水をよく混ぜ合わせる。
② フライパンにオーブンシートを敷き、①をひと口大の円形に薄く広げる。
③ 中火で水分を飛ばしながらパリパリに焼きあげる。

退院3カ月〜

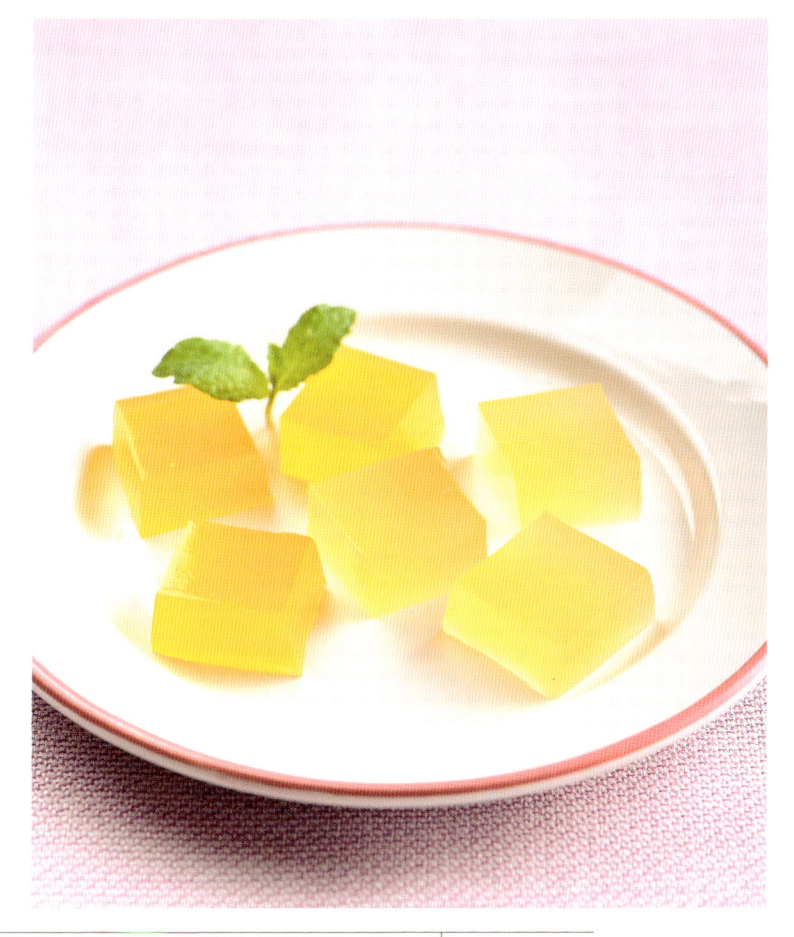

間食

間食 08 手作りグミ

1人分 90 kcal
塩分 0.0g

症状：胸やけ／ダンピング
栄養：たんぱく質／ビタミンB1／ビタミンC

材料：約15個分
ジュース（オレンジまたはグレープなど）
　½カップ
レモン汁　大さじ1
はちみつ　大さじ3
粉ゼラチン　大さじ1

作り方
❶ 鍋にジュース、レモン汁、はちみつをひと煮たちさせ、火を止めて熱いうちに粉ゼラチンをふり入れてよく溶かす。
❷ バットなどの平らな容器にオーブン用ペーパーを敷き、❶を流し入れて冷蔵庫で冷やし固める。
❸ ペーパーをはがし、包丁で切り分けるか、お好みの型で抜く。

食材でアレンジ
果汁のジュース以外にジャムを使っても

果汁のジュース以外に、家に余っているジャムを使って、ゼラチンと水を加えて作ればカンタン！作り置きしておけば、保存もきくので便利です。

会社のランチ時、お弁当、外食のポイント
column

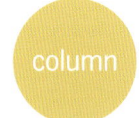

退院して回復した後、会社に復帰してから気になるのが、ランチ時の食事のこと。どんなものを選んだらいいのか、覚えておくといいでしょう。

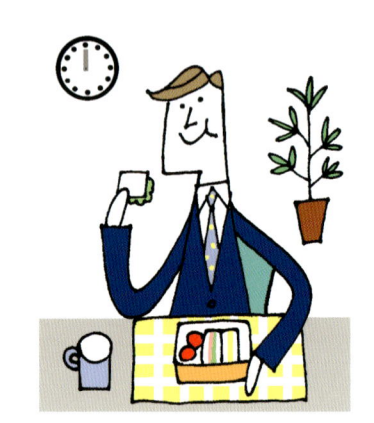

消化のよいおかずを選び、よくかんで食べる

退院後1回目の定期検診で問題がなければ、仕事復帰も可能です。そして、仕事復帰してから、気になるのが食事のこと。なるべく消化のよいおかずを選んでお弁当を持参しましょう。体調に合わせてやわらかめのごはんで握ったおにぎりや、やわらかい食パンで作ったサンドイッチなどをメインに、おかずは白身魚や鶏ささみのおかず、野菜の副菜もバランスよく詰め合わせましょう。

きちんと食材を選び、腹8分目を守れば、外食もOK！

毎日のお弁当が大変なときは、選び方をきちんとさえすれば、お惣菜屋さんや、外食も問題なし！ポイントは、家での食事と同様によくかみ、消化のよい料理や食品を選ぶこと。そして、最後までキレイに食べたいと思っても、ちょっと待って。食べ過ぎは後遺症を引き起こす原因に。腹8分目で抑えておきましょう。忙しくて食事の時間が不規則になりそうなときは、間食を常備して仕事の合間に食べられるようにしておきましょう。

---

column

コンビニスイーツは食べてもいい？

職場復帰をしてからは、手作りの間食を持ち込むことも難しくなります。そんなとき便利なのがコンビニスイーツ。生クリームを使ったロールケーキやプリン、ヨーグルトなど、品揃えも豊富だから、上手に利用しましょう。

会社のランチ時、お弁当、外食のポイント

お弁当の場合

一番安心でおいしいのは手作りのお弁当。忙しいときはお弁当屋でもOK。
どんな料理が適切なのか、覚えておきましょう。

家で作るなら

なるべく消化のよい食べ物を選んで、おいしいお弁当作りを。

**やわらかいパンを使った
サンドイッチやうどん、
パスタを入れたお弁当もおすすめ**

メインはごはんに焼き魚と煮物など和風のお弁当や、やわらかいパンを使ったサンドイッチやうどん、パスタなどがおすすめ。繊維の少ない野菜を組み合わせたり、消化のいい食材を組み合わせて1品作ってみましょう。一緒に詰め合わせるなら、湯むきしたトマトや、やわらかいサラダ菜、ポテトサラダなどの消化のよいものを。

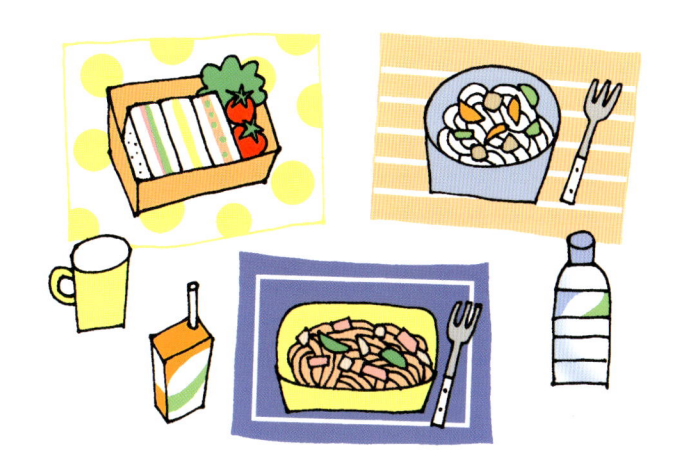

お弁当屋で選ぶなら

お弁当屋で選ぶなら、繊維の多い野菜や脂身の多い肉、消化の悪い魚介類などを避けて選びましょう。

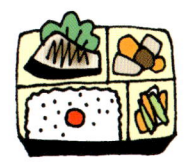

**和風の焼き魚弁当が
おすすめ**

一番のおすすめは、さばやほっけ、鮭などの塩焼きや煮魚のお弁当を選びましょう。退院後3カ月以降であれば、根菜の煮物もよく噛んで食べてもOKです。

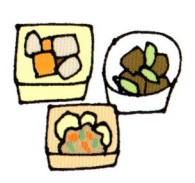

**豆腐の煮物などの
お惣菜を何品か**

お弁当ではなく、好きなお惣菜を選べるお弁当屋さんなら、なるべく消化のよい豆腐の煮物や卵料理、グラタンなどもおすすめです。おにぎりなどを添えて。

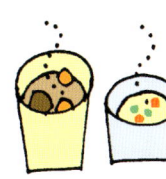

**豚汁など、
あたたかい汁ものを**

お惣菜だけだと物足りないときは、豚汁やカップみそ汁がおすすめ。気をつけるのは、わかめやごぼうなどはなるべく避けること。コーンポタージュなどはおすすめです。

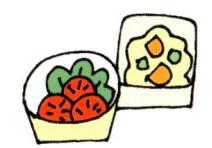

**ポテトサラダや
トマトのサラダなど
消化のよいものを**

野菜も積極的に取り入れたいですが、取り入れるならトマトサラダやポテトサラダがおすすめ。他にもコールスローサラダも食べやすいのでおすすめ。

そば・うどん屋の場合

オススメメニュー

消化のよいメニューといえば、うどんとそば。
最初は温かくやわらかく煮込んだものがおすすめ。

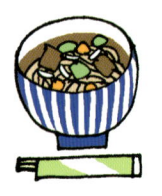

煮込みうどん

消化がよくて栄養満点の煮込みうどんは、胃の切除後もおすすめメニュー。ときどき入っているお餅や天ぷらは、なるべく避けましょう。

卵とじうどん・そば

かけうどんやそばもいいですが、栄養を取り入れるために、卵とじうどん、そばがおすすめ。卵は消化もよいので、胃にもたれず、おいしく食べられます。

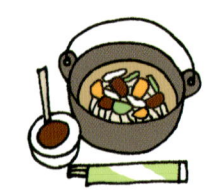

野菜のあんかけうどん・ほうとう

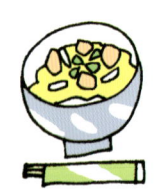

どうしても、野菜不足になりがちなうどんとそば。野菜たっぷりのあんかけうどんやかぼちゃやにんじん、大根をじっくり煮込んだほうとうなら、栄養バランスも◎。

親子丼など

そば・うどん屋にある丼ものの中でおすすめなのが、鶏肉と玉ねぎを煮込み、卵でとじた親子丼。ボリュームがあるので、食べ過ぎに注意しましょう。

ファミレスの場合

オススメメニュー

メニューが多彩で和・洋・中とバラエティに富んだファミレスで賢く選んで食べましょう。

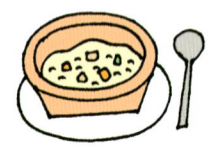

雑炊、中華粥、リゾットなど

ファミレスには、うまみたっぷりの雑炊や中華粥、リゾットなど、お米をやわらかく煮込んだメニューを選びましょう。

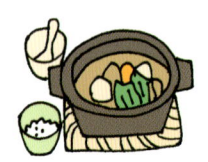

豆乳なべなどの鍋料理

秋〜冬にかけては、単品の鍋料理も選べます。胃にやさしい豆乳鍋やちゃんこ鍋、寄せ鍋などをセレクトして。退院して3カ月以降なら、キムチ鍋もおすすめです。

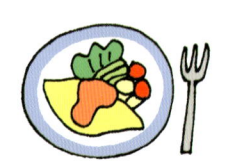

オムレツ・ドリアなど

見た目はこってりしていますが、ふわふわの卵料理のオムレツ、ごはんの上にホワイトソースをかけて焼いたドリアは実は消化のよい料理。

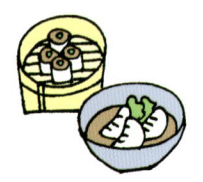

シューマイや水餃子など

つるんと食べやすいシューマイや水餃子を選ぶのもいいでしょう。冷めると皮がかたくなるので、あたたかいうちにいただきましょう。

会社のランチ時、お弁当、外食のポイント

定食屋の場合

オススメメニュー

一汁二菜をバランスよく食べられるのが魅力。
消化のよい豆腐や魚の定食を中心に選んで。

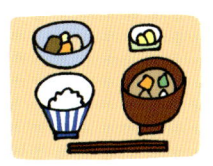

豚汁や けんちん汁定食

汁物をメインにした定食もおすすめです。豚汁やけんちん汁などの汁物をたっぷりと、小鉢とごはんは胃にやさしい組み合わせ。

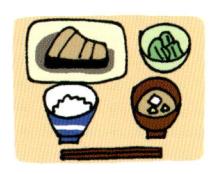

煮魚・焼き魚定食

煮魚はやわらかくて食べやすいメニュー。ほうれん草のおひたしと煮物、みそ汁でやさしい味わいの定食がおすすめです。煮魚の代わりに焼き魚でもOK。

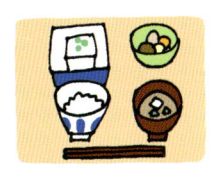

豆腐がメインの定食

胃にやさしいたんぱく質の豆腐。夏は冷奴、冬は湯豆腐や肉豆腐がメインの定食で。豆腐ステーキやチャンプルーなどの定食も味にメリハリがあって食欲アップ！

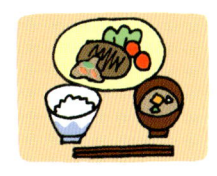

豆腐ハンバーグ、 あんかけごはんなど

ハンバーグも和風の豆腐ハンバーグなら、胃に負担をかけず、おいしく食べられます。また、ごはん料理でも、あんかけ丼を選ぶとのどごしがいいので食べやすいのでおすすめ。

コンビニの場合

気をつけたいメニュー

コンビニは、一番気軽に買い物ができる場所。
けれども、味が濃く塩分のとりすぎや保存料の問題により、
あまりおすすめできません。

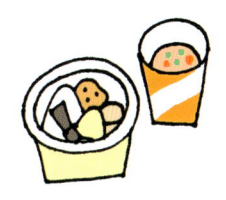

おでんやスープ類

胃にやさしい料理といえば、あたたかいおでん。こんにゃくは避けて、大根や卵、がんもどきなどを選んで食べましょう。温かい即席スープもランチにピッタリ。一度冷めたら容器に移して電子レンジで加熱を。

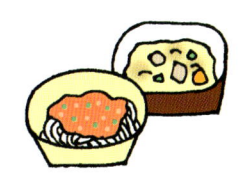

パスタや グラタンなど

パスタのペペロンチーノなどの赤唐辛子は、食欲増進効果があるので食べてもOK。容器を電子レンジで温めると環境ホルモンがたくさん出るので容器に移して加熱して。

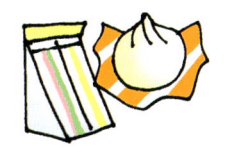

サンドイッチ、 肉まんなど

手軽に食べられて間食にもおすすめなのが、サンドイッチや肉まん。サンドイッチはカツサンドなどは避け、卵サラダサンドなどを選びましょう。なるべく保存料を含まないものを選びましょう。

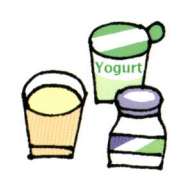

プリン、ヨーグルトなどの 間食も選んで

コンビニはスイーツの宝庫。なかでも、プリンやヨーグルトなどは種類も豊富なので、毎日の間食に買ってみましょう。他にフルーツゼリーやロールケーキもおすすめ。

材料別料理さくいん

豆乳茶碗蒸し……………………96
はんぺんのチーズピカタ………102
はんぺんのツナ田楽……………103
おろしそば………………………153
ほうとう風汁……………………154
削り節 おかゆ梅＆おかかじょうゆ……78
ブロッコリーとカッテージチーズのあえもの…112
小松菜とゆばのおひたし………173
とろろ昆布 五色納豆丼………147
のり・のりの佃煮
手作りでんぶの混ぜ寿司…………60
味玉の和風パスタ…………………62
五色納豆丼………………………147
和風トースト……………………150

野菜類

青じそ
白身魚の薬味和風ソースかけ……57
長いものステーキ…………………60
味玉の和風パスタ…………………62
蒸し鶏とトマト酢がけ……………64
おかゆの温泉卵のせ………………79
薬味おぼろ豆腐……………………96
豆腐の梅衣あえ……………………97
豚しゃぶのおろし………………101
レバーペーストであんきも風…101
蒸しかぶら………………………105
あじの混ぜ寿司…………………143
かつお水煮缶と湯葉のあえもの…145
じゃがいもとにんじんのさっと炒め…172
アボカド
カッテージチーズとアボカドのサラダ…175
アボカドカナッペ………………179
貝割れ大根 白身魚のおろし煮…92
おろしそば………………………153
かぶ かぶのコンソメ煮………104
蒸しかぶら………………………105
かぼちゃ かぼちゃのポタージュ…86
ほうとう風汁……………………154
カリフラワー カリフラワーディップ…112
キャベツ ツナロールキャベツ…61
バンバンジー風サラダ……………64
やさしいミネストローネ…………77
ソースお焼き………………………81
焼きうどん…………………………83
豆腐とキャベツのミルクシチュー…89
キャベツと鶏ひき肉の中華炒め煮…107
キャベツとにんじんのコールスロー…107
ヘルシーとんかつ風……………160
回鍋肉……………………………169
ヘルシー水餃子…………………170
ラタトゥイユ……………………174
キャベツの中華サラダ…………176
きゅうり 北京ダック風トースト…58
ツナディップ………………………61
ガスパチョ………………………108
まぐろ缶のタルタルステーキ風…145
ポテトサラダのせオープンサンド…150

魚貝類

あさり ボンゴレパスタ………152
あさりのお吸い物………………155
たらとあさりのトマト煮………165
あじ あじの混ぜ寿司…………143
いわし いわしのつみれ汁……142
いわしのバジルソテー…………167
えび・干しえび
本格派の中華チャーハン………148
五目スープ………………………159
かつお（缶）
かつお水煮缶と湯葉のあえもの…145
かに（缶）
白菜とかに、春雨の中華スープ…159
かれい かれいのしぐれ煮……65
魚介ミックス 魚介ちらし寿司…147
鮭 クリームチーズと鮭フレークのサンド…81
鮭のにんにくじょうゆソテー…144
鮭の塩麹汁………………………155
サーモンとチーズのクリームスープ…157
鮭の南蛮炒め……………………163
さば さばのみそ煮……………142
さんま さんまのかば焼き……143
しじみ ホッと！しじみのお味噌汁…76
しらす 味玉の和風パスタ……62
白身魚・鯛・たら
白身魚の薬味和風ソースかけ……57
白身魚のでんぶ……………………60
記念日のための！鯛のあら汁……76
白身魚のおろし煮…………………92
白身魚のクリーム煮………………93
白身魚とほうれん草の洋風オムレツ風…93
白身魚と豆腐のとろみ煮…………93
白身魚と玉ねぎのレモン風味蒸し…94
白身魚のホワイトソース包み焼き…94
白身魚と豆腐のすき焼き風………94
たらのミートソース煮…………144
たらとあさりのトマト煮………165
ツナ缶 ツナディップ……………61
はんぺんのツナ田楽……………103
ぶり ぶり大根………………161
ほたて（缶）
うまみ大満足！中華がゆ…………76
まぐろ・かじきまぐろ
かじきまぐろのマリネ焼き………57
まぐろ缶のタルタルステーキ風…145
ねぎま鍋…………………………162

加工品

かまぼこ・ちくわ・なると・はんぺん・さつま揚げ
刺身かまぼこ………………………53
ソースお焼き………………………81
そうめんのらーめん風……………82
焼きうどん…………………………83
トマトとはんぺんのコンソメスープ…87
変わりワンタンスープ……………87
ちくわと卵のふんわり炒り卵……91

肉類

牛肉 ほうれん草のハヤシライス…148
ローストビーフ風………………164
ポトフ……………………………166
チンジャオロースー……………169
豚肉 肉そぼろ…………………59
とん汁………………………………86
豚ヒレ肉の香菜蒸し……………100
ヘルシーとんかつ風……………160
豚しょうが焼き…………………161
アスパラの肉巻きソテー………166
豚キムチ…………………………168
回鍋肉……………………………169
鶏肉 くず鶏の万能ソースがけ…54
蒸し鶏………………………………64
うまみ大満足！中華がゆ…………76
やわらかポトフ……………………85
ささみの中華スープ………………86
ささみのタンドリー風……………99
鶏ハム………………………………99
にんじんと鶏むね肉の煮もの…110
パプリカ&鶏のカレースープ…156
豆腐のサンラータン風…………158
鶏手羽元のお酢煮………………162
鶏むね肉のスパイスソテー……165
バンバンジー……………………171
ひき肉 鉄板焼き飯風……………56
つくね団子の薬味和風ソースがけ…57
簡単春巻き…………………………58
やさしいミルククリームシチュー…77
鶏ひき肉と塩麹のつくね汁………84
とろとろ辛くない麻婆豆腐………95
鶏ひきと豆腐ハンバーグ…………98
鶏ひきそぼろの二色丼……………99
ふろふき大根……………………105
キャベツと鶏ひき肉の中華炒め煮…107
玉ねぎと鶏ひき肉の炒り卵……109
里いもコロッケ風………………111
カリフラワーディップ…………112
特製キーマカレー………………146
れんこんのはさみ焼き…………163
ジューシーハンバーグ…………167
ヘルシー水餃子…………………170
手作り豆腐シューマイ…………171
いんげんとひき肉のオイスター炒め…176
レバー レバーペースト………63
レバーの甘露煮…………………101
レバニラ炒め……………………170

186

材料別料理さくいん

豆乳パンスープ……87
白身魚のクリーム煮……93
白身魚のホワイトソース包み焼き……94
ガスパチョ……108
トマトのチーズ焼き……108
カリフラワーディップ……112
ボンゴレパスタ……152
クリーミートマトスープ……156
鶏むね肉のスパイスソテー……165
いわしのバジルソテー……167
きゅうりのパセリマリネ……175

ピーマン・パプリカ
ベジタブルそーみんちゃんぷるー……56
アスパラとパプリカの肉そぼろ炒め……59
ガパオ風丼……59
ピーマンの味玉グリル……62
豆腐ステーキのベジタブルソース……97
パプリカ&チキンのカレースープ……156
鮭の南蛮炒め……163
チンジャオロースー……169

ブロッコリー
マカロニグラタン……55
ツナマカロニ……61
グリーンポタージュでグラタン……88
チーズフォンデュ……91
ブロッコリーとカッテージチーズのあえもの……112
ブロッコリーココット……112
ブロッコリーと卵のマヨサラダ……174

ほうれん草
ささみの中華スープ……86
グリーンポタージュでグラタン……88
白身魚とほうれん草の洋風オムレツ風……93
ほうれん草のおひたし……106
2色おにぎり……113
ほうれん草のハヤシライス……148
ほうれん草とにんじんのコンソメスープ……157
鶏手羽元のお酢煮……162

水菜・三つ葉
白身魚の薬味和風ソースかけ……57
ダブル豆乳鍋……96
豆乳茶碗蒸し……96

みょうが
白身魚の薬味和風ソースかけ……57
おろしそば……153

もやし
豚しょうが焼き……161
レバニラ炒め……170

モロヘイヤ
モロヘイヤの白あえ……106

レタス
まぐろ缶のタルタルステーキ風……145
手作り豆腐シューマイ……171
バンバンジー……171

れんこん
魚介ちらし寿司……147
れんこんのはさみ焼き……163
蒸し温野菜……173

いも類

里いも
とん汁……86
里いもコロッケ風……111
ほうとう風汁……154

じゃがいも
さっぱりマッシュポテト……53
じゃがいももち……58

手作り豆腐シューマイ……171
ラタトュイユ……174

チンゲン菜
五目スープ……159

トマト
蒸し鶏とトマト酢がけ……64
やさしいミネストローネ……77
トマトとはんぺんのコンソメスープ……87
ふんわりスクランブルエッグ……89
モッツァレラチーズとトマトのサラダボウル……90
チーズinオムレツ……91
鶏ひきと豆腐のハンバーグ……98
ガスパチョ……108
トマトの煮こごり風……108
トマトのチーズ焼き……108
クリーミートマトスープ……156
ヘルシーとんかつ風……160
豚しょうが焼き……161
たらとあさりのトマト煮……165
いわしのバジルソテー……167
バンバンジー……171
ラタトュイユ……174
アボカドカナッペ……179

ニラ
レバニラ炒め……170

にんじん
マカロニグラタン……55
ベジタブルソース……56
手作りでんぶの混ぜ寿司……60
ツナマカロニ……61
やさしいミネストローネ……77
けんちん汁……85
やわらかポトフ……85
とん汁……86
やわらかにんじんの卵とじ……89
チーズフォンデュ……91
ダブル豆乳鍋……96
キャベツとにんじんのコールスロー……107
やわらかにんじんのスライスチーズ巻き……110
にんじんのコク味あえ……110
にんじんと鶏むね肉の煮もの……110
魚介ちらし寿司……147
ポテトサラダのせオープンサンド……150
ほうとう風汁……154
ほうれん草とにんじんのコンソメスープ……157
五目スープ……159
ポトフ……166
じゃがいもとにんじんのさっと炒め……172
蒸し温野菜……173
ラタトュイユ……174
にんじんの酢漬け……177

白菜
白菜の香味漬け……107
五目スープ・白菜とかに、春雨の中華スープ……159
ヘルシー水餃子……170

バジル
モッツァレラチーズとトマトのサラダボウル……90
たらのミートソース煮……144
たらとあさりのトマト煮……165
いわしのバジルソテー……167

パセリ
ホワイトソース洋風田楽……55
スペイン風オムレツ……59
ピーマンの味玉グリル……62
オニオンスープ／やわらかポトフ……85

バンバンジー……171
きゅうりのパセリマリネ……175

グリーンアスパラガス
アスパラとパプリカの肉そぼろ炒め……59
アスパラの肉巻きソテー……166
蒸し温野菜……173

クレソン
ローストビーフ風……164

香菜
ガパオ風丼……59
豆腐のサンラータン風……158

小松菜
小松菜の中華風卵とじ……106
小松菜とゆばのおひたし……173

さやいんげん
やわらかいんげんのごまあえ……54
手作りでんぶの混ぜ寿司……60
ミニ卵丼……79
魚介ちらし寿司……147
いんげんとひき肉のオイスター炒め……176

しし唐辛子
れんこんのはさみ焼き……163
ししとうの串焼き……173

セロリ
ラタトュイユ……174

大根
刺身かまぼこ……53
けんちん汁……85
白身魚のおろし煮……92
豚しゃぶのおろし……101
レバーペーストであんきも風……101
ふろふき大根……105
おろしのとろみ汁……105
おろしそば……153
大根と油揚げのみそ汁……155
ぶり大根……161
ねぎま鍋……162

たけのこ
五目スープ……159
チンジャオロースー……169

玉ねぎ
和風オニオンソース……53
ヘルシーホワイトソース……55
ベジタブルソース……56
ツナディップ……61
レバーペースト……63
やさしいミネストローネ……77
やさしいミルククリームシチュー……77
ちぎりパンスープ……81
オニオンスープ……85
やわらかポトフ……85
グリーンポタージュでグラタン……88
白身魚と玉ねぎのレモン風味蒸し……94
鶏ひきと豆腐ハンバーグ……98
豚ヒレ肉の香味蒸し……100
玉ねぎのホイル焼き……109
玉ねぎと豆腐のうま煮……109
玉ねぎと鶏ひき肉の炒り卵……109
カリフラワーディップ……112
まぐろ缶のタルタルステーキ風……145
特製キーマカレー……146
ほうれん草のハヤシライス……148
ポテトサラダのせオープンサンド……150
鮭の塩麹汁……155
鮭の南蛮炒め……163
ポトフ……166
ジューシーハンバーグ……167

豆腐とキャベツのミルクシチュー……89	本格派の中華チャーハン……148	スペイン風オムレツ……59
チーズinオムレツ……91	クロワッサンサンド2種……149	やさしいおいしさ! じゃがいもポタージュ……77
パンケーキのどら焼き風……114	クロックマダム……151	やわらかポトフ……85
しっとりふんわりパンケーキ……114	釜玉うどん……153	チーズフォンデュ……91
バナナミルク……117	かき玉スープ……158	じゃがいものうま煮……111
ミルクがゆ……121	五目スープ……159	ポテトサラダのせオープンサンド……150
クリーミートマトスープ……156	ヘルシーとんかつ風……160	ポトフ……166
サーモンとチーズのクリームスープ……157	鶏手羽元のお酢煮……162	じゃがいもとにんじんのさっと炒め……172
フルーツたっぷり杏仁豆腐……180	れんこんのはさみ焼き……163	ラタトゥイユ……174
チーズ・クリームチーズ	手作り豆腐シューマイ……171	**長いも** 長いものステーキ……60
マカロニグラタン……55	ブロッコリーと卵のマヨサラダ……174	ふわふわお焼き……111
和風パテ風……60	バナナマフィン……179	
ピーマンの味玉グリル……62	**たまご豆腐** たまご豆腐入りにゅうめん……83	**漬け物**
クリームチーズとレバーペーストのラップサンド……63		
チキンサンド……64	**豆類・大豆加工品**	**赤じそ(おにぎり)** 2色おにぎり……113
クリームチーズと鮭フレークのサンド……81		**梅干し** おかゆ梅&おかじょうゆ……78
豆乳パンスープ……87	**小豆(あんこ)**	豆腐の梅衣あえ……97
グリーンポタージュでグラタン……88	パンケーキのどら焼き風……114	**キムチ** 豚キムチ……168
モッツァレラチーズとトマトのサラダボウル……90	**油揚げ** 大根と油揚げのみそ汁……155	豆腐のキムチあえ……177
チーズフォンデュ……91	**高野豆腐** ホワイトソース洋風田楽……55	**きゅうりの浅漬け** 五色納豆丼……147
チーズinオムレツ……91	**豆乳**	**しその実** カレイの俵むすび……65
豆腐のチーズグリル……97	やさしいおいしさ! じゃがいもポタージュ……77	**しば漬け** 五色納豆丼……147
はんぺんのチーズピカタ……102	豆乳パンスープ……87	**高菜漬け** お焼き風高菜飯……178
麩でオニオングラタン……103	ダブル豆乳鍋……96	**ピクルス** クロワッサンサンド2種……149
トマトのチーズ焼き……108	豆乳茶碗蒸し……96	
やわらかにんじんのスライスチーズ巻き……110	豆乳チャイ……118	**卵類**
ブロッコリーとカッテージチーズのあえもの……112	**豆腐** 香味湯豆腐……53	
ブロッコリーココット……112	ヘルシーホワイトソース……55	**卵** ベジタブルそーみんちゃんぷるー……56
豆腐レアチーズケーキ風……115	ツナディップ……61	鉄板焼き飯風……56
マスカルポーネの黒糖がけ……116	かれいのうま煮豆腐……65	つくね団子の薬味和風ソースがけ……57
クロワッサンサンド2種……149	けんちん汁……85	ガパオ風丼……59
和風トースト……150	豆腐とキャベツのミルクシチュー……89	スペイン風オムレツ……59
クロックマダム……151	白身魚の豆腐のとろみ煮……93	ツナロールキャベツ……61
サーモンとチーズのクリームスープ……157	白身魚と豆腐のすき焼き風……94	味つけ卵……62
カッテージチーズとアボカドのサラダ……175	とろとろ辛くない麻婆豆腐……95	ふんわり卵雑炊……79
パンでカルツォーネ……179	ダブル豆乳鍋……96	おかゆの温泉卵のせ……79
パリパリチーズ……180	薬味おぼろ豆腐……96	ミニ卵丼……79
生クリーム レバーペースト……63	豆腐のチーズグリル……97	とろけるフレンチトースト……80
かぼちゃのポタージュ……86	豆腐の梅衣あえ……97	ソースお焼き……81
グリーンポタージュでグラタン……88	豆腐ステーキのベジタブルソース……97	鶏ひき肉と塩麹のつくね汁……84
ふんわりスクランブルエッグ……89	鶏ひきと豆腐ハンバーグ……98	ふんわりスクランブルエッグ……89
チーズフォンデュ……91	おろしのとろみ汁……105	やわらかにんじんの卵とじ……89
白身魚のクリーム煮……93	モロヘイヤの白あえ……106	半熟卵……90
白身魚とほうれん草の洋風オムレツ風……93	玉ねぎと豆腐のうま煮……109	じゅわっとだし巻き卵……90
里いもコロッケ風……111	豆腐レアチーズケーキ風……115	チーズinオムレツ……91
カリフラワーディップ……112	豆腐のサンラータン風……158	ちくわと卵のふんわり炒り卵……91
バナナシナモンのオープンサンド……114	ジューシーハンバーグ……167	白身魚とほうれん草の洋風オムレツ風……93
プリンア・ラ・モード……115	手作り豆腐シューマイ……171	豆乳茶碗蒸し……96
焼きバナナ……180	豆腐のキムチあえ……177	鶏ひきと豆腐ハンバーグ……98
ヨーグルト ささみのタンドリー風……99	**納豆** 五色納豆丼……147	鶏ひきそぼろの二色丼……99
シャキシャキヨーグルト……116	**湯葉**	はんぺんのチーズピカタ……102
プルーンヨーグルト……116	かつお水煮缶と湯葉のあえもの……145	麩とやわらかねぎの親子煮風……103
水きりヨーグルト……116	小松菜とゆばのおひたし……173	小松菜の中華風卵とじ……106
オレンジヨーグルトドリンク……118		玉ねぎと鶏ひき肉の炒り卵……109
	牛乳・乳製品	ふわふわお焼き……111
果実類		ブロッコリーココット……112
	牛乳 ヘルシーホワイトソース……55	パンケーキのどら焼き風……114
オレンジ オレンジヨーグルトドリンク……118	スペイン風オムレツ……59	しっとりふんわりパンケーキ……114
かぼす 香味湯豆腐……53	やさしいミルククリームシチュー……77	あじの混ぜ寿司……143
ふんわり卵雑炊……79	とろけるフレンチトースト……80	魚介ちらし寿司……147

188

材料別料理さくいん

アレンジ

味つけ卵　ピーマンの味玉グリル ……… 62
味玉の和風パスタ ……………………… 62
味玉丼 …………………………………… 62
オニオンスープ
麩でオニオングラタン ………………… 103
かれいのしぐれ煮
かれいの俵むすび ……………………… 65
かれいのうま煮豆腐 …………………… 65
かれいのしぐれ煮丼 …………………… 65
ごま風味の万能ソース
やわらかいんげんのごまあえ ………… 54
ごま風味のやわらかうどん ……… 54、83
くず鶏の万能ソースがけ ……………… 54
白身魚のでんぶ　和風パテ風 ……… 60
長いものステーキ ……………………… 60
手作りでんぶの混ぜ寿司 ……………… 60
中華風みそだれ　北京ダック風トースト …58
簡単春巻き ……………………………… 58
じゃがいももち ………………………… 58
ツナディップ　ツナマカロニ ……… 61
ツナロールキャベツ …………………… 61
ツナトースト …………………………… 61
鶏そぼろ　蒸しかぶら ……………… 105
鶏ハム　北京ダック風トースト …… 58
トマトの煮こごり風 …………………… 108
ポテトサラダのせオープンサンド … 150
クロックマダム ………………………… 151
ほうれん草とにんじんのコンソメスープ … 157
肉そぼろ
アスパラとパプリカの肉そぼろ炒め … 59
ガパオ風丼 ……………………………… 59
スペイン風オムレツ …………………… 59
プリン　プリンア・ラ・モード …… 115
ベジタブルソース
ベジタブルそーみんちゃんぷるー …… 56
鉄板焼き飯風 …………………………… 56
豆腐ステーキのベジタブルソース …56、97
ヘルシーホワイトソース
ホワイトソース洋風田楽 ……………… 55
マカロニグラタン ……………………… 55
白身魚のホワイトソース包み焼き …55、94
蒸し鶏　バンバンジー風サラダ …… 64
チキンサンド …………………………… 64
蒸し鶏とトマト酢がけ ………………… 64
薬味和風ソース
白身魚の薬味和風ソースかけ ………… 57
つくね団子の薬味和風ソースがけ …… 57
かじきまぐろのマリネ焼き …………… 57
レバーペースト　レバーペースト焼き飯 …63
クリームチーズとレバーペーストのラップサンド … 63
レバーペーストトースト ……………… 63
レバーペーストであんきも風 ……… 101
和風オニオンソース　刺身かまぼこ … 53
さっぱりマッシュポテト ……………… 53
香味湯豆腐 ……………………………… 53

バナナマフィン ………………………… 179

手作りでんぶの混ぜ寿司 ……………… 60
ツナロールキャベツ …………………… 61
味玉丼 …………………………………… 62
レバーペースト焼き飯 ………………… 63
かれいの俵むすび ……………………… 65
かれいのしぐれ煮丼 …………………… 65
うまみ大満足!中華がゆ ……………… 76
ミニ卵丼 ………………………………… 79
鶏ひきそぼろの二色丼 ………………… 99
2色おにぎり ………………………… 113
ミルクがゆ …………………………… 121
あじの混ぜ寿司 ……………………… 143
特製キーマカレー …………………… 146
五色納豆丼 …………………………… 147
魚介ちらし寿司 ……………………… 147
本格派の中華チャーハン …………… 148
ほうれん草のハヤシライス ………… 148
お焼き風高菜飯 ……………………… 178
スパゲッティ・パスタ
味玉の和風パスタ ……………………… 62
やさしいミネストローネ ……………… 77
ボンゴレパスタ ……………………… 152
そうめん
ベジタブルそーみんちゃんぷるー …… 56
そうめんのらーめん風 ………………… 82
たまご豆腐入りにゅうめん …………… 83
そば　おろしそば ………………… 153
マカロニ　マカロニグラタン ……… 55
ツナマカロニ …………………………… 61
グリーンポタージュでグラタン ……… 88
パン　北京ダック風トースト ……… 58
和風パテ風 ……………………………… 60
ツナトースト …………………………… 61
クリームチーズとレバーペーストのラップサンド … 63
レバーペーストトースト ……………… 63
チキンサンド …………………………… 64
とろけるフレンチトースト …………… 80
ちぎりパンスープ ……………………… 81
クリームチーズと鮭フレークのサンド … 81
豆乳パンスープ ………………………… 87
モッツァレラチーズとトマトのサラダボウル … 90
バナナシナモンのオープンサンド … 114
クロワッサンサンド2種 …………… 149
和風トースト ………………………… 150
ポテトサラダのせオープンサンド … 150
クロックマダム ……………………… 151
パンでカルツォーネ ………………… 179
春雨　白菜とかに、春雨の中華スープ …159
春巻きの皮・ワンタンの皮・餃子の皮・
シューマイの皮　簡単春巻き ……… 58
変わりワンタンスープ ………………… 87
ヘルシー水餃子 ……………………… 170
手作り豆腐シューマイ ……………… 171
ビスケット　豆腐レアチーズケーキ … 115
麩　麩とやわらかねぎの親子煮風 … 103
麩でオニオングラタン ……………… 103
ヘルシーとんかつ風 ………………… 160
ホットケーキミックス
パンケーキのどら焼き風 …………… 114
しっとりふんわりパンケーキ ……… 114

白菜の香味漬け ……………………… 107
すだち　香味湯豆腐 ………………… 53
ふんわり卵雑炊 ………………………… 79
白菜の香味漬け ……………………… 107
梨・洋梨　シャキシャキヨーグルト … 116
バナナ
バナナシナモンのオープンサンド … 114
バナナミルク ………………………… 117
バナナマフィン ……………………… 179
焼きバナナ …………………………… 180
フルーツミックス缶・もも缶
プリンア・ラ・モード ……………… 115
フルーツゼリー ……………………… 115
フルーツたっぷり杏仁豆腐 ………… 180
ゆず　香味湯豆腐 …………………… 53
ふんわり卵雑炊 ………………………… 79
おかゆの温泉卵のせ …………………… 79
豚しゃぶのおろし …………………… 101
白菜の香味漬け ……………………… 107
小松菜とゆばのおひたし …………… 173
りんご　りんご甘酒 ……………… 118
レモン
モッツァレラチーズとトマトのサラダボウル …90
白身魚と玉ねぎのレモン風味蒸し …… 94
豚ヒレ肉の香菜蒸し ………………… 100
キャベツとにんじんのコールスロー … 107
豆腐レアチーズケーキ風 …………… 115
ヘルシーとんかつ風 ………………… 160
鶏むね肉のスパイスソテー ………… 165
きゅうりのパセリマリネ …………… 175
カッテージチーズとアボカドのサラダ … 175
アボカドカナッペ …………………… 179
手作りグミ …………………………… 181

種実類

ごま　ごま風味の万能ソース ……… 54
薬味和風ソース ………………………… 57
薬味おぼろ豆腐 ………………………… 96
モロヘイヤの白あえ ………………… 106
にんじんのコク味あえ ……………… 110
蒸し温野菜 …………………………… 173
お焼き風高菜飯 ……………………… 178

ごはん・麺類・パン・粉

うどん・きしめん　焼きうどん …… 83
ごま風味のやわらかうどん …………… 83
カレーうどん ………………………… 152
釜玉うどん …………………………… 153
おかゆ　おかゆ梅&おかかじょうゆ … 78
ふんわり卵雑炊 ………………………… 79
おかゆの温泉卵のせ …………………… 79
お好み焼き粉　ソースお焼き ……… 81
クラッカー　和風パテ風 …………… 60
ふんわりスクランブルエッグ ………… 89
アボカドカナッペ …………………… 179
ごはん　鉄板焼き飯風 ……………… 56
じゃがいももち ………………………… 58
ガパオ風丼 ……………………………… 59

胃がん＆食事用語事典

■ **緩和ケア**

がんに伴う体と心の痛みやさまざまな苦痛症状を和らげ、QOL（生活の質やその人らしさ）を高めるケアのこと。がんと診断されたときの不安や恐怖などの精神的な痛み、仕事や経済的な問題からくるストレス、生きる意味などを問うスピリチュアルな（魂の）痛みに対しても行われる。WHOにより、疾患の早期より行う必要があるものとされ、日本でもがん治療の初期段階から緩和ケアを実施する取り組みが進んでいる。

■ **逆流性食道炎**

胃切除後、1〜6カ月であらわれる胃切除後遺症群の1つ。食後の胸やけ、むかつき、みぞおちの痛みなどが起こる。原因は噴門側胃切除術で噴門部を失ったことにより、食べ物が逆流しやすくなる。対処法としては食後すぐ横にならないこと。夕食は就寝の約3時間前までにはすませる。症状が強い場合は薬物療法が行われる。

■ **逆流性胃炎**

上腹部（胃部）の不快感や痛み、胸やけなど空腹時に起こりやすい胃切除後遺症群の1つ。原因は胆汁などの消化液が、胃に逆流することで起こる。胃酸が減ったことにより、胃内の細菌が増殖することも原因と考えられている。対処法としては、食後すぐに横にならないこと。一般的な胃炎の薬物療法が行われる。

■ **QOL**

Quality of Life（クオリティ・オブ・ライフ）の略。「生活の質」「生命の質」と訳される。しかし、QOLは個々の患者によって、またがんのステージによっても違う。QOL向上のために重要なのは、その人らしく生きられるための患者さんの意思決定をサポートすること。

■ **抗がん剤**

がん細胞の増殖を邪魔したり、遺伝子にダメージを与えたりすることによってがん細胞を死滅させ、がんが大きくなることを抑える働きのある薬。抗がん剤は100種類近くあるといわれ、中でも胃がんに効果のある抗がん剤は、術後補助化学療法に使われる飲み薬のティーエスワン（TS-1）など4種類。単独、または組み合わせて使用する。

■ **胃全摘出**

噴門や幽門を含め、胃を丸ごと摘出する手術。胃や胆嚢の運動に関係している迷走神経（交感神経）を温存する術式が行われるが、胃の機能がすべて失われるため、胃切除後遺症群への対策が必要。胃を切除した後には食道または胃の残った部分と十二指腸や小腸（空腸）などをつないで食べ物の通り道をつくる。

■ **胃切除後症候群**

胃を切除することで起こる全身の不快な症状。胃のどの部分を切除したかによって症状が異なる。噴門部を切除した場合は、胃の逆流防止機能が損なわれ、食べ物が食道に逆流しやすくなるため「逆流性食道炎」が起こりやすくなったり、幽門部を切除した場合は、食べ物をためておく機能が失われ、小腸に一度に流れ込むために起こる「ダンピング症候群」という全身症状に注意する。手術後早い段階で現れるものと何年もたってから起こるものとがある。

■ **エビデンス**

治療法や薬剤、検査方法をはじめ、医療全般について、それが効果や安全性などで良いと判断されている「確率的な情報」としての証拠や科学的根拠のこと。「エビデンスがある」といえば、科学的根拠があるという意味で、それに基づく医療が近年重視され、「IBM」とも呼ばれる。

■ **化学療法**

化学物質の抗がん剤や分子標的薬を使ってがん細胞の増殖を抑えたり、がん細胞を破壊したりする治療法。手術や放射線療法と組み合わせて行われる「集学的治療」がある。胃がんの場合、手術後の再発を予防することを目的とした「術後補助化学療法」、手術ができない進行、再発がんに対する化学療法が中心となる。

■ 慢性炎症

慢性炎症とは、がんの患者が痩せてしまう原因に1つで、身体のなかで慢性的な炎症が起きてしまうこと。慢性炎症の原因は、がん細胞が、炎症を起こす物質（サイトカン）を分泌することに加え、がんに対して体が免疫反応を起こすこと。

■ 幽門側胃切除

胃の出口側、すなわち胃の下の方を、3分の2から5分の3程度切除する手術のこと。後遺症は逆流性食道炎や逆流性胃炎にかかりやすい。

■ EPA

青魚に多く含まれるEPA（エイコサペンタエン酸）はがん患者のからだの中で起きている炎症を抑えるとともに、筋肉を分解するPIFの量や活動を抑制することがわかっている。青魚の他に、キングサーモン、いわしにも豊富。

■ グルタミン

アミノ酸の一種で非必須アミノ酸。腸はどのアミノ酸よりも早く、グルタミンを早く吸収するため、内臓の状態を整えたいときによいとされている。また、グルタミンは外科手術後の傷の回復を早めることがわかっているため、手術前の摂取が必要になる。

■ アルブミン

栄養状態の指標を「Alb（血清アルブミン）」という。栄養が足りない状態（低栄養）になると数値が下がる。やけどやストレスでも低下するが、基準値よりも下がっているときは栄養の補給が必要になる。

■ ω-3脂肪酸

脂肪酸には飽和脂肪酸と不飽和脂肪酸に分けられ、その構造からオメガ3、オメガ6、オメガ9に分類される。オメガ3はDHAとEPAやエゴマに含まれるα-リノレン酸はオメガ3に分類される。

■ α-リノレン酸

α-リノレン酸は多価不飽和脂肪酸の一つで、体内では合成や蓄積をすることができず、食事から摂取する必須栄養素。血中の悪玉コレステロールを減少させ、善玉コレステロールに変換する効果を持つ脂肪酸。α-リノレン酸を摂取することにより、効果的にDHAやEPAに変換される。

■ 骨粗しょう症

胃切除後遺症群の1つで、胃がなくなることで起こるカルシウム、ビタミンDの消化吸収障害によって骨の代謝異常をきたし、骨密度が低下し、骨がもろくなり小さな外力でも骨折しやすくなる。対処法としては骨密度測定を定期的に行って早期に発見することが大事。また骨粗しょう症のリスクが高いときは、食事療法や運動療法のほか、薬物治療を行う。

■ 術後合併症

ある病気が原因となって他の病気が起こること。または、ある病気と同時に起こっている病気のこと。手術のあとに、一定の割合で起こる術後縫合不全や術後肺合併症、腸閉塞（イレウス）などのことは、術後合併症という。

■ セカンドオピニオン

診断や治療方針などについて、主治医以外の専門医に意見を聞くこと。医師や病院によって、医療技術や診察の質に差があることも考えられるため、治療の選択肢を広げたり、納得して治療を受けたりするためにセカンドオピニオンが推奨されている。ただし、セカンドオピニオンは、提供された検査データをもとに意見を述べるだけで診療は行わない。場合によっては医師をかえることになる。

■ ダンピング症候群

胃を切除したために、食べ物が一度に小腸に流れ込むために起こる不快な全身症状。食後5〜10分で起こる早期ダンピング症状群（冷や汗、動悸、めまい、しびれなどの全身症状や腹痛や下痢などの腹部症状）と、食後2〜3時間で起こる晩期ダンピング症候群（頭痛、倦怠感、発汗、めまいなど）がある。

■ 腸閉塞

何らかの原因により、腸管がふさがって通過障害をきたした病態で「イレウス」とも呼ぶ。手術後は腸の動きが鈍くなることがあり、自覚症状としては、腹部膨満感や嘔吐、腹痛など。便が腸の中で停滞しておならも出なくなると腸閉塞の危険が高まる。

■ 噴門側胃切除

胃の入り口側、つまり胃の上の方を3分の1から4分の1程度切除する手術。

●著者

比企　直樹（ひき なおき）

北里大学医学部 上部消化管外科学
主任教授

1990年、北里大学医学部卒業。1999年、東京大学大学院医学系研究科（外科学専攻）終了後、東京大学医学部附属病院胃食道外科助手、がん研有明病院消化器外科胃外科部長、栄養管理部長をへて、現職。日本外科学会専門医、日本内視鏡外科学会技術認定医、日本消化器外科学会専門医、日本がん治療認定医機構がん治療認定医。

●レシピ作成	志賀靖子
●調理・スタイリング	塚田貴世
●調理アシスタント	森澄淑子
	加藤桜子
	高橋里枝
	藤田佳子
●写真撮影	田中宏幸
●デザイン／DTP	羽田野朋子
●イラスト	石田純子
●編集協力／執筆協力	丸山みき（SORA企画）
●編集アシスタント	根津礼美（SORA企画）
	仁和宮子
●編集担当	斉藤正幸（ナツメ出版企画）

器協力：小田陶器株式会社
http://www.oda-pottery.co.jp/

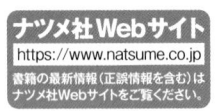

本書に関するお問い合わせは、書名・発行日・該当ページを明記の上、下記のいずれかの方法にてお送りください。電話でのお問い合わせはお受けしておりません。

・ナツメ社webサイトの問い合わせフォーム
　https://www.natsume.co.jp/contact
・FAX（03-3291-1305）
・郵送（下記、ナツメ出版企画株式会社宛て）

なお、回答までに日にちをいただく場合があります。正誤のお問い合わせ以外の書籍内容に関する解説・個別の相談は行っておりません。あらかじめご了承ください。

ナツメ社Webサイト
https://www.natsume.co.jp
書籍の最新情報（正誤情報を含む）は
ナツメ社Webサイトをご覧ください。

毎日おいしく食べる！ 胃を切った人のための食事

2013年3月5日　初版発行
2023年9月1日　第16刷発行

著　者	比企直樹	©Hiki Naoki, 2013
発行者	田村正隆	
発行所	株式会社ナツメ社	
	東京都千代田区神田神保町1-52　ナツメ社ビル1F（〒101-0051）	
	電話　03（3291）1257（代表）　FAX　03（3291）5761	
	振替　00130-1-58661	
制　作	ナツメ出版企画株式会社	
	東京都千代田区神田神保町1-52　ナツメ社ビル3F（〒101-0051）	
	電話　03（3295）3921（代表）	
印刷所	図書印刷株式会社	

ISBN978-4-8163-5377-2　　　　　　　　　　　　　　　　　Printed in Japan

〈定価はカバーに表示してあります〉
〈落丁・乱丁本はお取り替えします〉